重症肌无力

主 编 王丽华 孙丕云

U0230501

科学出版社

北京

内 容 简 介

本书内容涵盖了重症肌无力的发展史、发病机制、流行病学、临床表现及其诊断与治疗，还介绍了重症肌无力危象监护与抢救、护理、营养及预后的相关内容。

本书为有志于研究重症肌无力的学生及专注于神经免疫学方向的科研人员提供了有关此病完整的发生、进展史，同时也为临床医师提供了强有力的临床诊治方案。

图书在版编目（CIP）数据

重症肌无力 / 王丽华，孙丕云主编 . — 北京：科学出版社，2023.6
ISBN 978–7–03–075285–7

Ⅰ .①重…　Ⅱ .①王…②孙…　Ⅲ .①重症肌无力—诊疗　Ⅳ .① R746.1

中国国家版本馆 CIP 数据核字（2023）第 051682 号

责任编辑：李　玫 / 责任校对：张　娟
责任印制：赵　博 / 封面设计：龙　岩

科 学 出 版 社 出版
北京东黄城根北街 16 号
邮政编码：100717
http://www.sciencep.com
北京画中画印刷有限公司 印刷
科学出版社发行　各地新华书店经销
*
2023 年 6 月第 一 版　开本：787×1092　1/16
2023 年 6 月第一次印刷　印张：11 1/4
字数：　270 000
定价：85.00 元

（如有印装质量问题，我社负责调换）

编著者名单

主　　编　王丽华　孙丕云

副 主 编　张荟雪　王健健

编 著 者　（以姓氏笔画为序）

王　欢　王丽华　王健健　申东方

代慧宇　玄明文　刘志强　齐慧萍

孙　玲　孙丕云　张荟雪　陆云婷

周金龙　郑建明　高洪梅　路　贝

薛艳立

前　言

目前,人类文明仍然面临诸多的挑战,其中困扰和影响人们生活质量的最大因素就是疾病,特别是中枢神经系统疾病。重症肌无力是一种由神经肌肉接头处传递功能障碍所引起的自身免疫性疾病,临床主要表现为部分或全身骨骼肌无力和易疲劳,活动后症状加重,经休息后症状减轻,各年龄段均可发病。它是一种罕见病,也是一个终身性疾病,需要对患者进行长期的随访管理,适时调整用药,定期指导,以避免肌无力危象的发生。

本书共十七章,对重症肌无力的发展史、重症肌无力的流行病学史、神经肌肉接头的生理学、发病机制、各种类型重症肌无力的临床表现、诊治要点和危象监护与抢救、护理及预后等方面内容进行了详尽的阐述,力求深入浅出,图文并茂,简明易懂。本书重点培养临床医师的临床思维模式、独立思考及定位定性诊断分析的能力,以及年轻医师对重症肌无力诊治临床思维的构建。本书规范重症肌无力的临床诊疗,提高读者对疾病的认知。同时,注重基础与临床相结合,在章节设计及编撰内容上具有创新性,是一部内容全面、临床实用性强的专业参考书。临床医生在遇到实际临床问题时,可从中寻求答案。

参与本书编写的编著者均为在临床一线工作的医生,他们既有丰富的临床实践经验,又是临床教学的专业骨干,在本书的编写过程中,付出了大量的辛苦劳动,在此深表感谢。同时要感谢科学出版社在成书过程中给予的鼓励、指导与帮助。因编者的写作风格各有不同,不同章节中部分内容若有交叉和重复之处,望各位读者见谅。本书若有不足之处,敬请读者不吝赐教,为今后再版提供宝贵的意见。

王丽华　教授 主任医师
哈尔滨医科大学附属第二医院
2023 年 3 月

目 录

第一章
重症肌无力的发展史

一、重症肌无力症状的首次描述

托马斯·威利斯（Thomas Willis）是 17 世纪英国著名的神经解剖学家，写有多部医学著作，其中最著名的是 1664 年出版的《脑的解剖》（*Cerebri Anatome*）。书中首次详细地描述了大脑的解剖结构和功能，对神经科学研究影响深远，因此被认为是临床神经科学的创立者。Willis 是首先提出特定的脑损伤与特定行为缺陷有联系的科学家之一，他建立了大脑如何传递信息的理论，这被称为神经纤维传导。Willis 发现了神经肌肉疾病肌无力综合征、先天性智力障碍患者大脑的异常及单侧脑干病损可以导致偏侧肢体瘫痪。

1672 年，Willis 最早描述了重症肌无力患者的表现，他们在早上能行走、抬举重物，中午不能移动手足。患者常年受此症状困扰，流利表达长时间后就会说不出话，需要休息 1～2 小时后才能恢复。口咽部等延髓与躯干肌肉乏力、无力，临床症状有早晨轻晚上重的特点，当时称为假性麻痹。Willis 认为血液中存在"爆发性介体"，这种物质在血液中含量的波动导致"假性麻痹"无力的表现。

二、重症肌无力的早期临床病例

1877 年，Samuel Wilks 在 *Guy's Hospital Reports* 刊物上发表了第一篇关于重症肌无力的文献。因为关于 Willis 的 MG 描述尚不为人所知，这曾经一度被认为是对重症肌无力的首次描述，他在文章中描述女孩被诊断为"延髓麻痹，致命，未发现疾病"，病情反复，肌肉麻痹时轻时重，患者死亡后进行了详细的解剖检查，结果脑干延髓神经肉眼及镜下无显著改变，得出这可能是一种新型疾病的结论。Wilhem Erb 建立了神经病学专科课程，最先使用叩诊锤，以及应用"腱反射"这一术语，最早在神经病学领域应用电生理诊断技术。1879 年，他在一篇有关重症肌无力的报道中详尽描述了一些有双侧上睑下垂、视物双影、吞咽困难、面颈肌肉无力等特殊临床症状的患者，这些症状具有时重时轻的特点。此后又出现一些关于重症肌无力病例的报道，这些病例均通过尸检或电生理检查排除了神经元缺失。最具有代表性的是 Goldflam 的总结，其被认为是重症肌无力认识史中最重要的论述，提到了临床症状的细节、症状的发生发展趋势、鉴别诊断等。在这一时期，重症肌无力曾被命名为 Erb-Goldflam 综合征。1895 年，Jolly 发现重症肌无力患者接受电刺激疗法时肌肉的反应性进行性减低，停止刺激休息后能够恢复，为重复神经刺激的雏形，后来应用于临床检查，1973 年 Ekstedt 等提出对神经肌肉传导检查更敏感的方法，即单纤维肌电图。

三、重症肌无力疾病的正式命名

1895 年，Friedrich Jolly 在题目为"重症肌无力假性麻痹"的文章中描述到，刺激一组肌肉直至疲劳，使其出现无力症状，其他肌肉也会出现明显的无力，首次提出"myasthenia（肌无力）"，并且指出该疾病存在血液循环系统中相关证据，后来称为 Mary Walker 效应。1899 年 11 月在柏林学会的一次会议中，Jolly 将该病正式命名为"myasthenia gravis"（重症肌无力）。

美国学者 Osserman 首次提出 Osserman 分型并于 1971 年由他本人进行了修订，即改良的 Osserman 分型，该分型已成为重症肌无力的国际标准，随着对重症肌无力认识的加深，新指南用美国重症肌无力基金会（Myasthenia Gravis Foundation of America，MGFA）临床分型（表 1-1）替代 Osserman 分型，且疾病严重程度可根据重症肌无力定量评分（quantitative myasthenia gravis score，QMGS）（表 1-2）评估。

表 1-1　MGFA 临床分型

分型	临床表现
Ⅰ 型	眼肌无力，可伴闭眼无力，其他肌群肌力正常
Ⅱ 型	除眼肌外的其他肌群轻度无力，可伴眼肌无力
Ⅱ A 型	主要累及四肢肌和（或）躯干肌，可有较轻的咽喉肌受累
Ⅱ B 型	主要累及咽喉肌和（或）呼吸肌，可有轻度或相同的四肢肌和（或）躯干肌受累
Ⅲ 型	除眼肌外的其他肌群中度无力，可伴有任何程度的眼肌无力
Ⅲ A 型	主要累及四肢肌和（或）躯干肌，可有较轻的咽喉肌受累
Ⅲ B 型	主要累及咽喉肌和（或）呼吸肌，可有轻度或相同的四肢肌和（或）躯干肌受累
Ⅳ 型	除眼肌外的其他肌群重度无力，可伴有任何程度的眼肌无力
Ⅳ A 型	主要累及四肢肌和（或）躯干肌，可有较轻的咽喉肌受累
Ⅳ B 型	主要累及咽喉肌和（或）呼吸肌，可有轻度或相同的四肢肌和（或）躯干肌受累
Ⅴ 型	气管插管，伴或不伴机械通气（除外术后常规使用）；仅鼻饲而不进行气管插管的病例为 Ⅳ B 型

引自：中国免疫学会神经免疫分会，常婷，李柱一，等，2021. 中国重症肌无力诊断和治疗指南（2020 版）. 中国神经免疫学和神经病学杂志，28（1）：2

表 1-2　QMGS 标准

检查项目	评分标准			
	正常 0 分	轻度 1 分	中度 2 分	重度 3 分
左右侧视出现复视（秒）	≥61	11 ～ 60	1 ～ 10	自发
上视出现上睑下垂（秒）	≥61	11 ～ 60	1 ～ 10	自发
眼睑闭合	正常	闭合时可抵抗部分阻力	闭合时不能抵抗阻力	不能闭合

续表

检查项目	评分标准			
	正常 0 分	轻度 1 分	中度 2 分	重度 3 分
吞咽 100ml 水	正常	轻度呛咳	严重呛咳或鼻腔反流	不能完成
数数 1～50（观察构音障碍）	无构音障碍	数至 30～49	数至 10～29	数至 0～9
坐位右上肢抬起 90° 时间（秒）	240	90～239	10～89	0～9
坐位左上肢抬起 90° 时间（秒）	240	90～239	10～89	0～9
肺活量占预计值百分比（%）	≥80	65～79	50～64	<50
右手握力（kg）				
男性	≥45	15～44	5～14	0～4
女性	≥30	10～29	5～9	0～4
左手握力（kg）				
男性	≥35	15～34	5～14	0～4
女性	≥25	10～24	5～9	0～4
平卧位抬头 45° 时间（秒）	120	30～119	1～29	0
平卧位右下肢抬起 45° 时间（秒）	100	31～99	1～30	0
平卧位左下肢抬起 45° 时间（秒）	100	31～99	1～30	0

引自：中国免疫学会神经免疫分会，常婷，李柱一，等，2021. 中国重症肌无力诊断和治疗指南（2020 版）. 中国神经免疫学和神经病学杂志，28（1）：2

四、重症肌无力的治疗方式

（一）胸腺切除

1901 年，经过神经病学家、病理学家的临床观察与总结，将重症肌无力与胸腺联系到一起。Bell 指出大部分肌无力患者合并胸腺异常。Gordon Holmes 和 Norris 通过尸检得出重症肌无力的患者常合并有胸腺增生、胸腺肿瘤。1911 年，Sauerbruch 首次将胸腺切除应用于重症肌无力患者，术后患者重症肌无力症状有改善。美国心脏外科手术的先驱 Alfred Blalock 通过胸腺切除手术治疗的重症肌无力患者 21 年后未复发。Eaton 与 Clagett 为重症肌无力合并胸腺异常的患者做了近百例胸腺手术，为当时确立治疗方案和发现发病机制提供了宝贵的经验与数据，推测胸腺可能是诱发重症肌无力的关键组织。

目前医学相关研究表明，约 85% 的重症肌无力患者存在胸腺组织病变。胸腺主要含有胸腺细胞和胸腺间质细胞，胸腺间质细胞由上皮细胞、间质细胞及少许肌样细胞组成。研究发现重症肌无力的胸腺病理类型多为胸腺增生、胸腺退化、胸腺瘤，其中以胸腺增生最为常见。胸腺滤泡增生的病理改变主要表现为 B 细胞浸润，在滤泡树突状细胞参与下形成异位生发中心，异位生发中心内的肌样细胞有成人及胎儿型乙酰胆碱受体（acetylcholine receptor，AChR），以及肌细胞表达。重症肌无力相关胸腺瘤有 5 种常见病理类型（A 型、AB 型及 B1～B3 型），各型占全部重症肌无力胸腺瘤的比例报道不一，胸腺相关炎症病理改变表现为弥漫 B 细胞浸润不伴生发中心形成，可见重症肌无力患者的胸腺病理学改变对重症肌无力的发生、发展有重要作用，并为异常免疫应答提供了细胞分子水平的物质基础。胸腺瘤合并重症肌无力的患者多有高龄、易出现肌无力危象及延髓肌肉受累明显等特点。这些患者与合并胸腺增生的患者不同，因而考虑二者导致重症肌无力发病的机制有所不同。重症肌无力最常见的致病机制是机体内存在许多的致病性乙酰胆碱受体自身抗体，乙酰胆碱受体自身抗体的产生与胸腺增生及滤泡增生程度相关。这提示胸腺是其来源，合并胸腺增生患者比胸腺瘤患者的乙酰胆碱受体抗体滴度高。

胸腺切除手术可以提高患者的疗效和远期预后，术后缓解率与术后时间呈正相关，有研究指出病程、术前病情、选择的手术方式、是否合并胸腺瘤均对患者的预后产生影响。相关研究提示，在 60 岁以后，年龄与术后缓解呈负相关；发病 2 年内术后改善比发病 2 年以上预后好；手术前肌无力的严重程度与术后缓解呈负相关，症状轻微，术后改善好，部分学者强调病程短、症状轻微时同样应给予手术治疗。既往研究提出选择手术的方式对重症肌无力预后无明显相关性，近期研究提示选择胸腔镜手术方式对近期预后好，但对远期预后无明显相关性。胸腺瘤的病理分型与临床结合研究提示，以呼吸困难为首发症状的重症肌无力患者应完善胸腺检查，排除是否伴发 B2 型、B3 型胸腺瘤。

多中心回顾性研究提示，30% 的重症肌无力患者胸腺切除术后达到良好的远期预后。其中多数患者体内还可以查到肌联蛋白抗体。胸腺切除已被证实是药物难治性患者的重要方法。但手术可能伴发肌无力危象，出现呼吸肌无力，导致呼吸衰竭，术后需严密观察病情，必要时行气管插管、辅助通气治疗。据以往文献报道，10% ～ 30% 出现术后严重的肌无力危象，而目前临床尚无预测风险评估工具量表，有研究提示重症肌无力危象史、口咽部等延髓肌无力、病情的严重程度、血清抗体滴度高是其发生的独立危险因素。

（二）毒扁豆碱及其他胆碱酯酶抑制剂

19 世纪，有文献记载应用毒扁豆碱类药物治疗重症肌无力，1894 年 Friedrich Jolly 在他的论文中讨论用毒扁豆碱治疗重症肌无力的利与弊。德国明斯特市的 Laser Remen 报道了 3 例重症肌无力患者，其中一例为 49 岁男性患者，其接受新斯的明治疗后 1 小时内能够睁眼、吞咽和抬举双手。

1934 年 6 月，Mary Walker 在 *Lancet* 上报道重症肌无力治疗的重大发现，接受水杨酸毒扁豆碱皮下注射治疗，注射后 0.5 ～ 1 小时，患者左眼上睑抬起，手臂力量增强。水杨酸毒扁豆碱口服，1 小时后患者症状轻微改善，对照组注射生理盐水、毛果芸香碱、士的宁、肾上腺素、麻黄碱或乙酰胆碱均无改善。Walker 指出，毒扁豆碱治疗重症肌无力效果明显，虽然持续时间短，但能够改善吞咽功能，且在呼吸危象时能够帮助渡过难关。这就是 St Alfege 奇迹，这强而有力支持重症肌无力肌肉疲劳的原因是运动终末器官或所谓的"神经肌肉接头中毒"的观点。Walker 的发现具有重大的临床意义，提出了重症肌无力的发病部位可能是在运动终板的"神经肌肉接头中毒"，这一发现不仅为重症肌无力的治疗做出贡献，还为重症肌无力的病变部位及发病机制研究提供了可贵的线索。

目前各版本的临床指南及专家共识仍推荐胆碱酯酶抑制剂为治疗重症肌无力临床症状的药物（表 1-3），最常用的是溴吡斯的明，其是治疗所有类型重症肌无力的一线药物，可缓解、改善绝大部分重症肌无力患者的临床症状。溴吡斯的明应当作为患者初始治疗的首选药物，但是此药仅能改善患者的症状，长期使用容易出现耐药现象，不利于乙酰胆碱受体的修复，因此，应依据病情给予激素及其他非激素类免疫抑制剂联合使用。用法：一般成年人服用溴吡斯的明的首次剂量为 60mg（儿童根据具体年龄使用），每天 3～4 次口服，全天最大剂量不超过 480mg。应根据重症肌无力患者对溴吡斯的明的敏感程度进行溴吡斯的明剂量的个体化应用，达到治疗目标时可逐渐减量或停药。溴吡斯的明的不良反应包括恶心、流涎、腹痛、腹泻、心动过缓及出汗增多等。妊娠期使用溴吡斯的明是安全有效的。

表 1-3　常用的胆碱酯酶抑制药物及用法用量

药物	常用量	持续时间	等效剂量	用法
甲基硫酸新斯的明	每次 1.0～1.5mg	0.5～1.0h	1mg	肌内注射
溴吡斯的明	90.0～480.0mg/d	6.0～8.0h	120mg	口服
溴化新斯的明	22.5～180.0mg/d	3.0～6.0h	30mg	口服
安贝氯铵	60.0mg/d	4.0～6.0h	10mg	口服

引自：中华医学会神经病学分会神经免疫学组，2012.重症肌无力诊断和治疗中国专家共识.中国神经免疫学和神经病学杂志，19（6）：405。

五、发现自身免疫发病机制

1959～1960 年，Simpson 与 Nastuck 经过多年研究提出了重症肌无力的自身免疫性疾病学说。Patrick 和 Lindstorm 提出使用纯化的肌源性抗乙酰胆碱受体抗体介导免疫兔子出现类似重症肌无力样症状，称为实验性自身免疫性重症肌无力（experimental autoimmune myasthenia gravis，EAMG）。之后，很多研究证明重症肌无力患者存在抗乙酰胆碱受体的免疫反应，从而导致神经肌肉接头功能损伤，至此重症肌无力的治疗药物有泼尼松和硫唑嘌呤，临床观察的有效性证实了其自身免疫性发病的机制。

近些年研究充分证实在重症肌无力发病过程中 T 淋巴细胞依赖机制的重要性，尤其是在调节合成抗乙酰胆碱受体抗体过程中辅助性 T 细胞（Th）发挥的重要作用。自 1980 年以来，对重症肌无力的研究大多集中在自身抗体方面，在重症肌无力患者中发现越来越多的抗体，其中包括抗骨骼肌特异性酪氨酸激酶抗体、抗低密度脂蛋白受体相关蛋白 4 抗体、抗兰尼碱受体抗体、抗肌联蛋白抗体、抗电压门控钾通道蛋白 Kv1.4 抗体等，但是抗乙酰胆碱受体抗体仍然是研究重症肌无力时最受关注且最重要的抗体，无论是早发型重症肌无力还是晚发型重症肌无力患者，约 90% 存在抗乙酰胆碱受体抗体，约 50% 的眼肌型患者存在抗乙酰胆碱受体抗体，在重症肌无力合并胸腺瘤患者中，此抗体出现率为 100%。1984 年，Hohlfeld 等在重症肌无力患者血液中分离出 T 淋巴细胞，建立了乙酰胆碱受体反应性 T 淋巴细胞株，并得出乙酰胆碱受体反应性 CD4[+] T 淋巴细胞辅助 B 淋巴细胞分泌抗体，抑制反应性 T 淋巴细胞的激活，可以减少抗体生成，在重症肌无力患者外周血及胸腺中均可发现乙酰胆碱受体反应性 T 淋巴细胞。因此，乙酰胆碱受体抗体的检查是重症肌无力敏感的指标之一，乙酰胆碱受体由 5 个同源亚单位构成，α1 亚单位在乙酰胆碱受体异常免疫反应中起决定性作用，大多数抗乙酰胆碱受体抗体都直接作用于乙酰胆碱受体 α1 亚单位胞外段的主要免疫原区（main immunogenic region，MIR）。乙酰胆碱受体是突触后膜的一部分，被抗体及补体攻击后导致突触传递功能障碍，乙酰胆碱受体抗体的作用主要是与补体的结合和激活、抗原性调节作用加速乙酰胆碱受体的内吞与降解、功能性乙酰胆碱受体阻断以抑制钙通道的开放。Yi 等以融合蛋白的方式表达乙酰胆碱受体 α1 亚单位胞外段（Trx-Hα1 ～ 210），重组表达 Trx-Hα1 ～ 210 的 B 淋巴细胞表位，敲除 MIR（67 ～ 76 及 129 ～ 145）片段，得到 B 淋巴细胞表位缺失片段，结果得出实验性自身免疫性重症肌无力血清乙酰胆碱受体特异性 T/B 淋巴细胞的反应性降低；但完整的抗原片段 Trx-Hα1 ～ 210 却显示出很高的免疫反应性。Chang 等研究表明，AChR-Fc 融合蛋白在体内体外可特异性识别、清除乙酰胆碱受体反应性 B 淋巴细胞，为靶向 B 淋巴细胞治疗重症肌无力的研究奠定了基础。在存在乙酰胆碱受体抗体的重症肌无力患者中，补体介导的损伤最为重要。对重症肌无力患者和 EAMG 动物模型的肌肉进行病理镜检，结果显示二者神经肌肉接头处均有大量 IgG 和补体沉积，而用补体抑制剂治疗后，临床症状得到明显改善。综上所述，随着分子生物学和免疫学技术的发展，对重症肌无力的免疫学发病机制会有更进一步的认识。

六、治疗方案的发展史

（一）重症肌无力的早期治疗方法

1879 年，Erb 报道使用电刺激疗法使患者病情好转，但后来 Hermann Oppenheim 和 Edwim Bramwell 提出应避免此项疗法，建议卧床休息。Harriett Edgworth 医师是一位重症肌无力患者，他指出麻黄碱对其肌无力症状有效。20 世纪初期开始使用胸腺放射性疗法及 X 线疗法治疗重症肌无力。

（二）胆碱酯酶抑制剂

自 1935 年新斯的明问世以来，其成为重症肌无力治疗无可争议的药物选择，但缺点是作用时间短，且有明显的副作用；1945 年首次成功合成溴吡斯的明，1951 年 Westerberg 应用依酚氯胺作为治疗药物。1952 ～ 1955 年，欧美临床报告证实溴吡斯的明毒副作用弱，具有平稳的反应性，患者容易耐受。1955 年 Herbert Schwarz 提出患者可能存在乙酰胆碱缺乏，建议用氯贝胆碱作为胆碱酯类的替代品。目前胆碱酯酶抑制剂仍为治疗重症肌无力临床症状的一线药物。

（三）糖皮质激素

研究证实，重症肌无力是一种自身免疫性疾病。1943 年分离出促肾上腺皮质激素（adrenocor ticotropic hormone，ACTH），1949 年 Tor 和 Wollf 首次将肾上腺皮质激素用于重症肌无力患者，其中 1 例因最初病情加重死亡，但数日后大多数患者有持续数周的临床症状缓解。1960 年患有重症肌无力的 Freydberg 医生描述，其在 10 年内病情反复恶化，其中 9 次采用促肾上腺皮质激素治疗都有良好的疗效。Osserman 和 Grob 分别证实短时给予促肾上腺皮质激素冲击治疗的效果好。1971 年 Mogens Kjaer 报道了口服人工合成的糖皮质激素（泼尼松）的药物治疗试验，该药作用强，副作用较少，之后便有更多、更大规模的激素治疗试验来评价糖皮质激素口服治疗的益处与风险。

目前糖皮质激素仍是治疗重症肌无力的一线药物，其使大部分的重症肌无力患者的症状得到改善。在治疗中该药发挥了强大的抗炎及免疫抑制作用，纠正了异常胸腺免疫功能，抑制了异位生发中心的形成，减少了乙酰胆碱受体抗体的产生。目前常用于治疗的药物包括醋酸泼尼松、地塞米松、甲泼尼龙（剂量换算关系：5.0mg 醋酸泼尼松＝4.0mg 甲泼尼龙＝0.75mg 地塞米松）。需要观察患者的病情变化，50% 症状会在 1 周内加重，出现肌无力危象，因此对于病情危重、可能发生肌无力危象的患者，应慎重使用糖皮质激素，在做好充分机械通气准备后使用糖皮质激素冲击治疗，后改为晨间顿服。然后，根据患者病情变化调整剂量，可维持 4～16 周后逐渐减量。激素减量时有可能出现症状加重，应密切随访。建议尽早联用免疫抑制剂，以达到尽早减停激素。甲泼尼龙比醋酸泼尼松起效快，无须肝脏转化而直接发挥抗炎作用。其抗炎作用比醋酸泼尼松高 1.25 倍，甲泼尼龙与受体亲和力高，免疫抑制作用比醋酸泼尼松高 18 倍，且不良反应较少，对肝功能障碍及联合使用免疫抑制剂的重症肌无力患者比较安全，使用钙和双膦酸盐类药物预防骨质疏松，使用抑酸类药物预防胃肠道副作用。长期服用糖皮质激素可引起食量增加、体重增加、血压升高、血糖升高、青光眼、内分泌功能紊乱、精神障碍、骨质疏松、消化道症状等表现。

（四）免疫抑制剂

1960 年，Arthur Strauss 等证明重症肌无力患者血清存在肌肉的抗体，John Simpson 提出重症肌无力可能是自身免疫性疾病假说，英国伦敦的 Jacques Miller 发现了胸腺功能，这些均为免疫抑制剂的试验应用提供了理论依据。1967 年应用硫唑嘌呤治疗的重症肌无力患者出现不同程度的好转。1969 年 Mertens 将 6- 巯基嘌呤和硫唑嘌呤结合甲氨蝶呤、放线菌素和类固醇用于重症肌无力患者，取得良好并持久的疗效。抗肿瘤药环磷酰胺也被用于难治性重症肌无力治疗。环磷酰胺最早于 20 世纪 40 年代被用于淋巴瘤的临床治疗，20 世纪 60 年代被用于骨髓移植后免疫抑制治疗，20 世纪 70 年代被用于器官移植及难治性免疫性疾病的治疗。捷克布拉格查理大学的 Nouza 与 Mat 经静脉应用环磷酰胺治疗重症肌无力合并胸腺瘤患者，也得到肯定的疗效。菲律宾马尼拉的 Martesio Perez 等报道，42 例重症肌无力患者应用环磷酰胺（多合用泼尼松）有显著疗效。研究显示合理应用环孢素能帮助重症肌无力患者停用皮质类固醇，随着人们对疾病的认识及更大规模的临床研究，证实环孢素可以调节细胞及体液免疫。以上药物已加入临床指南及专家共识，且指南详细介绍了药物的作用、用法及副作用。硫唑嘌呤可与糖皮质激素联合使用，用药约 6 个月起效，有助于激素减量，预防减量后复发。副作用包括骨髓抑制、脱发、肝功能损害、流感样症状及消化道症状等。硫代嘌呤甲基转移酶表型或基因型检测可预测用药的风险，如果长期服用，应密切监测血常规和肝肾功能。甲氨蝶呤为治疗的三线用药，主要用于其他免疫抑制剂治疗无效的难治性或伴胸腺瘤的患者。副作用包括胃肠道反应及肝功能不全，可伴白细胞减低、口腔炎、肺纤维化、皮疹等。甲氨蝶呤有生殖致畸性，备孕或妊娠妇女禁用。环磷酰胺用于治疗其他免疫抑制剂治疗无效的难治性及伴胸腺瘤的重症肌无力患者，与激素联合使用可显著改善肌无力症状，帮助减少激素的疗程，但儿童慎用。副作用包括骨髓抑制、白细胞减少、恶心、呕吐、腹泻、脱发、出血性膀胱炎、致畸及远期肿瘤风险等。环孢素通过干扰钙调神经磷酸酶信号，抑制包括白细胞介素 2 和 γ 干扰素在内的促炎细胞因子分泌，从而发挥免疫抑制作用，环孢素早期与激素联合使用可显著改善肌无力症状，并降低血中乙酰胆碱受体抗体滴度，主要副作用包括肾功能损害、震颤、血压升高、牙龈增生、肌痛和流感样症状等。最近生物免疫抑制剂吗替麦考酚酯被用于重症肌无力的治疗，2001 年在两组开放标签试验中证实，该药物可有效治疗重症肌无力患者。吗替麦考酚酯的作用机制同硫唑嘌呤，但患者耐受性好、更安全，同样该药具有致畸性，备孕或妊娠妇女禁用。他克莫司与环孢素作用机制相似，通过抑制钙神经素发挥免疫调节作用，安全性及耐受性较好，肾毒副作用性小。他克莫司适用于不能耐受激素和其他免疫抑制剂副作用，或对其他药物疗效差的患者，主要副作用包括肝肾功能损害、血镁降低、血糖升高、震颤、骨髓抑制等。

（五）血浆置换疗法

1960 年，瑞士的 Ernst Stricker 等报道血液透析方法对重症肌无力患者有效，推测该疗法可以清除血液中致病的小分子物质。1971 年，Todd Ing 报道了 1 例患慢性肾衰竭合并重症肌无力的病例，该患者进行反复血液透析治疗后重症肌无力症状好转；1977 年，重症肌无力的神经肌肉接头受体抗体介导的自身免疫发病机制已经明确建立。血浆置换法在 20 世纪 70 年代用于自身免疫性疾病的治疗。因为血浆置换的作用短暂，Dau 在血浆置换治疗中加入硫唑嘌呤，他主张应用硫唑嘌呤治疗重症肌无力，并维持病情稳定。

目前血浆置换主要用于病情急性进展、胸腺手术术前准备的患者，长程使用不能增加远期疗效。注意在使用免疫球蛋白后 3 周内不能进行血浆置换。不良反应包括低血压、血钙降低、出血和感染等，合并感染的患者应禁用。

（六）免疫球蛋白

1984 年，Philippe Gajdos 等首次报道静脉注射人免疫球蛋白（intravenous immune globulin，IVIG）能够改善患者的症状。静脉注射免疫球蛋白用于病情急性进展、胸腺手术术前准备的患者，可与起效较慢的免疫抑制药物及大剂量糖皮质激素联用，治疗效果与血浆置换疗效相同，但不良反应更小。在病情稳定的中、重度患者中重复使用并不能增加疗效或减少糖皮质激素的使用剂量。不良反应包括头痛、肾功能损害、流感样症状、无菌性脑膜炎等。

随着免疫抑制治疗的广泛应用，大部分患者的症状明显改善并获得良好的预后，危象发生率和死亡率明显降低。许多靶向生物制剂使难治性重症肌无力被有效控制。重症肌无力患者的临床症状具有很大异质性，在临床实践中应尽量做到安全、有效、精准的个体化治疗。

（王丽华）

第二章

神经肌肉接头的生理学

英国神经生理学家 Sherrington 是诺贝尔生理学或医学奖获得者，并于 1897 年提出了突触的概念。神经元与效应细胞之间的突触也称为接头，如骨骼肌神经肌肉接头（neuromuscular junction，NMJ）。神经元之间以及神经元与效应细胞间的信息传递都是通过突触完成的。骨骼肌神经纤维由脊髓前角大运动神经元支配，并由前角细胞产生有髓运动神经纤维或者轴突。在轴突上动作电位呈跳跃性传导，即动作电位从一个郎飞结跳跃至另一个郎飞结。运动神经纤维的末端再分出 20～100 个更细的纤维。在成熟哺乳动物肌肉中，每一个运动神经纤维的末梢均支配一个含有神经末梢的单一肌纤维，这种由单独的运动神经支配的肌纤维称为运动单位。从脊髓前角发出的运动神经元，其神经末梢在接近肌细胞时脱去髓鞘，末梢神经纤维动作电位的波幅和持续时间是由钾离子通道及钠离子通道控制的，神经末梢内钠离子通道的缺乏及钾离子通道的持续存在可以防止动作电位沿着末梢神经分支反复传递。神经肌肉接头包括 3 个主要的结构：突触前膜、突触间隙和突触后膜。运动神经纤维末梢称为突触前膜，与其相对的肌膜称为终板膜或突触后膜，在突触前膜与突触后膜之间为突触间隙，本章写作的目的是加深读者对神经肌肉接头的结构及兴奋传递的理解。

一、神经肌肉接头突触的发育

神经肌肉接头是由神经元、骨骼肌和包绕在运动神经末梢的施万（Schwann）细胞组成的外周化学突触。与中枢神经系统的突触相比有结构简单、获取容易便捷等特点，因此视其为经典模型而被广泛用于研究突触发育的信号机制。不同物种的神经肌肉接头采用不同神经递质进行信号传递：脊椎动物为乙酰胆碱；线虫则具有两种类型的神经肌肉接头，递质分别是乙酰胆碱和 γ- 氨基丁酸；果蝇采用的递质是谷氨酸。释放神经递质依赖运动神经纤维末梢突触囊泡和突触"活化区"的分化、锚定和融合，与其对应的是含有神经递质受体的突触后膜，两者之间形成神经肌肉接头运动终板。

神经肌肉接头的发育和维持依赖于运动神经元与骨骼肌细胞之间的相互作用，且两者之间相互依赖。之前研究提示，运动终板成熟依赖神经末梢分泌的顺向信号分子，运动神经元成熟需要骨骼肌分泌的逆向信号分子。近些年研究认为，顺向和逆向信号分子中有一些既参与突触前也参与突触后的发育和成熟，这提示终板电位的突触前、后膜分化成熟可依赖同一信号分子发挥调控作用。包绕在神经肌肉接头神经末梢的施万细胞也参与神经肌肉接头的发育，施万细胞的成熟也受到突触前、后来源的信号分子的调控。在胚胎发育阶段，脊髓前角神经元正确投射，以及靶器官骨骼肌分化成熟是神经肌肉接头的两个核心步骤。胚胎早期，脊髓前角中不同位置存在不同功能的"神经柱"，这些功能不同的神经柱特异性地识别相应骨骼肌靶器官并精准投射，早期运动神经投射方向由基因表达、周围神经轴突导向分子和神经电活性等因素决定，之后特异性地识别并投射至靶器官骨骼肌，进行稳定神经肌肉接头的支配。小鼠胚胎期间，新发育的骨骼肌表面存在许多乙酰胆碱受体，这些受体具有弥散分布和不稳定的特点，称为新生乙酰胆碱受体的"预排列"。体外研究发现，运动神经元通常会忽略骨骼肌细胞表面已形成的乙酰胆碱受体的"预排列"，选择在非乙酰胆碱受体部位以突触的形式连接，得出神经肌肉接头形成的部位主要由运动神经纤维决定；在体研究发现，神经元缺失的骨骼肌表面仍有乙酰胆碱受体的"预排列"，多位于骨骼肌纤维的中央区，乙酰胆碱受体聚集不依赖神经元，得出肌纤维在神经肌肉接头发育早期有积极的作用。当小鼠胚胎发育到钟状早期时，受神经纤维投射的乙酰胆碱受体簇会增多，并逐渐形成神经肌肉接头，未被神经纤维投射的受体则逐渐消失。体外培养小鼠胚胎膈肌发现，没有乙酰胆碱受体簇的肌肉表面仍然能通过诱导而形成神经肌肉接头的结构，这个实验也进一步证实，由于缺少乙酰胆碱γ亚单位导致乙酰胆碱受体不能在骨骼肌表面聚集，但使用运动神经源性聚集素在胚胎发育晚期可以诱发乙酰胆碱受体聚集形成神经肌肉接头，这提示乙酰胆碱簇的形成不是神经肌肉接头形成的必需条件。因此，在脊椎动物胚胎发育的早期，靶器官骨骼肌表面乙酰胆碱的聚集簇在调控运动神经元投射和神经肌肉接头的形成位置方面发挥了重要作用。

在神经肌肉接头发育和成熟过程中，有代表性的事件是骨骼肌表面即突触后膜乙酰胆碱受体数量及密度增加、稳定性增强、胚胎型乙酰胆碱受体γ亚单位向成年型ε亚单位转换，很多重要信号分子参与这个过程，即agrin-LRP4-MuSK信号，agrin是硫酸乙酰肝素蛋白聚糖（heparan sulfate proteoglycan，HSPG），MuSK（muscle-specific tyrosine kinase）是骨骼肌特异性酪氨酸激酶受体，MuSK作为agrin受体在调控agrin信号转导中发挥重要作用，两者间需要借助肌管相关特异性成分（myotube-associated specific component，MASC）的共受体来介导，低密度脂蛋白受体超家族成员抗低密度脂蛋白受体相关蛋白4（low density lipoprotein receptor-related protein 4，LRP4）是介导agrin与MuSK之间的共受体，LRP4受体介导了agrin对MuSK的激活作用及乙酰胆碱受体聚集簇形成过程，近期研究发现成年不同类型骨骼肌中MuSK差异性的表达可能决定着不同部位骨骼肌纤维神经肌肉接头的可塑性。Wnt和Neuregulin信号：MuSK能够和Wnt信号通路中关键的脚手架分子Dishevelled（Dvl）互相作用，最近体外研究提示不同种类的Wnt分子可能在神经肌肉接头发育过程中发挥多种生物作用并具有双向信号调节功能，Wnt可以通过MuSK蛋白的富含半胱氨酸结构域（cysteine-rich domain，CRD）调控神经肌肉接头早期的发育，还参与神经肌肉接头功能的维持。在发育过程中，神经调节素家族成员neuregulin1（NRG1）广泛表达于骨骼肌纤维、运动神经元及施万细胞中，而施万细胞也表达NRG1及其受体，近期研究提示运动神经源性NRG1可能依赖于运动神经末梢施万细胞发挥调控功能。泛素化信号通路也对神经肌肉接头发育及其结构和功能进行调控，主要是通过调控神经肌肉接头的特异性关键蛋白的稳定性或相关信号通路的功能活性介导。一些miRNA也参与了其发育、结构和功能维持。此外，有关线虫接头的研究结果还表明，肌肉特异性miR-1可能通过调控乙酰胆碱受体和转录因子肌细胞增强因子2（myocyte enhancer factor 2，MEF2）表达分别发挥顺向与逆向信号调节作用。

在神经肌肉接头发育和成熟过程中，另一标志性事件是突触前运动神经末梢的分化和发育成熟，该过程不仅依赖于骨骼肌来源"逆向"信号分子的调控作用，神经末梢施万细胞也同样有重要功能。围绕 Dvl 下游关键信号分子 β-catenin 展开了深入探讨，结果表明，骨骼肌特异性敲除 β-catenin 可导致小鼠出生后即刻死亡，并伴有严重的神经肌肉接头发育和功能的缺陷，表现为运动神经轴突的功能异常、膈神经自发放电频率显著降低等。当运动神经元特异性敲除 β-catenin 后，突变小鼠神经肌肉接头形态和功能不受影响。该结果首次在遗传学水平证实 β-catenin 直接参与了 NMJ "逆向"信号通路的调控。首次证实了 β-catenin 的转录激活功能而非其细胞黏附信号在"逆向"调控运动神经元分化成熟过程中发挥关键作用，除Wnt/β-catenin 信号外，大量文献证实，转化生长因子 -β（TGF-β）信号通路在果蝇神经肌肉接头发育过程中发挥重要调控作用。骨骼肌可以表达且分泌胶质细胞源性神经营养因子（glial cell line derived neurotrophic factor，GDNF），骨骼肌来源的 GDNF 在逆向调控突触前运动神经元的发育和功能方面发挥重要作用。而骨骼肌来源的脑源性神经营养因子（brain derived neurotrophic factor，BDNF）可能在逆向调控中发挥完全相反的作用。研究发现，BDNF 和其他神经营养因子可作为逆向信号参与突触前神经元的分化和突触消减调控，还能调控肌纤维乙酰胆碱受体簇的形成及施万细胞的活性，提示神经营养因子在神经肌肉接头发育过程中的多个环节发挥功能。

二、骨骼肌神经肌肉接头的突触前膜

从脊髓前角和脑干发出的 α 运动神经元轴突，其神经末梢在接近肌细胞时脱去髓鞘，并沿肌膜表面深入到向内凹陷的突触沟槽。这部分的运动神经末梢称为突触前膜，其胞质内含有约 3×10^5 个突触囊泡或突触小泡，每个小泡内含有约 10^4 个乙酰胆碱（acetylcholine，ACh）分子，含有乙酰胆碱的囊泡在靠近突触前膜的囊泡释放位点附近对齐排列，乙酰胆碱释放速度快，且递质释放仅限于在形态学上与其他部位具有明显区别的特定膜结构区域——活化区，突触囊泡和突触前膜在此区融合，释放位点位于肌膜皱褶顶部之间的裂隙。钙离子的内流引起递质释放，负责乙酰胆碱释放的钙离子通道为 P/Q 型，N 型钙离子通道也有可能出现在哺乳动物运动神经末梢上，钙离子通道呈双排平行线样排列在活化区，每排约 5 个钙离子通道，单排之间间隔 20nm，双排之间间隔 60nm。

活化区的高浓度钙离子通道可以使活化区的钙离子浓度快速上升到 100 ～ 1000μmol/L，完全激活钙离子通道需要动作电位持续时间＞ 1.3ms，而一个正常的动作电位的持续时间＜1ms，所以一次正常神经末梢的动作电位不能完全激活钙离子通道，但是可以通过四乙胺（tetraethylammonium，TEA）或 3，4- 二氨基吡啶（3，4-diaminopyridine，3，4-DAP）阻滞延迟性钾离子通道，从而延长钙离子通道动作电位的持续时间并增加乙酰胆碱的释放。在 Lambert-Eaton 综合征中，由于产生了针对神经末梢钙离子通道的自身抗体，疾病发生，3,4-DAP 通过增加钙离子通道的激活时间,使钙离子的内流增加,部分代偿钙离子通道的缺乏,从而改善 Lambert-Eaton 综合征中神经、肌肉间的传递。神经末梢突触前膜和突触囊泡膜有相似的表面极性，静电引力可使两膜分开，而钙离子可以与膜表面结合，中和膜表面的负电荷，同时也可能打开钙离子活化的阳离子通道，阳离子内流也能降低囊泡膜和神经末梢膜表面的负电荷，因此去除了膜融合的抑制。

三、骨骼肌神经肌肉接头的突触间隙

突触前膜与突触后膜之间的间隙大小约为 50nm。每一个囊泡融合释放约 10^4 个乙酰胆碱分子，每个动作电位可以刺激 50 ～ 300 个囊泡的融合，乙酰胆碱快速弥散在突触间隙中以活化突触后膜的乙酰胆碱受体，融合的同时也释放腺苷三磷酸（ATP），ATP 可以调节突触后膜递质的敏感性。存在于突触后膜的乙酰胆碱酯酶（acetylcholinesterase，AChE）可以将乙酰胆碱分解为胆碱和乙酸。乙酰胆碱酯酶失活可以延长乙酰胆碱对突触后膜的作用时间，使乙酰胆碱诱导的终板电流衰竭时间延长。在突触后膜上，乙酰胆碱受体的浓度比乙酰胆碱酯酶浓度高 5 ～ 8 倍，但乙酰胆碱酯酶的浓度足以使大多数进入突触间隙的乙酰胆碱水解，降低乙酰胆碱浓度，阻止受体对乙酰胆碱重复应答。神经肌肉接头突触前膜处的细胞外基质由一组复杂的蛋白质组合，这些蛋白质调节着突触后蛋白的合成及乙酰胆碱浓度。后膜上富集了 IV 型胶原蛋白（α2、α4、α5 链），并含有多种层粘连蛋白（层粘连蛋白 -4、层粘连蛋白 -9、层粘连蛋白 -11），这些蛋白都与后膜上的 α- 肌营养不良蛋白聚糖相结合，层粘连蛋白 -4 还与整联蛋白相结合。层粘连蛋白家族在突触间隙形成一个复杂的网络，锚定包括聚联蛋白、基膜蛋白多糖及巢蛋白在内的其他细胞外基质蛋白，突触中带胶原蛋白尾巴的乙酰胆碱酯酶结合在基膜蛋白多糖上，而基膜蛋白多糖则依次结合在 α- 肌营养不良蛋白聚糖之后，α- 肌营养不良蛋白聚糖除了与层粘连蛋白、基膜蛋白多糖相结合外，还可以与聚联蛋白、整联蛋白及 MASC（肌管相关特异性成分）/MuSK（肌肉特异性激酶）复合物相结合。聚联蛋白、MASC 及 MuSK 都与乙酰胆碱受体簇的形成和维持有关，缔合蛋白是特异性链接乙酰胆碱受体的分子。神经肌肉接头处乙酰胆碱受体成分亚单位的高合成部分依赖于 AChR 诱导活性（AChR inducing activity，ARIA），它是一种由神经末梢释放的分子。ARIA 活化突触后膜上的 ErbB 受体酪氨酸激酶，ErbB 受体可以调节乙酰胆碱受体亚单位的表达，神经末梢的施万细胞的足突可以延伸至突触间隙，与活化区域仅相隔数微米，它对突触传递的调节、神经末梢的生长及维持、轴束延伸及神经再生等多个方面都起到重要作用，研究鉴定出一个含有 210 个残基的蛋白与 Cys-loop 家族配体门控离子通道亚单位具有相似序列，即乙酰胆碱结合蛋白（acetylcholine binding protein，AChBP），乙酰胆碱结合蛋白可以减少乙酰胆碱反应，从而提高乙酰胆碱结合蛋白的浓度，可以终止持续的乙酰胆碱反应，所以乙酰胆碱结合蛋白可以抑制胆碱能突触传递。

四、骨骼肌神经肌肉接头的突触后膜

在神经肌肉接头处与神经末梢相对的肌膜称为终板膜或突触后膜，突触后膜区域面积通过两层褶皱增大，乙酰胆碱受体通过缔合蛋白与肌营养不良相关蛋白复合物牢牢锚定在褶皱的顶部，缔合蛋白使乙酰胆碱受体成簇排列在终板上，缔合蛋白缺陷的转基因小鼠，终板上乙酰胆碱受体不能成簇排列并且不能与抗肌萎缩蛋白相关蛋白、肌营养不良相关蛋白形成复合物，乙酰胆碱受体簇与肌营养不良蛋白聚糖和肌聚糖蛋白链接，肌营养不良蛋白聚糖和肌聚糖蛋白复合物连接于抗肌萎缩蛋白相关蛋白，而抗肌萎缩蛋白相关蛋白通过与肌动蛋白结合连接于细胞骨架。抗肌萎缩蛋白相关蛋白和小肌营养蛋白也与 β1、β2 互养蛋白相连接，

β1、β2 互养蛋白与一氧化氮合酶（NOS）相联系。NOS 可以产生一氧化氮自由基，参与多种细胞信号过程。钠离子通道通过与锚定蛋白、肌聚糖复合体、肌营养不良蛋白复合体及抗肌萎缩蛋白相关蛋白和小肌营养蛋白联合而锁定在终板膜上，钠离子通道集中在褶皱的突触间隙内。

在突触后膜上的乙酰胆碱受体是由 5 个亚单位围绕一个中心通道排列所组成的跨膜糖蛋白：2 个相同的 α 亚单位是乙酰胆碱结合位点的重要结构分子；3 个不同的同源亚单位，分别为 β、γ 或 ε 和 δ 亚单位。突触后膜上乙酰胆碱受体集中分布于皱褶顶端（约 12 000 个 /μm²），而在远离终板的部位，乙酰胆碱受体的密度为每个皱褶 1000 个。突触后膜的肌纤维核优先表达乙酰胆碱受体亚单位基因，使其分布密度相对高。乙酰胆碱受体通过不断的代谢，旧的受体内化、退化，而新的受体随之接替。骨骼肌发育早期，乙酰胆碱受体的半衰期为 13 ～ 24 小时，成熟的突触后膜上乙酰胆碱受体的半衰期为 8 ～ 11 天。乙酰胆碱受体自身抗体可以通过增加受体的内化而大大缩短乙酰胆碱受体的半衰期。突触后膜的钠离子通道也是密集的，这提高了神经肌肉传递的安全系数，钠离子通道的高密度保证了终板上两个动作电位产生并向肌纤维的两端传递。不同种肌纤维的钠离子通道含量不同，快速收缩纤维的密度约 500 个 /μm²，慢收缩纤维约为 100 个 /μm²。在乙酰胆碱受体抗体阳性的重症肌无力患者中，抗体与补体攻击突触后膜，乙酰胆碱受体和钠离子通道均丢失，钠离子通道数量的减少降低了神经肌肉传递的安全系数。

五、神经肌肉接头处的兴奋传递过程

突触是神经元与神经元之间，或神经元与其他类型细胞之间的功能联系部位或装置，是一种跨细胞的结构。因为所使用的信息传递介质不同，其可分为电突触和化学性突触。化学性突触是以传出神经释放的化学物质即神经递质突触，为多见的类型。其由神经元的末梢与另一个神经元或效应细胞构成，因此轴突末梢通常被认作突触前成分，另一个神经元或者效应细胞为突触后成分。根据突触前后两部分之间有无密切的解剖学关系而将化学性突触分为定向突触、非定向突触。定向突触末梢释放的递质仅作用于突触后范围极为局限的部分膜结构，神经肌肉接头为其经典的例子。

神经肌肉接头的信息传递过程是指当突触前运动神经纤维的兴奋传递到末梢时，使突触前膜去极化。当去极化达一定阈值时，细胞膜上的电压门控钙通道开放，Ca^{2+} 内流，细胞内 Ca^{2+} 浓度迅速升高，使含有乙酰胆碱的突触囊泡出胞。进入细胞内的 Ca^{2+} 含量与乙酰胆碱的释放量呈正相关。囊泡融合的神经末梢内 Ca^{2+} 浓度可达 100 ～ 1000μmol/L，突触囊泡出胞后，细胞内增多的 Ca^{2+} 主要由 Na^+-Ca^{2+} 反向转运体迅速转运到细胞外。理论层次上至少会引起一个囊泡的出胞，囊泡内储存的乙酰胆碱同时被释放至突触间隙。这种以囊泡为单位释放的方式称为量子释放，神经递质释放机制非常复杂，包括突触囊泡的动员、摆渡、着位、融合和出胞等步骤。传出神经元静息状态时，突触囊泡被其膜上的突触蛋白锚定于细胞骨架丝。当去极化离子通道开放时细胞内 Ca^{2+} 浓度升高，Ca^{2+} 与轴浆中的钙调蛋白（calmodulin，CaM）结合形成 Ca^{2+}-CaM 复合物，激活 Ca^{2+}-CaM 依赖的蛋白激酶 Ⅱ（Ca^{2+}-CaM K Ⅱ）。激活后的 Ca^{2+}-CaM K Ⅱ 可促使突触蛋白磷酸化，与细胞骨架丝的结合力减弱并促使突触囊泡从骨架丝上脱离，这个过程称为动员。脱离的突触囊泡在一类小分子 G 蛋白 Rab3/Rab27 的帮助下向活化区摆渡。被摆渡到活化区的突触囊泡位于突触前膜。突触囊泡与突触前膜接近时，因为两个膜表面有相似的极性，通过静电原理被分开，这时 Ca^{2+} 与膜表面结合，中和表面的负电荷起到去除膜融合的抑制作用，Ca^{2+} 也可以通过打开相关阳离子通道，使阳离子内流以降低膜表面的负电荷，着位需要囊泡膜上的囊泡蛋白和突触前膜上的靶蛋白参与。完成这一步骤后，在囊泡膜上作为 Ca^{2+} 传感器的突触融合蛋白与 Ca^{2+} 结合并发生变构，消除其阻碍融合的作用，使突触囊泡膜和突触前膜发生融合，融合后在突触囊泡膜和突触前膜上形成暂时的融合孔，乙酰胆碱便通过融合孔从突触囊泡释出，即出胞。出胞时，融合孔扩大，孔径迅速由 1nm 左右扩大到 50nm。囊泡释出乙酰胆碱后可以通过囊泡膜以完全坍塌方式融入突触前膜，随后通过网格蛋白依赖机制回收，网格蛋白小泡发生构变，转移到神经末梢纤维细胞内部。还可以触 - 弹方式快速脱离突触前膜回到细胞内，此机制涉及融合的突触囊泡膜内吞，独立于内涵体被回收，研究显示眼运动神经元的电活动较高效，这个快速机制可能发挥了主要的作用。进入到细胞内部的小泡装载乙酰胆碱成为新的突触囊泡，释放乙酰胆碱到突触间隙后，再激活终板膜中 N_2 型乙酰胆碱受体阳离子通道产生膜电位变化。N_2 型乙酰胆碱受体阳离子通道直径约 0.65nm，可允许 Na^+、K^+ 和 Ca^{2+} 跨膜移动，但主要是 Na^+ 内流和 K^+ 外流；在静息状态下，以 Na^+ 内流为主，其速度最高可达每毫秒 3×10^7 个 Na^+，Na^+ 的净内流使突触后膜发生去极化反应，称为终板电位（end plate potential，EPP），其幅度为 50～75mV。静息状态下，神经纤维的突触前膜也会自发地发生每秒 1 次乙酰胆碱的量子释放，也能引起突触后膜电位的微小变化。这种终板膜电位的微小变化为微终板电位（miniature end plate potential，MEPP），每个 MEPP 的幅度平均为 0.4mV。当突触前膜产生动作电位造成 Ca^{2+} 内流时，大量的突触小泡几乎同步释放乙酰胆碱，而此时所引起的电位将会发生叠加，形成的平均幅度约 50mV，据报道，产生一个正常的终板电位约需释放 250 个突触小泡。EPP 为局部电位，可通过电紧张方式向周围扩布，刺激邻近的普通肌膜（非终板膜）中的电压门控钠通道开放，引起 Na^+ 内流和普通肌膜的去极化；当去极化达到阈电位水平时即可引起动作电位，并传导至整个肌细胞膜。乙酰胆碱酯酶存在于突触间隙。突触后膜附近乙酰胆碱酯酶的浓度约 3000 个 /μm^2，突触后膜上乙酰胆碱受体的浓度比乙酰胆碱酯酶浓度高 5～8 倍，由于二级突触褶皱中这个浓度足以使大多数乙酰胆碱迅速分解，阻止受体对乙酰胆碱的重复应答，使终板膜恢复到接受新兴奋传递的状态。神经肌肉接头传递的高效性是稳定的，肌纤维静息状态下的长度变化范围为 80%～125%，但神经肌肉接头传递的安全系数并未发生变化，肌纤维长度改变是由于膜外连接的折叠和打开形成，这个过程不会使终板膜变形，使突触后膜褶皱的裂缝能够一直保持与神经末梢突触前膜活化区精准吻合。

六、神经肌肉接头相关的神经系统疾病

先天性肌无力综合征是与神经肌肉接头相关的遗传性疾病，多种参与神经肌肉接头的调控基因均可引起发病，包括 agrin-LRP4-MuSK-Dok7-rapsyn-AChR 信号通路相关若干关键信号分子，如 agrin、LRP4、MuSK 或 MuSK 相关结合蛋白的突变。突触前运动神经元内乙酰胆碱转移酶的突变，缔合蛋白和乙酰胆碱受体编码基因的突变，Dok7 部分位点的突变等，

都会导致不同临床症状组合的先天性肌无力综合征，lamininβ2 编码基因 *LAMB2* 突变、*ColQ* 突变使患者出现经典的先天性肌无力综合征，骨骼肌纤维表面 α- 肌营养不良蛋白聚糖修饰酶 POMT1、POMT2 突变能够引起严重的先天性肌无力综合征，进一步证实了肌营养不良蛋白聚糖修饰对于正常生理功能至关重要。细胞外基质蛋白多糖基底膜聚糖突变也会引起典型周围神经肌肉退行性病变，自身免疫性疾病可引起神经肌肉接头相关功能障碍，如重症肌无力和 Lambert-Eaton 肌无力综合征等。实验性自身免疫性重症肌无力小鼠模型（EAMG）产生自身抗体攻击 LRP4，引起的病理改变同重症肌无力相同，证实 LRP4 可以维持神经肌肉接头的正常功能，还可以是重症肌无力的病因，除常见乙酰胆碱受体和 MuSK 的自身抗体以外，LRP4 或 agrin 的自身抗体也可能导致重症肌无力发病。抗 ColQ 和 MuSK 自身抗体通过竞争性抑制 agrin/LRP4/MuSK 信号通路诱发肌无力症状。Lambert-Eaton 肌无力综合征患者体内存在针对运动神经末梢电压门控钙通道的自身抗体，推测其致病原因可能是该抗体阻断了 lamininβ2 同电压门控钙通道之间的相互作用，进而影响了突触前运动神经末梢的功能。除上述两种常见类型的神经肌肉系统疾病外，神经肌肉接头相关神经肌肉系统疾病还包括脊髓性肌萎缩等。

（玄明文）

第三章
乙酰胆碱受体的结构与功能

1921年，Otto Loewi 通过经典的"双蛙心灌流实验"推测末梢神经可以通过其释放的特殊活性物质支配心肌的活动，并将特殊的活性物质称为"迷走神经素（vagusstoff）"，1929年，Henry Dale 和 H.W.Dudley 从马和公牛的脾中分离、提取并鉴定了这种特殊的活性物质为乙酰胆碱，两人因此获得了1936年诺贝尔生理学或医学奖，从此拉开了乙酰胆碱研究的序幕。乙酰胆碱受体是乙酰胆碱门控介导的离子通道受体，脊椎动物中有肌肉型乙酰胆碱受体和神经型乙酰胆碱受体两种不同的离子通道受体亚科，肌肉型乙酰胆碱受体存在于骨骼神经肌肉接头的后突触和电鳐的发电器官；神经型乙酰胆碱受体存在于中枢和外周神经系统的前、后突触膜上。在神经肌肉传导过程中，乙酰胆碱作为一种化学信号，与接收信号的乙酰胆碱受体相结合，使乙酰胆碱受体及其相关膜蛋白的构象发生变化而传递神经冲动。已发现一些疾病都表现为乙酰胆碱受体异常。乙酰胆碱受体突变可以导致先天性肌无力综合征和常染色体显性夜间额叶癫痫，研究证实重症肌无力是一种自身免疫相关性疾病，重症肌无力患者血液中存在特异性乙酰胆碱受体抗体，使乙酰胆碱受体变形、退化，导致不能与乙酰胆碱结合，抑制神经肌肉信号传递。正是由于乙酰胆碱受体作为自身抗原模型和神经肌肉受体模型的双重作用，它的抗原结构和通道功能研究引起了众多科学家的关注。乙酰胆碱受体不仅是神经递质介导的离子通道受体，还是甘氨酸受体、γ-氨基丁酸受体和血凝紧张素的受体模型，实验已经描述了所有这些受体的结构同源性及产生受体多样性的各种进化步骤。其中肌肉乙酰胆碱受体最具特征，有利于发育可塑性和电生理方面的研究。

一、乙酰胆碱受体发育

神经肌肉接头处的乙酰胆碱受体分为神经肌肉接头前乙酰胆碱受体、接头处乙酰胆碱受体和接头外乙酰胆碱受体。乙酰胆碱受体含有多个亚单位，接头外受体由 α1、β、α1、δ、γ 组成。在胎儿发育早期，神经未支配肌肉前，肌细胞核有较高的活性，合成 α、β、α、δ、γ 亚单位，但不合成 ε 亚单位，并且存在合成 γ 亚单位基因的细胞核活性高，这样形成了较多接头外乙酰胆碱受体，而且覆盖整个肌纤维膜。随着胎儿的生长发育，肌肉有神经支配时，含合成 γ 亚单位基因的细胞核的活性逐渐减弱，而含合成 ε 亚单位基因的细胞核的活性逐渐增强，导致原有的接头外乙酰胆碱受体减少并渐渐降解消失，而神经纤维通过接触含有 ε 亚单位的受体区域接近肌纤维膜，形成神经肌肉接头处乙酰胆碱受体。含 γ 亚单位基因的细胞核活动减低，在2岁前停止合成神经肌肉接头外乙酰胆碱受体，但其合成能力未破坏，在肌肉失去神经系统支配或者神经肌肉接头处破坏时，其活动即可恢复，这时神经肌肉接头外受体代偿肌接头受体的破坏，开始只是局限在破坏的受体附近，但如果损坏持续进展，接头外受体将扩展到整个肌纤维膜，当受体功能恢复时，则接头外受体分布的范围将缩小、消失。到婴幼儿时肌纤维上存在神经肌肉接头处乙酰胆碱受体和接头外乙酰胆碱受体两种，根据个体发育的速度、健康状态及神经功能等情况，两种受体在不同个体中的比例不同。

乙酰胆碱受体亚单位突变可引起常染色体显性遗传夜间额叶癫痫（autosomal dominant nocturnal frontal lobe epilepsy，ADNFLE），已知的突变形式包括 $\alpha4$ 和 $\beta2$。$\alpha4$ 突变导致功能丧失，$\beta2$ 突变引起功能增益，如用苯丙氨酸替换 M2 通道衬砌部分 $\alpha4$ 的 247 位丝氨酸，出现功能依赖性的上调，导致对应的阳离子通道功能降低，出现通道更快速的失活，并且失活状态恢复减慢，内向整流减少，Ca^{2+} 通透性消除。目前大脑内 $\alpha4\beta2$ 亚单位的乙酰胆碱受体功能尚不完全清楚，但现有的研究结果已证明 $\alpha4\beta2$ 亚单位的乙酰胆碱受体可以促进抑制性神经递质 γ- 氨基丁酸（gamma-aminobutyric acid，GABA）的释放，所以当 $\alpha4\beta2$ 乙酰胆碱受体功能下降可能导致脑内皮质兴奋性异常增高引起癫痫发作，且在正常的睡眠觉醒周期中，乙酰胆碱功能下降导致抑制作用减少。但 $\beta2$ 亚单位 ADNFLE 患者突变表达在 $\alpha4$ 时而引起了功能过度，C 端保守的缬氨酸发生 V287M 突变，增加了乙酰胆碱 10 倍的效力且减少其失活，因为 $\beta2$ 受体具有与 $\alpha2$、$\alpha3$ 和 $\alpha6$ 结合的能力，因此通过不同回路组合或 $\alpha4\beta2$ 乙酰胆碱受体解释了 ADNFLE 的发生。ADNFLE 突变共有特征是减少 Ca^{2+} 对乙酰胆碱反应的增效作用，自主神经功能紊乱和新生期致命性的 $\alpha3$、$\beta4$ 或 $\beta2$、$\beta4$ 敲除的小鼠类似于人类疾病巨膀胱 - 小结肠 - 蠕动迟缓综合征。尽管有证据显示这些患者存在 $\alpha3$ 乙酰胆碱受体的缺失，尚未发现可以解释此疾病的乙酰胆碱受体突变，由于神经乙酰胆碱受体有更为复杂的功能，神经乙酰胆碱受体活检材料通常不易获得，另外许多重叠回路尚不清楚，显然研究神经乙酰胆碱受体突变比肌肉更加困难。

二、乙酰胆碱受体的外貌

神经系统主要通过化学突触的神经递质门控离子通道和电突触的间隙连接通道将信息从一个细胞传递到下一个细胞。新开发的电子晶体学方法揭示了开放状态和封闭状态下的通道结构，并说明了它们如何控制通道的开放和关闭。乙酰胆碱受体有存在突触细胞膜的乙酰胆碱结合袋 - 外前厅，促进阳离子通过狭窄的膜跨孔。当乙酰胆碱进入乙酰胆碱结合袋时，会触发构象变化，使衬砌在通道周围的 α 螺旋结构发生构象变化，这种开放状态的构象变化重塑了通道腔体表面允许离子通过。缝隙连接通道使用了类似的结构机制，在细胞膜上 α 螺旋协调重新排列以打开通道。

乙酰胆碱受体呈长约 16nm 类圆柱形，其中约 6.5nm 延长于细胞外表面，从顶部看，在细胞外前庭呈类五角形管（孔直径约 2nm），5 个棒状亚单位以 10° 角围绕中央通道排列。

研究发现受体激活使其结构发生转变。乙酰胆碱与 α 亚单位结合引起局部的激动效应，然后通过 α 亚单位的小旋转，旋转传递到形成门的侧链，使它们远离中轴，靠近膜中间的结合模式被切换到另一种侧对侧的结合模式，从而形成一个开放的孔。

三、乙酰胆碱受体亚单位的构成

肌肉型乙酰胆碱受体和神经型乙酰胆碱受体在氨基酸组成及结构上都有共同特征。因 N

端结构域跨膜进入管腔内质网，因此为了获得成熟多肽链的序列，翻译过程中从每个亚单位的 N 端获取 20 个氨基酸的信号序列。每个亚单位的 N 端胞外域由 210 个氨基酸组成，包含一个含二硫键的环状结构（半胱氨酸环），在 α1 亚单位中其从半胱氨酸 128 位延伸到 142 位。在大多数乙酰胆碱受体亚基的 141 位有一个 N 糖基化位点，某些胞外结构域还含有另外的糖基化位点，但所有的乙酰胆碱受体至少含有一个糖基化位点，3 个紧密排列的、高度保守的 α 螺旋跨膜结构域（M1～M3）彼此通过亲水支链连在一起，延伸于胞外域和胞内域的 220～310 位氨基酸大致对应。亚单位 M1 的第三个 N 端和 M2 亲水端形成通道的孔。第四个跨膜结构域(M4)有约 20 个氨基酸延伸穿过脂质双分子层形成一个短的胞外序列(10～20 个氨基酸)，发现人类 α4 亚单位序列 C 端有一个雌激素的结合位点,提高乙酰胆碱受体功能 3～7 倍,还能够抑制 α3β2 乙酰胆碱受体的反应；M3 和 M4 之间含有 110～270 个氨基酸的胞质结构域，这是亚单位序列间和物种序列间最大的可变区，因此，许多亚单位特异性抗体结合于此区域。胞质域相对于细胞外域结构更灵活，因此此区域结合很多天然及变性的蛋白质，晶状体学方法很难可视化。缔合蛋白将肌肉乙酰胆碱受体连接到细胞骨架并精准定位在神经肌肉接头的合适位置，伴侣蛋白 14-3-3η 与 α4 的 441 位丝氨酸在胞质域相结合，磷酸化后有助于构象的成熟和组装，α1 亚单位 M1 跨膜包含内质网保留序列，仅在乙酰胆碱受体五聚体组合后封闭。胞质域内有磷酸化位点和参与调节失活率的序列，胞质域位于 M4 之间的两性分子 α 螺旋形成细胞内通道，通过乙酰胆碱受体调节进出中央阳离子通道。α 亚单位是亚单位胞内域同源 α192 和 193 间二硫键链接的半胱氨酸对。除了 α5 和 10 以外所有的 α 亚单位都是乙酰胆碱结合位点的一部分，在乙酰胆碱结合蛋白中，半胱氨酸对突出 C 环的顶端，定义为亚单位的"+"端，乙酰胆碱结合位点是由 α 亚单位的"+"端和相邻亚单位的"-"组成。

乙酰胆碱受体亚单位的棒状结构形成了围绕中央阳离子通道的五边形。电鳐电器官的肌肉型乙酰胆碱受体，其亚单位组成顺序是 α1、γ、α1、δ、β1。肌肉型乙酰胆碱受体是一种异聚体跨膜蛋白，由 5 个同源亚单位围绕一个阳离子如 Ca^{2+}、K^+ 等介导的中央孔组成。肌肉型乙酰胆碱受体有两种亚类，一类发现于胎儿肌肉，亚单位组成顺序为（α1）$_2$、β1、γ、δ；另一类发现于成人的肌肉纤维突触后膜，成人肌肉型乙酰胆碱受体亚型的 γ 被 ε 替代，5 个亚单位以（α1）$_2$、β、ε、δ 的排列形式在离子通道周围形成筒状结构。神经型乙酰胆碱受体由 α2～α9 和 β2～β4 亚单位构成，其有两类，一类由 α2～α6 亚单位和 β2～β4 亚单位组成，如（α4）$_2$、（β2）$_3$，亚单位按 α4、β2、α4、β2、β2 形式排列于离子通道周围，乙酰胆碱的两个结合位点在 α4、β2 之间；另一类由 α7～α9 亚单位组成，如（α7）$_5$。神经型乙酰胆碱受体在人体中主要有（α4）$_2$（β2）$_3$、（α4）$_2$（β2）$_2$5、（α3）$_2$（β4）$_3$、（α3）$_2$β2β4α5、（α3）$_2$（β4）$_2$α5、（α7）$_5$，结构上神经型乙酰胆碱受体与肌肉型乙酰胆碱受体基本相似，从而反映出它们具有相似的功能，且在 cDNA 表达中，α 和 β，γ、δ 和 ε，以及 β1β2 和 β4 具有相似的序列，β2 和 β4 可以替代其中的 β1，α7 也可以替代 α1，揭示乙酰胆碱受体亚单位间的同源性。α 和 β 亚单位有很大的同源性，在 α 亚单位 N 端胞外结构域的乙酰胆碱结合位点的附近有两个相邻的半胱氨酸，β 亚基缺乏这些半胱氨酸。

最初乙酰胆碱受体是同源的，随着亚单位的重复，其演变为异聚体乙酰胆碱受体，电鳐中提取分离纯化的乙酰胆碱受体，发现其亚单位的分子量递增，用字母加以标记按 cDNA 克隆对其进行编号。α7、α8、α9 亚单位形成同源乙酰胆碱受体，哺乳动物中 α7 是优势同源受体，与肌肉型乙酰胆碱受体类似。α7～α9 乙酰胆碱受体结合 α 银环蛇毒素，异聚神经乙酰胆碱受体为 α1～α6 连接 β2～β4 亚单位而不能结合 α 银环蛇毒素。α8 仅在鸡体发现，可以与 α7 形成异聚体。α9 和 α10 可以形成异聚体乙酰胆碱受体。α 亚单位 α2～α4、α6 与 β2 或 β4 形成异聚体，α5 和 β3 被认为是附加的亚单位，乙酰胆碱结合位点由其他 α 和 β 亚单位构成。神经节神经元通常表达 α3、α5、α7 及 β4，形成多种异聚体，但 α3β4 的功能在突触后占优势。研究发现相比于经典突触后作用，乙酰胆碱受体在神经传递中发挥更复杂的作用。

在人体中发现了很多神经乙酰胆碱受体亚型。其中，大脑中含量最丰富亚型是 α4β2 和 α7，两者在大脑中含量可达总量的 90% 以上。α4β2 亚型是哺乳动物脑的主要亚型，由 α4 和 β2 亚基组成的受体主要分布于中枢神经系统，参与调节神经递质释放，并在尼古丁成瘾中起直接作用，对尼古丁具有高亲和力。α7 大多分布于周围神经系统，在与认知和记忆功能相关的脑区域中高度表达，并参与感觉信息的处理。α6 亚基在中脑部分的多巴胺能神经元区域表达丰富，该区域与心情控制密切相关，这意味着 α6 在药物引起的成瘾与情绪控制等的调控中同样起关键作用。

自主神经节突触后乙酰胆碱受体主要为 α3β4，但 α3β4α5 乙酰胆碱受体和包含的亚型同样存在。在大脑胺能神经元中，α6 通常和 β3、β2 或 β4 结合，有时是和 α3 或 α4 结合，形成各种复杂的亚型，在大脑和自主神经节中都可发现 α7 同聚体。神经元通常包含乙酰胆碱受体亚型的复杂组合。在自主神经节中，α3 乙酰胆碱受体在传输中发挥类似于肌肉乙酰胆碱受体的突触后作用，但许多大脑乙酰胆碱受体参与调节突触前和突触外许多递质的释放，一些突触外 α7 乙酰胆碱受体在营养调控中也发挥着作用等。部分研究表明，α6/α3β2β3 的阻断剂在动物模型上表现出极强的烟瘾和毒瘾戒除的治疗效果。α9α10 亚型已在近年的研究中发现，与人类的部分病理生理状态，如慢性疼痛（神经痛）和癌症发展等有一定的关系。

亚单位之间的连接处为乙酰胆碱结合位点。结合位点包含很多芳香族氨基酸，氨基酸的电子和季胺相互作用，并在结合乙酰胆碱时发挥了重要作用，乙酰胆碱酯酶也是按此原理发挥作用的。四甲铵以低亲和力结合后可以触发通道的开放，激动剂的基本特征是其季胺或叔胺结合于位点，引起 C 环关闭，蛇毒素对于乙酰胆碱受体的识别、定位、量化、纯化及鉴定极为重要。这些毒素结构为一个平面的三指肽段（相对分子量约为 9000），其中最长端结合进入肌肉的乙酰胆碱结合位点，不同种蛇毒素由结构类似的蛋白家族演变而来，发现其中很多参与乙酰胆碱受体的竞争和变构，LYNX1 通过糖原磷脂酰基锚定于膜上，和 α4β2 乙酰胆碱受体共同集中于脑部，促进乙酰胆碱受体的表达并促进其脱敏。SLURP-1 由角质形成细胞分泌，在角质形成细胞中能够加强和含 α7 亚单位的乙酰胆碱受体的反应，SLURP-1 突变引起一种以增生低下和巨噬细胞释放 TNF-α 为其特点的炎症性皮肤病，SLURP-2 由角质形成细胞分泌，是角质形成细胞 α3 乙酰胆碱受体的激动剂。SLURP-2 可以延缓角质形成细胞分化，防止凋亡，SLURP-1 利于分化和凋亡。因为乙酰胆碱受体可以发生小而全面的构象改变，使位于胞外域的乙酰胆碱结合位点可以调控胞内域的门控区，构象改变为棒状亚单位角度的微小改变并产生通道开放的虹膜样调节，乙酰胆碱结合位点和阳离子通道都参与通道安静、开放和失活状态的构象改变，衬砌乙酰胆碱结合位点的氨基酸来自于 α 亚单位"+"端的三部分和互补亚单位"-"端的三部分，配体结合运动沿着亚单位连接处并贯穿整个分子，结合位点的排列似乎是参与以上小运动发起和传递的最理想排列。结构上肌肉型乙酰胆碱受体的两个结合位点是由α1与γ、δ或ε亚单位连接形成的，使肌肉乙酰胆碱受体的结合位点和乙酰胆碱的亲和力不同，以保证通道快速开放和关闭。α1γ位点亲和力高，在乙酰胆碱浓度低时延长通道开放时间，多发现在突触发育阶段的胎儿乙酰胆碱受体有助于弥补自身免疫性疾病或遗传损伤所致的胎儿乙酰胆碱受体的缺失。但门控的实际动力学并不仅仅依赖于乙酰胆碱结合位点，还依赖于突触间隙乙酰胆碱的含量，在1ms内乙酰胆碱就可出现在突触间隙，多且迅速与受体结合，使乙酰胆碱受体饱和，并且乙酰胆碱受体数量也能提供足够电流来触发动作电位，从而确保了传输的安全系数。在自身免疫性或先天性肌无力中，乙酰胆碱受体数量减少或乙酰胆碱囊泡释放较少导致提供的电流达不到阈值或对连续的刺激反应不足时，机体调节合成一些胎儿形式的具有较高亲和力的乙酰胆碱受体，获得更长的暴露和通道开放时间，这对确保传输是至关重要的。竞争性拮抗可以使乙酰胆碱受体维持在安静构象。乙酰胆碱或其他激动剂作用过久会导致失活，失活可能是一组构象，表现为通道关闭和更高亲和力。在正常人体，失活并不是神经肌肉传递过程中的限制因素，但用乙酰胆碱酯酶抑制剂治疗重症肌无力时，通过增加乙酰胆碱的浓度和持续时间来弥补损失的乙酰胆碱受体，在其剂量过大时会由于失活的积累而造成进一步的神经传递损害。神经毒气和杀虫剂作为酯酶抑制剂有类似的作用，肌肉松弛药琥珀胆碱除了对去极化动作电位产生去极化封闭作用外，也有同上类似的作用。吸烟者中尼古丁的平均浓度约为0.2μmol/L，吸入浓烟后可以提升到接近1μmol/L，受体包含亚单位不同，肌肉型乙酰胆碱受体对尼古丁的亲和力低，神经受体对尼古丁的亲和力较高，由于激活的复杂混合物、失活作用及乙酰胆碱受体的上调效应，产生很多行为效应（上瘾、耐受、抗焦虑、提高认知、镇痛等），中枢神经的乙酰胆碱受体亚单位包含α4和β2可以解释尼古丁主要结合于脑部而出现最突出的效用。激动剂结合于两个乙酰胆碱结合位点，需要乙酰胆碱受体的高效活化。任一位点的拮抗剂封闭足以阻止其活化。同源乙酰胆碱受体如α7，含有5个乙酰胆碱结合位点，任何一个位点的失活作用都足以阻止活化，基本可以解释这些乙酰胆碱受体快速失活的特性。

四、乙酰胆碱受体通道

M1～M4跨膜区描述为α螺旋，亚单位的整体形态描述为棒状。五个棒状结构按五边形排列，形成乙酰胆碱受体，其中亚单位围绕着离子通道，亚单位的两性分子M2跨膜结构域为通道的内衬，在肌肉型乙酰胆碱受体中，乙酰胆碱结合位点位于α1"+"端和γ（ε）、δ亚单位的"–"端之间，β1不参与结合位点的形成，在神经型乙酰胆碱受体研究中发现α5和β3占据了β1的位置，是乙酰胆碱受体可以发生构变的位置，亚单位发挥了调节激活和失活的作用，使整个乙酰胆碱受体分子构象发生改变，以助于离子通道特性的构建。虽然肌肉型乙酰胆碱受体α亚单位的"+"侧和互补亚单位之间的连接处只有两个乙酰胆碱结合位点，但是所有亚单位协调一致的小构象变化均参与受体活化和失活，所以亚单位都有助于电传导和门控。通过亲和力标记研究已证实乙酰胆碱结合位点内衬的氨基酸与乙酰胆碱结合蛋白的晶状体结构能恰当地吻合，需要注意的是此区域芳香族氨基酸发挥的优势作用。通过取代半胱氨酸的简易方法（substituted cysteine accessibility method，SCAM），用半胱氨酸取代跨膜域 M_1 和 M_2 中的所有氨基酸。在此过程引入一个自由巯基，乙酰胆碱受体功能无明显改变，然后带正电荷的氨基酸的烷化剂（如 MTSEA）适用于表达突变的乙酰胆碱受体的细胞内或细胞外，如果 MTSEA 发生共价反应并封闭通道，推测取代的半胱氨酸暴露于通道内膜，从半胱氨酸的暴露周期可以推测该区域是否含有 α 螺旋或者另一个辅助构象，半胱氨酸在安静、开放及失活构象时具有的易接近性决定了通道门控的外部限制。阳离子通道由 M2 跨膜域的氨基酸衬砌。通过 SCAM 方法已经鉴定了大部分参与内衬的氨基酸，在 M2 的末端与 M1 连接处是门控通道的最窄部分，有保守序列 α1 G240、E241、K242，此区域的小运动可以使通道开放和关闭。在失活状态下，接近一半的通道从 G240 延伸到 L251 的区域是封闭的。其他诱变研究同样有助于定义通道结构。电子晶状体学显示的通道图像是内衬 α 螺旋 M2 序列的圆柱体，由其他 3 个跨膜域围绕排列。细胞内、外都带强负电荷，这为阳离子通过通道提供了一个稳定的环境，阳离子通过由紧密连接的 M4 胞质域的 α 螺旋所形成的狭窄的横向通道进入内部。

研究表明，乙酰胆碱受体会出现 4 种构象并相互转化。未结合时多数处于静止状态，只有约 20% 受体处于脱敏状态，此时离子通道是关闭的。乙酰胆碱受体可以在微秒到毫秒间与乙酰胆碱结合使其活化，离子通道打开。从静止状态转化到活化状态仅需微秒或毫秒的时间而快速完成。随着结合时间的延长，乙酰胆碱受体从活化态转变成一种过渡状态，维持 $1 \sim 100ms$，继而在几秒到几分钟内转化成脱敏状态，静止状态到脱敏状态不需能量或离子梯度。肌肉型乙酰胆碱和神经型乙酰胆碱受体具有基本相同的功能，神经型乙酰胆碱受体的离子通道有较高 Ca^{2+} 通透性，Ca^{2+} 通透性约为 Na^+ 通透性比值约为 1.1 ∶ 1，而 α3β4 亚单位类型构成的离子通道 Ca^{2+} 通透性约为 Na^+ 通透性的 10 倍以上，神经型乙酰胆碱受体离子通道可通过外界 Ca^{2+} 浓度的调节打开，Ca^{2+} 结合位点在 α7 亚基上，该结合位点可能在 α7 的 $161 \sim 172$ 残基之间，另一个位点是 Glu^{18} 或 Glu^{44}。

功能上乙酰胆碱受体和其他配体介导的离子通道基本相似。乙酰胆碱受体可结合神经递质乙酰胆碱。结合后乙酰胆碱受体开启偶联的离子通道，造成细胞磷脂双分子层两面的溶液出现新的离子浓度梯度。胞内溶液具有高的钾离子浓度，胞外溶液具有高的钠离子浓度，导致膜去极化。膜去极化导致细胞特定的生理反应。随细胞膜去极化程度逐渐增加到达阈值时引起动作电位，并传递到肌纤维。动作电位使肌肉细胞膜间钙离子释放、肌球纤维收缩。

五、重症肌无力与乙酰胆碱受体

用天然 α1 乙酰胆碱受体免疫，产生主要针对细胞外表面的抗体。这主要是因为在被免疫动物或重症肌无力患者，超过 50% 的乙酰胆碱受体是针对主要免疫原区（MIR）。MIR 是高度构象依赖性表位，变性乙酰胆碱受体或者亚单位，其抗原表位构象依赖少，产生的抗体针对细胞质表面。合成多肽可用于诱导针对乙酰胆碱受体序列许多不同部位的抗体，但这些抗体很多在其天然构象时不能结合于乙酰胆碱受体。MIR 由于具有很高的免疫原性，且每个乙酰胆碱受体允许多价结合和受体免疫球蛋白交联，能够有效刺激 B 细胞。MIR 位于细胞外表面，抗体很容易与其结合，突触后膜 α1 亚单位的乙酰胆碱受体以晶状体阵列的形式排列在褶皱的顶端，以促进抗体高亲和力结合及突触后膜的局部溶解，允许突触后膜含有抗体的膜碎片重新封闭及补体脱落，这样破坏了突触的形态，导致突触传递障碍，此时 MIR 形成一定角度以促进诱导乙酰胆碱受体交联，触发抗原调整，增加乙酰胆碱受体的内化率和溶酶体的破坏率。抗体不影响乙酰胆碱的结合，且抗体在远离乙酰胆碱的结合位点与 MIR 结合，在此处发生细微的构变调节活化和失活，MIR 和大部分血清抗体的单克隆抗体（monoclonal Ab，mAb）一样不破坏受体。在 T 细胞和乙酰胆碱受体的反应中，α1 亚单位同样占优势，但其表位可以在所有亚单位中被发现，重症肌无力患者的一些 α1 T 细胞表位可能占主导地位，但存在分歧，而辅助性 T 细胞在乙酰胆碱受体表位之前，和受刺激的 B 淋巴细胞合作产生浆细胞分泌的自身抗体。重症肌无力患者产生的乙酰胆碱受体抗体的波谱是由 MIR 主导的，但也包括乙酰胆碱受体的其他部分，很多重症肌无力血清和接头外的乙酰胆碱受体反应说明免疫原含有 γ 亚单位，在成人体内并不正常表达，其免疫原性可能更强。在特殊的重症肌无力患者中，其特异性结合 γ 亚单位而封闭 α1、γ 乙酰胆碱结合位点，从而出现功能障碍。极少数母亲产生只针对 γ 亚单位的抗体，因为她们的乙酰胆碱受体只含有 ε 亚单位而不出现功能障碍，但可以致胎儿瘫痪或者死亡。

重症肌无力患者针对 α1 乙酰胆碱受体的自身免疫反应的诱导和维持机制尚不清楚，这些机制在不同物种、不同类型的人类重症肌无力中是不同的。α1 乙酰胆碱受体自身免疫反应可以持续多年，人类重症肌无力是反复发作缓解的慢性疾病。不伴肿瘤生长的犬重症肌无力是乙酰胆碱受体自身免疫性急性疾病，肌无力通常持续 6 小时，这说明人类免疫原是持续存在的。人类慢性隐匿性感染累积表达 α1 乙酰胆碱受体的组织，表现为异常的数量和不同修饰状态，导致其成为免疫原。而在犬体内，这一感染可能不会持续。在这两种情况下，如果慢性感染提供了免疫原，则适当的抗生素治疗可能可以治愈。人类重症肌无力免疫原消除时症状消失，青霉胺治疗类风湿关节炎时诱发出现自身免疫性重症肌无力，这些患者存在自身免疫性疾病的易感性，而且青霉胺可以和 α1 乙酰胆碱受体巯基共价反应而产生新的抗原位点以诱发自身免疫反应，停用青霉胺 2 个月左右，肌无力症状好转。患有重症肌无力的女性，其自身抗体（只针对 γ 亚单位的抗体）转移至新生儿，新生儿的重症肌无力症状在数月后缓解。EAMG 症状随着免疫原的减少而减轻。说明免疫系统对神经肌肉接头处乙酰胆碱受体的自身免疫攻击可以导致肌无力，但不足以维持自身免疫反应。但有些特殊的慢性发展的人类重症肌无力存在足够的免疫原以维持自身免疫反应。

副肿瘤性的自身免疫反应可以导致重症肌无力，12% 的重症肌无力患者有胸腺瘤，35% 的胸腺瘤患者合并重症肌无力，这类患者的乙酰胆碱受体自身抗体滴度高，胸腺肌样细胞、胸腺上皮细胞和树突状细胞可以表达 α1 乙酰胆碱受体，病毒或者其他导致肿瘤的因素造成了乙酰胆碱受体表达细胞的破坏，乙酰胆碱受体自身抗体也可能来自于肿瘤免疫调节器官的干扰佐剂效应。Lambert-Eaton 综合征的这种效应更为显著，小细胞肺癌组织表达电压敏感性钙通道，它是自身免疫反应的靶目标，自身抗体攻击突触前膜电压敏感性钙通道使乙酰胆碱释放减少，从而引起肌无力。

重症肌无力和 EAMG 患者中的特异性自身抗体的波谱相似，重症肌无力患者的免疫原为肌肉型乙酰胆碱受体或其相关的分子。变性乙酰胆碱受体亚单位或乙酰胆碱受体合成片段因缺少 MIR 而诱发 EAMG 非常低效，因此通过微生物转染乙酰胆碱受体分子来模拟表达类似于乙酰胆碱受体的小片段的序列蛋白，并不能诱发 EAMG。用天然电鳐电器官乙酰胆碱受体为免疫原免疫其他物种，即便没有佐剂参与，也均能诱发 EAMG。合成的乙酰胆碱受体也可以诱导 EAMG，除 Lewis 大鼠外其他大鼠品系对乙酰胆碱受体可以产生高水平的抗体，但却耐受。重症肌无力患者中乙酰胆碱受体抗体滴度与症状严重程度并不呈正相关，但眼肌型重症肌无力患者一般较全身型重症肌无力患者的抗体滴度低。

重症肌无力的发病机制和治疗方法的探索在很大程度上依赖乙酰胆碱受体结构和功能的相关研究，促进乙酰胆碱受体在细胞表面表达及增强乙酰胆碱受体组装，从概念的角度出发，可能为重症肌无力的患者提供治疗新方法，目前研究已经揭示了乙酰胆碱受体形成过程构象成熟和其亚单位寡聚化的特点，深入研究发现 CRELD1 能够促进乙酰胆碱受体的组装及合成，CRELD1 是一种潜在的治疗靶点，通过增强 MuSK 信号通路促进乙酰胆碱受体更多地聚集在突触中，用来治疗神经肌肉接头传递障碍的药物也在研发中。目前对重症肌无力的治疗已取得很大程度的进展，但未真正发现有效的治愈疗法，需要更深层次的研究，但在研究过程中仍然存在相当多的困难，如利用基因工程手段构建工程菌，在表达产生乙酰胆碱受体时几乎都形成了包涵体，而电鳐分离提取的乙酰胆碱受体稳定性能差，这些均影响了研究的进程。关于神经型乙酰胆碱受体的报道相对较少，推断中枢神经系统多种疾病可能与该受体相关，但缺乏数据，还需要进一步的深入研究。

（孙丕云）

第四章

重症肌无力的发病机制

重症肌无力（MG）是一种致病性自身抗体介导的自身免疫性神经肌肉疾病。MG 的发病与神经肌肉接头（NMJ）相关结构的病变有关。正常情况下，神经肌肉接头通过神经递质乙酰胆碱介导完成兴奋的传递；而当机体免疫系统功能出现异常，影响到神经肌肉接头的正常结构和功能时，则会导致 MG 的发生。抗乙酰胆碱受体（AChR）抗体、抗肌肉特异性酪氨酸激酶（MuSK）抗体和抗低密度脂蛋白受体相关蛋白 4（LRP4）抗体等主要致病性自身抗体及胸腺 CD4$^+$ T 细胞在 MG 的发病机制中发挥重要作用。目前认为，MG 的发生是宿主遗传易感性、病毒感染等环境因素影响及胸腺异常相关自身免疫反应之间复杂相互作用的结果。本章主要从免疫因素和遗传因素两个方面介绍 MG 的发病机制。

一、免疫因素

（一）自身抗体在 MG 中的作用

MG（至少具有抗 AChR 和 MuSK 的自身抗体的亚型）符合 Witebsky 的假设，可以确定疾病是否是自身免疫起源。这些证据包括：① 存在致病性自身抗体或自我反应性 T 细胞；② 被动转移患者抗体或 T 细胞到实验动物可复制疾病；③ 临床线索可提供间接证据。针对 AChR 或 MuSK 的自身抗体、MG 患者的血清或纯化 IgG 的致病机制已被确定，患者血清或纯化 IgG 的被动转移已在实验动物中重现肌无力。该疾病自身免疫性质的临床线索是症状可通过免疫抑制、血浆置换或 B 细胞清除等治疗（下文将详细讨论）去除抗体后得到改善。

含有 LRP4、agrin 或 ColQ 自身抗体的 MG 尚不符合 Witebsky 假设，因为抗体的致病机制尚不完全清楚，而且重要的是，被动转移动物模型仍然缺乏。MG 被认为是 Ⅱ 型超敏反应的典型案例。这意味着 IgG 类自身抗体针对细胞表面或细胞外基质表达的抗原，并引起器官特异性损伤。最有趣的是，MG 可以由不同的 IgG 亚类的自身抗体引起。IgG1 和 IgG3 亚类抗体靶向 AChR，IgG1 和 IgG2 靶向 LRP4，非典型 IgG4 亚类自身抗体靶向 MuSK。AChR 和 MuSK 型重症肌无力被认为是各自类型的原型抗体介导的自身免疫性疾病。致病作用直接与神经肌肉接头相关结构和功能的改变有关，这极大拓宽了我们对健康的神经肌肉接头及免疫系统生理功能的理解。

1. AChR 抗体　目前研究认为，重症肌无力是一种由自身抗体介导的、有补体参与的、细胞免疫所依赖的、累及神经肌肉接头的自身免疫相关性疾病。抗 AChR 自身抗体在重症肌无力发病机制中发挥重要作用，其证据如下：① 80% ～ 90% 的全身型重症肌无力（generalized myasthenia gravis，GMG）患者体内有 AChR 自身抗体；② MG 女性分娩的患有 MG 的新生儿体内检测发现存在抗 AChR 自身抗体，并且该抗体滴度随着患者症状恢复而降低；

③血浆置换能降低 AChR 抗体水平，改善肌无力症状；④研究发现，将 MG 患者体内 AChR 抗体或实验性自身免疫性重症肌无力（EAMG）动物的 AChR 抗体被动转移至小鼠体内，可以诱发肌无力症状；⑤向不同的动物接种纯化的 AChR 同样能够复制出 MG 动物模型；⑥有学者发现，MG 时神经肌肉接头突触后膜上 AChR 数量显著减少，免疫荧光标记法发现，有 AChR 与 AChR 抗体及补体的免疫复合物沉积在突触后膜部位。

多克隆抗体的 AChR 抗体的主要组成是 IgG，IgM 仅占 10%；骨骼肌烟碱型 AChR 是 MG 的主要免疫抗原，是由 5 个亚基围绕一个中心通道排列组成的跨膜糖蛋白，而抗 AChR 抗体的主要靶点，即主要免疫原区（MIR）位于 α 亚基上，是不同于 ACh 结合位点的胞外区域。

应用加利福尼亚电鳗提取 AChR 和完全福氏佐剂（complete Freund's adjuvant，CFA）免疫 C57BL/6 （B6）小鼠能够制备出实验性自身免疫性重症肌无力小鼠，该模型已被应用于 MG 的相关实验研究中。

相关研究和文献显示，抗 AChR 抗体影响神经肌肉接头传递的可能作用机制如下：①结合了神经肌肉接头的补体后将其活化；②抗原调节（抗体交联）加快分解 AChR 分子结构；③功能性阻滞 AChR 。如果 AChR 的合成不能有效代偿其降解，那么神经肌肉接头中可用的 AChR 数量将明显减少，从而出现肌无力症状，此为 MG 胆碱酯酶抑制剂诊断性试验的理论基础。抗原调节是指一个抗体交联了两个抗原分子，进而激活细胞信号，使得细胞内吞的作用加快，进一步促进交联分子发生降解。不是所有抗 AChR 抗体都具有抗原调节作用，MG 患者的 IgG 可以引起肌肉 AChR 发挥抗原调节作用，是因为 IgG 抗体有两个抗原结合部位。

自身抗体与 AChR 结合之后出现功能性 AChR 阻断，这并不是 MG 常见的发病机制，但其在临床上可能有重要意义。研究发现，自身抗体与 AChR 结合，虽然不引起神经肌肉接头炎症或坏死，但仍可使啮齿类动物出现严重的 MG 症状。大多数 MG 患者体内都存在少量能识别 AChR 结合位点的封闭抗体，此外有研究发现，不同 MG 患者的血清 AChR 抗体滴度与其临床症状并不相关，这提示抗体所致重症肌无力的能力并不相同。肌无力程度可能与抗体功能活性（如加速 AChR 降解或阻断 ACh 与其受体结合，以及其与补体结合的能力等）及不同患者间（或同一患者不同肌肉）神经肌肉接头存在变异有关。

2. MuSK 抗体　研究发现，血清 AChR 抗体阴性 MG 患者的主要自身抗原中有一种肌肉特异性酪氨酸激酶（MuSK）。MuSK 在发育和成熟的肌细胞中均有表达，是一种跨膜糖蛋白，但在成熟的肌细胞中，MuSK 只表达在神经肌肉接头突触后膜。MuSK 是人集聚蛋白（agrin）的部分受体，MuSK 对于 AChR 的聚集很重要。

MuSK 抗体的作用与 AChR 抗体完全不同。它们属于 IgG4 子类，由于 Fc 域的结构差异，它们不激活经典补体系统或免疫细胞。此外，IgG4 可以接受 Fab 臂交换，交换 IgG4 半分子和生成双特异性抗体，这在 MuSK 自身抗体中也得到了证实。事实上，估计 99% 的 IgG4 和 MuSK 的 IgG4 是双特异性的，这意味着它们不能交联同类抗原，故排除了抗原调节作为致病机制的可能性。表位映射研究表明，MuSK 抗体与前两个免疫球蛋白样结构域结合，在一些患者中也与 CRD 结构域结合，但第一个免疫球蛋白样结构域被认为是主要目标。这很有趣，因为这个域覆盖了 Ile96 周围的区域，而 Ile96 是 MuSK 与 Lrp4 相互作用所必需的。事实上，研究发现，IgG4 亚类的 MuSK 抗体只会导致 Lrp4-MuSK 相互作用的阻断。这又导致了 MuSK 磷酸化水平的降低。此外，从 MuSK MG 患者中纯化的 IgG4 及从患者 IgG 中提取的单价 Fab 片段，可以减少新形成的 agrin 诱导的 AChR 簇。综上所述，这表明 MuSK 抗体阻断了 agrin-LRP4-MuSK-Dok-7 信号轴，导致突触 AChR 密度降低，从而导致神经肌肉传递缺陷。

值得注意的是，IgG1 ~ IgG3 抗体在 MuSK-LRP4 相互作用上没有相同的效应，但仍然能够减少 agrin 诱导的 AChR 在 C2C12 肌管中的聚集，这表明还有另外的致病机制。其中一个影响可能是一个 MuSK 二聚体，因为第一个免疫球蛋白样结构域也包含 Leu38 周围的疏水斑块，这对 MuSK 二聚体的形成和激活至关重要。然而，也有研究发现患者的抗体并没有减少 MuSK 二聚体的作用，且针对 MuSK 的重组二价抗体通过二聚作用交联诱导和激活。最近研究显示，这种效应取决于抗体的效价。来源于 MuSK MG 患者 B 细胞的重组二价 MuSK 抗体可能是通过二聚作用导致 MuSK 磷酸化和诱导不依赖 agrin 的 AChR 簇，而来自同一抗体克隆的单价 Fab 片段降低了 MuSK 磷酸化和 AChR 聚集。总的来说，这表明可能至少有两种相互竞争的机制在起作用：① MuSK IgG4（单价）阻断 Lrp4-MuSK 的相互作用和 MuSK 的激活；②二价 MuSK IgG1 ~ IgG3 抗体诱导异位、不依赖 agrin 的 MuSK 二聚体化和激活，从而招募 AChR 到突触外位点。患者来源的 MuSK 抗体及 Fab 片段也能够分散已存在的由 Dok-7 过表达诱导的 AChR 簇。目前尚不清楚 Dok-7 诱导的 AChR 簇是如何受到影响的，因为 agrin 可能还有 LRP4 并没有参与这些 AChR 簇的形成。机制可能是由 MuSK 的构象变化引起的 MuSK-Dok-7 相互作用中断，或通过阻止 MuSK-MuSK 本身的相互作用，或通过交联诱导新的 MuSK 二聚体，在这个过程中也会中断已经存在的 MuSK 二聚体。有趣的是，MuSK 抗体也会向运动神经元传递逆行信号。在患者和动物模型中，发现突触前异常及 AChE 的定量释放减少。MuSK 交互的中断可能是其中的一个作用机制，或许与 LRP4 连接稳固性受损的突触可从肌肉到运动神经元传递逆行信号。

3. LRP4、agrin 和 ColQ 抗体　LRP4 本身也是自身抗体的靶抗原。目前尚不清楚 LRP4、agrin、ColQ 抗体是否具有致病性，相关实验仍未进行。LRP4 的致病机制正在研究中，但可以推测，LRP4 自身抗体可能会干扰与 agrin 或 MuSK 的结合。事实上，最近研究显示，使用标记 agrin 的免疫沉淀和 LRP4 的共同免疫沉淀与定量实验显示，患者血清破坏了 LRP4-agrin 相互作用。也有研究显示，LRP4 MG 患者血清破坏了 agrin 与 ELISA 平板上固定的 LRP4 的结合。与无功能的 agrin-LRP4-MuSK 信号轴一致，Lrp4 MG 患者血清也降低了 agrin 诱导的 C2C12 小鼠肌管中的 AChR 聚集。在主动免疫小鼠模型中可以重现 agrin 诱导的 AChR 簇和减少 MuSK 磷酸化。

由于抗体属于 IgG1/2 亚型，进一步的机制可能是可行的。它们可能激活补体系统，免疫小鼠或兔子的 LRP4 抗体确实激活补体，但这种机制在 MG 患者中尚未证实。用细胞外 LRP4 主动免疫小鼠，可产生针对 LRP4 的补体固定小鼠 IgG2 抗体（相当于人 IgG1）。小鼠在神经肌肉接头处有 IgG 和补体 C3 沉积，来自淋巴结的细胞在免疫原刺激下产生促炎性细胞因子，类似于 AChR MG 的主动免疫模型。这些数据需要通过人类患者血清的研究进行验证，因为小鼠的主动免疫可能不能反映患者的生理状况。患者抗体理论上也可以交联 LRP4，引起自身抗体的内吞和降解，类似于 AChR 抗体。减少的 AChR 片段簇、扭曲的轴突终末和异常的神经肌肉接头超微结构已经在主动免疫小鼠模型中显示出来，但在患者抗体实验中还没有出现。主动免疫模型也显示突触后膜异常和终板电位减少，以及类似 MG 患者的复合肌肉动作电位减少、肌无力。有趣的是，突触前膜变化（连同 MuSK MG 的突触前膜变化）进一步证明了 agrin-LRP4-MuSK 的相互作用与运动神经元的逆行信号传导相关，但目前还不清楚其机制。有趣的是，来自主动免疫小鼠模型的 LRP4 抗体也影响了独立于 agrin 的 AChR 簇，这一观察结果也在患者来源的 MuSK 抗体中得到了证实，这表明在 AChR 簇的发展和稳定中可能有其他机制在起作用，也许是独立于 agrin 的 MuSK 和 LRP4 的未知结合伙伴。

关于 agrin 自身抗体的研究很少，在一项研究中发现，患者血清可以抑制 agrin 诱导的 C2C12 肌管中的 MuSK 磷酸化，这表明 LRP4-agrin 相互作用被阻断。与这些发现一致的是，对具有神经（而不是肌肉）agrin 的小鼠进行主动免疫，可引起肌无力和突触破碎。这些结果表明，自身抗体可能针对位于 LG3 的 B/Z 环，这可以解释由于 agrin-LRP4 相互作用受损而导致的 MuSK 激活缺失。ColQ 抗体的致病机制尚未研究。重要的是，为了证明 LRP4、agrin 和 ColQ 自身抗体的致病性，有必要将患者来源的血清或 IgG 被动地转移到实验动物中，并表明在动物模型中可以重现肌无力。

4. 其他抗体　某些血清阴性 MG 患者体内既不含有抗 AChR 抗体，也不含有抗 MuSK 抗体，其发病机制可能通过一种血浆因子激活肌肉中的第二信使，导致 AChR 失活。合并胸腺瘤的 MG 患者体内多含有抗 Titin 和抗 RyR 抗体。

AChR 缔合蛋白（acetylcholine receptor-associated protein at synapse，Rapsyn）位于突触后膜胞质表面，它在体内以等摩尔数与神经肌肉接头烟碱型乙酰胆碱受体（nAChR）存在，参与共同定位。Rapsyn 能引起 AChR 及 MuSK 聚集。在 MuSK 缺乏的小鼠中，虽然 AChR 和其他突触蛋白能够沿肌纤维均匀表达，但它们不能形成神经肌肉接头，这些小鼠常在出生时死于严重的肌无力。Rapsyn 在诱导 AChR 于终板膜聚集的过程中发挥重要作用。

（二）补体在重症肌无力和 EAMG 中的作用

MG 患者和 EAMG 动物模型的神经肌肉接头含有补体 C3 活化片段、膜攻击复合物（MAC）及可溶性补体 C9。有证据显示，神经肌肉接头补体活化后引起神经肌肉传递失败，这可能是引起 AChR 丢失的首要原因：①动物清除补体后不发生 EAMG 症状；②小鼠注射阻断补体 C6 的抗体或补体 C6 抑制剂之后，并不发生 EAMG 症状；③与补体功能正常的野生型小鼠相比，补体基因缺陷小鼠不能诱导 EAMG 症状或易感性降低；④ IL-12 小鼠合成 Th1 细胞及补体结合抗体很弱，在 AChR 免疫后小鼠很少出现 EAMG 症状，但抗 AChR 抗体合成很多，该抗体与神经肌肉接头处突触结合，但是无补体，提示不能结合补体的抗 AChR 抗体不能诱导 EAMG 症状。

（三）补体调节因子在重症肌无力和 EAMG 中的作用

体内存在许多内在补体调节因子，如膜反应性溶解抑制物（MIRL 或 CD59）、膜辅酶蛋白（MCP 或 CD46）、衰变加速因子（DAF 或 CD55）等，研究发现，把 EAMG 中抗 AChR 抗体被动转运至实验模型小鼠，其神经肌从接头处突触后膜 C3b 沉积增加，AChR 水平显著减少，神经肌肉接头破坏显著，肌无力症状也比野生型小鼠严重，提示补体在 EAMG 发病机制中发挥重要作用，而补体抑制剂可能有治疗作用。

（四）免疫细胞在重症肌无力和 EAMG 中的作用

1.CD4⁺T 细胞　研究发现，重症肌无力患者的血液和胸腺内存在 AChR 特异性 CD4⁺T 细胞，自身抗体攻击神经肌肉接头的烟碱型乙酰胆碱受体（nAChR），从而引起肌无力症状；当切除胸腺后，或者使用抗 CD4 抗体治疗后，重症肌无力症状会有所改善，体外 AChR 诱导的 T 细胞应答也出现减少。动物实验表明，把重症肌无力患者胸腺组织或血单核细胞（blood mononuclear cell，BMC）移植到重症联合免疫缺陷病（severe combined immunodeficiency，SCID）小鼠后（该小鼠无功能性 B 细胞和 T 细胞，能耐受异种移植），SCID 小鼠能产生抗人 AChR 抗体，但其只有在 AChR 特异性 CD4⁺T 细胞存在时才会产生重症肌无力症状；此外，有研究发现，CD4⁺T 细胞基因缺陷小鼠不能被诱导出 EAMG。这些研究都提示 AChR 特异性 CD4⁺T 细胞在重症肌无力发病机制中发挥着重要作用。

AChR 特异性 CD4⁺ 辅助性 T 细胞（CD4⁺Th 细胞）分泌细胞因子激活 B 细胞后，体内才能合成致病性抗 AChR 抗体。通常 B 细胞可以分泌亲和力较低的抗体，但是重症肌无力患者血清中的抗 AChR 抗体大多数是高亲和力 IgG，与补体结合后，受体经抗原呈递细胞处理，与 CD4⁺T 细胞结合，进一步使 CD4⁺Th 细胞活化，分泌细胞因子促进 B 细胞增殖，激发体细胞发生突变，以及 IgG 类型转换，分泌致病性抗体。

体外研究发现，全身型重症肌无力患者的 CD4⁺T 细胞对所有 AChR 亚基都有应答，并且其抗原决定簇会随病情的进展而扩展。一些 AChR 序列能被大多数全身型重症肌无力患者的 CD4⁺T 细胞所识别。当把能特异性识别这些"共同" AChR 表位的 CD4⁺T 细胞移植到 SCID 小鼠后，B 细胞能够产生抗 AChR 抗体，使小鼠出现重症肌无力症状。但是，眼肌型重症肌无力（OMG）患者的 CD4⁺T 细胞对 AChR 及其抗原表位的应答反应比较弱，并且随着时间推移而不稳定。即便病程已经持续数年，OMG 患者的 CD4⁺T 细胞很少能识别所有 AChR 亚基。

另外有研究发现，健康人外周血中也含有肌肉型 AChR 特异性 CD4⁺T 细胞，但却并不引起肌无力，这可能与免疫耐受机制有关；而在自身免疫性疾病中，机体免疫耐受机制常被破坏。

2. CD4⁺T 细胞亚型及其细胞因子　CD4⁺T 细胞可区分为不同的亚型，这是依据分泌细胞因子不同而进行的划分，不同的亚型具有不同的甚至可能是相反的作用。Th1 细胞亚型分泌 IL-1、IL-2、IFN、TNF-γ 等；Th2 细胞主要分泌 IL-4、IL-10 和 IL-13；而 Th17 则分泌 IL-17 等。Th2 细胞分泌的细胞因子 IL-4 可以刺激 Th3 细胞分化并分泌 TGF-β，抑制免疫应答。在小鼠中 Th1 和 Th2 细胞因子都可能诱导抗体合成，但这些免疫球蛋白的类型却大不相同。例如，Th1 细胞诱导合成的 IgG 亚型能结合并激活补体，而 Th2 细胞诱导合成的 IgG 亚型结合补体的能力却很弱，甚至完全不与补体结合。Th17 细胞在促进免疫应答中发挥重要作用，研究发现，EAMG 后期 CD4⁺T 细胞亚群的平衡改变，Th1 和 Th17 细胞增多，而 Th2 细胞减少。APC 分泌的 IL-18 通过直接或间接作用于 NK 细胞促进 Th1 细胞分化。

（1）Th1 细胞及其细胞因子：Th1 细胞分泌的促炎症因子，如 IL-12、IL-2、TNF-α 和 IFN-γ 等，研究发现，其在细胞介导的免疫反应中发挥着非常重要的作用。有文献报道，AChR 免疫的 B6 小鼠注射了 IL-12 后出现 EAMG 加重症状，这可能与 IL-12 能够促进产生 AChR 抗体相关。另外，雌激素能刺激 AChR 特异性 Th1 细胞合成 IL-12，加重 EAMG，这提示雌激素通过 Th1 介导参与了重症肌无力的致病机制，这也可能解释自身免疫性疾病的性别差异现象。此外，研究表明，Th1 促炎性细胞因子能诱导肌肉中主要组织相容性复合体（major histocompatibility complex，MHC）分子表达，易化肌肉型 AChR 呈递，促进活化的 AChR 特异性 CD4+T 细胞进一步扩增。

另外，有研究表明，抗 TNF-α 抗体可抑制 EAMG 进展，可溶性重组人 TNF 受体可以竞争抑制小鼠 TNF-α 与体内受体结合，明显改善 EAMG 症状。TNF-α 或 TNF 受体基因缺陷小鼠存在 EAMG 抵抗，而 IL-12 可诱导这些小鼠出现 EAMG 症状，这提示 Th1 细胞的分化在 EAMG 中发挥重要作用。

另一主要的 Th1 细胞因子 IFN 在 EAMG 发病机制中的作用尚有争议。在重症肌无力患者和 EAMG 小鼠的肌肉、胸腺和淋巴结内，IFN-γ 诱导的趋化因子及其受体均增多，并且此趋化因子含量的降低与肌无力症状减轻程度密切相关。此外，有些研究发现，IFN 基因敲除（KO）小鼠和野生型（WT）小鼠同样易感 EAMG，但也有学者发现，IFN-γ 受体基因敲除小鼠表现为 EAMG 抵抗。

（2）Th2 细胞及其细胞因子：Th2 细胞在 EAMG 发病机制中的作用复杂。

Th2 亚型的 T 细胞主要分泌相关抑炎因子，如 IL-4、IL-5、IL-6、IL-10 和 IL-13 等，主要诱导体液免疫应答反应。例如，IL-5、IL-6、IL-10 能够起到加重重症肌无力症状的作用，而 IL-4 这一细胞因子则可起保护作用。

研究表明，IL-4 能抑制抗体介导的 AChR 自身免疫反应。用 AChR 免疫后，IL-4 基因敲除小鼠发生 EAMG 比野生型小鼠早且病程更长（IL-4 敲除小鼠病程为 6 个月以上，野生型小鼠病程为 2~3 个月），IL-4 敲除小鼠体内比野生型小鼠更容易产生抗 AChR 抗体且抗体存在时间长，IL-4 敲除小鼠 EAMG 症状比野生型小鼠更严重。进一步研究发现，信号转导与转录活化因子 6（STAT6）是 IL-4 介导的 Th2 细胞分化的重要细胞内因子，STAT6 缺陷小鼠的 EAMG 易感性增加，且血清中抗 AChR 抗体水平显著增高。这都表明 IL-4 能抑制 AChR 免疫应答，从而抑制 EAMG 进展。

研究显示，IL-5 敲除小鼠和 IL-10 敲除小鼠 EAMG 发病率较低，且 EAMG 症状轻，肌肉型 AChR 丢失较少。用 AChR 免疫 IL-10 敲除小鼠，AChR 特异性增殖反应明显增加，MHC 分子表达减少，产生抗体的 B 细胞减少，而 CD5+ CD19+ B 细胞增加。尽管 EAMG 抵抗增加，在 AChR 免疫后 IL-5 敲除小鼠表现为完整的二次抗体和淋巴细胞增殖应答，而其 EAMG 抵抗可能与 AChR 的淋巴细胞应答减少、肌肉中 C3 水平降低有关。此外研究发现，IL-6 缺陷小鼠对 EAMG 抵抗。上述均表明 IL-5、IL-6、IL-10 等细胞因子能加重重症肌无力的症状。

（3）Th17 细胞：目前有学者发现，CD4+ Th 细胞亚型——Th17 细胞及其细胞因子 IL-17 在重肌症无力自身免疫和促进炎症反应中起重要作用。研究发现，用电鳗乙酰胆碱受体（tAChR）免疫 IL-12/IL-23 P40 亚基和 IFN-γ 双基因敲除 B6 小鼠，能诱导 EAMG 症状，其 AChR 抗体、CD4+T 细胞免疫应答与野生型小鼠相似，从这两种小鼠分离的 AChR 特异性 CD4+T 细胞在体外用 tAChR 刺激后分泌相似水平的 IL-17 提示，除 Th1 细胞外，Th17 细胞在重症肌无力免疫应答中有重要作用。还有研究发现，EAMG 次级淋巴器官中的自身反应性 Th17 细胞受 CD11b（+）

细胞（分泌 IL-6）调节，其通过 CC 族趋化因子（chemokine ligand 2，CCL2）发挥作用，在 IL-17 因子缺陷的小鼠研究中发现，诱导 EAMG 症状并不成功，这说明可能 AChR 反应性 Th17 细胞能够辅助 B 细胞产生抗体，引起神经肌肉接头传递功能异常，进一步出现肌无力的症状。

（4）调节性 T 细胞：研究发现，有一种细胞在维持外周耐受机制时表现出重要的作用，$CD4^+CD25^+Foxp3^+Treg$ 细胞是表达 CD25 和转录因子 Foxp3 的 $CD4^+T$ 细胞，又称为调节性 T 细胞（regulatory T cell，Treg 细胞）。$CD4^+CD25^+Treg$ 细胞能够下调 Th1 细胞因子，上调免疫抑制性细胞因子 IL-10 和 TGF-β。

研究发现，将 IL-2/ 抗 IL-2 单克隆抗体（monoclonal antibody，mAb）复合物注入 EAMG 小鼠扩增 $CD4^+CD25^+Treg$ 细胞，结果发现其能明显抑制自身反应性 AChR 特异性 T 细胞和 B 细胞应答，改善肌无力症状。

另外，EAMG 小鼠中 $CD4^+CD25^+$ T 细胞的功能发生了改变。研究发现，尽管在 EAMG 鼠和健康鼠的脾及淋巴结中 $CD4^+CD25^+$ T 细胞出现频率相似，但是体外试验已证实从正常小鼠脾中分离的 $CD4^+CD25^+$ 和 $CD4^+CD25^+$ T 细胞能抑制抗原诱导的 AChR 特异性 T 细胞增殖，而从 EAMG 鼠脾中分离的 $CD4^+CD25^+$ T 细胞却不能抑制 AChR 特异性 T 细胞增殖。此外，有学者发现，从 EAMG 鼠中分离的 $CD4^+CD25^+$ T 细胞表面 $Foxp3^+$ 表达减少，而 CTLA-4 表达增多，其提示 EAMG 小鼠免疫耐受被破坏。

已有研究表明，从小鼠分离的 $CD4^+CD25^+Treg$ 细胞能保护小鼠不产生 EAMG 症状，并抑制疾病进展，当 AChR 免疫动物预防性注射从正常小鼠体内分离出的 $CD4^+CD25^+$ T 细胞时，其能减轻 EAMG 症状，但如果在发病 4 周后注射 $CD4^+CD25^+$ T 细胞，却不能改善肌无力症状，这表明 $CD4^+CD25^+$ T 细胞能抑制 EAMG 早期发病，其可能与 T 细胞系（抗原识别、表位扩散和 T 细胞增殖）有关，但如果抗体介导的补体已攻击神经肌肉接头 AChR 时，注射 $CD4^+CD25^+$ T 细胞则不能改善 EAMG 症状。

3. $CD8^+$ T 细胞　重症肌无力患者体内可能含有不同数量的 $CD8^+$ T 细胞，这些细胞在重症肌无力和 EAMG 中发挥怎样的作用还尚未明确。对 EAMG 小鼠进行的 $CD8^+$ T 细胞检测和一系列相关研究发现如下可能性：①发现缺乏微球蛋白的小鼠，体内不含有 $CD8^+$ T 细胞，经过受体免疫诱导后发展成为 EAMG，而与含有 $CD8^+$ T 细胞的小鼠相比，其发病时间更早、发病概率更高、症状也较为严重；②$CD8^+$ T 细胞因子消耗或清除之后，小鼠对 EAMG 的易感性增加；③$CD8^+$ T 细胞基因缺陷的小鼠能够耐受 EAMG 的诱导。因此，我们得出的结论是，$CD8^+$ T 细胞在重症肌无力中可能具有调节性作用，极少表现为致病性作用。

4. NK 细胞和 NKT 细胞　CD1-d 限制性 NKT 细胞可能参与自身免疫耐受的维持过程。在 EAMG 和重症肌无力中，NKT 细胞和 Treg 细胞可能协同调节对 AChR 的免疫应答。通过人工合成的糖脂协同剂来激活 AChR 免疫接种的小鼠的 NKT 细胞，可以阻止 EAMG 病情的进展；这些治疗效果很可能也与糖脂分子能够刺激诱导 Treg 细胞数目增多及其调节功能增强有关。

NK 细胞也会影响 EAMG 和重症肌无力病情的进展。在小鼠中，NK 细胞是 EAMG 发生发展所必要的。NK 细胞分泌的 IFN-γ 能够增强 Th1 细胞的敏感性，并在 EAMG 中发挥"允许"作用。对于 NK 细胞和 Th1 细胞，IL-18 是一种重要的生长和分化因子，而当其与 IL-12 协同作用时，这种效应尤甚。有学者发现，IL-18 缺陷小鼠不能诱导出 EAMG，用药物阻断 IL-18 能够缓解 EAMG 的症状。研究发现，重症肌无力患者血清 IL-18 水平升高，而且全身型重症肌无力患者高于 OMG 患者，随着临床症状改善，IL-18 水平降低。这些均提示 IL-18 在重症肌无力和 EAMG 发病机制中有重要作用。

5. 树突状细胞 作为机体功能最强的专职抗原呈递细胞（APC），树突状细胞（dendritic cell，DC）的作用是有效地提取、加工处理，进一步呈递抗原。树突状细胞在启动环节、调控环节，以及维持免疫应答等关键环节中均发挥着重要作用。

研究表明，从健康大鼠中提取 DC，在体外应用 IFN-γ 和 TGF-β 处理后，于皮下注入 EAMG 鼠中，能有效抑制 EAMG 病情进展，而从 EAMG 鼠提取的 DC 应用 IL-10 处理后，经腹腔注入 EAMG 鼠体内同样能改善 EAMG 症状。

核因子 κB（NF-κB）是 DC 分化过程中重要的转录因子。给 EAMG B6 小鼠静脉注射 κB 基因后，其肌无力症状减轻，这可能与体内 T 细胞由 Th1/Th17 为主向 Th2 和调节性 T 细胞转变有关。另外，有学者发现在 EAMG 诱导前注射粒细胞 - 巨噬细胞集落刺激因子（granulocyte macrophage colony-stimulating factor，GM-CSF），EAMG 的发病率降低；而在 EAMG 诱导后注射，其能够缓解 EAMG 症状，这主要与抗 AChR IgG 减少及淋巴细胞对 AChR 应答被抑制有关。这提示，通过细胞因子调节 DC，并将该 DC 注入小鼠体内，机体能对 AChR 产生免疫耐受，这可能是治疗重症肌无力的有效方法。最近研究表明，在小鼠皮下注射经 IL-10 调节的 DC，EAMG 症状却没有改善，如何给予处理过的 DC 及其具体剂量有待进一步的开发和研究。

近年来研究表明，电压门控钾通道 KV1.4 在中枢神经系统中广泛表达，尤其是在轴突和突触前膜中。此外，它们也出现在神经肌肉接头处，也存在于心内膜中。在 10% ～ 20% 的重症肌无力患者中检测到 KV1.4 抗体，似乎与心肌中的电压门控钾通道发生交叉反应。这些抗体在重症肌无力中的致病作用尚不清楚。Toll 样受体（TLR）在重症肌无力导入中具有重要作用，然而重症肌无力是一种慢性自身免疫性疾病，即使在病原体被清除后，炎症状态仍然存在。有学者为了阐明固有免疫在重症肌无力发展过程中如何支持慢性炎症环境的机制，提出了互补抗原理论（CAT）。CAT 表明固有免疫通过产生炎症细胞因子来提供慢性炎症环境，从而驱动自身免疫的持续性。在 CAT 的基础上，只有当一种抗原模仿宿主的成分和它的互补抗原同时刺激固有免疫时，自身免疫性疾病才会发生。由于功能或结构补体，抗体诱导的抗体模仿每一个抗原，并将继续激活固有免疫产生更多的细胞因子，作为自身免疫性疾病发展中的一个正反馈循环。这与 EAMG 模型的诱导需要抗原或 AChR 结合的现象是一致的。TLR 的拮抗剂旨在阻断炎症反应和细胞因子诱导，已被评价为一些自身免疫性疾病的潜在治疗方法，也已被证明是良好的耐受性和有效的治疗。类风湿关节炎临床试验中，M5049 是一种 TLR7/8 拮抗剂，其在临床前实验中保护小鼠模型免受系统性红斑狼疮，在一项 I 期试验中被证明其对健康参与者是安全的，TLR7/ 的拮抗剂 IMO-3100 显示出对自身免疫性疾病的治疗潜力，在 II a 期试验中，它具有良好的耐受性，且能缓解银屑病患者的皮肤炎症。综上所述，TLR 拮抗剂与类风湿关节炎、系统性红斑狼疮、银屑病具有相似的病理生理活性，提示 TLR 拮抗剂有可能应用于重症肌无力患者治疗的通常通路。近年来，补体抑制剂靶向治疗的有效性和安全性已被评估用于治疗难治性重症肌无力患者。

（五）胸腺、肌细胞在重症肌无力发病过程中的作用

1. 胸腺　AChR 重症肌无力患者经常有胸腺异常，如胸腺增生（这经常与疾病的早期发作有关）或胸腺瘤。认为胸腺在发病中起作用。这些患者对切除胸腺手术的反应良好。MuSK 重症肌无力患者没有显示胸腺异常，胸腺切除术似乎没有临床益处。MuSK 重症肌无力患者也更容易出现更频繁的肌无力危象（高达 40%）。LRP4 重症肌无力患者主要是女性（女性与男性的比例为 2.5∶1），通常有全身轻度肌肉无力，除非出现额外的 MuSK 或 AChR 抗体。胸腺在 LRP4 重症肌无力中的作用尚不清楚；流行病学研究表明偶尔存在胸腺增生。一项对 4 例 LRP4 重症肌无力患者胸腺的初步研究显示没有胸腺异常，但其中 2 例患者的积极临床反应仍然表明胸腺切除的潜在好处。

胸腺是 T 细胞成熟和分化的重要场所，胸腺对 AChR 免疫的破坏是激活和驱动重症肌无力自身免疫反应的重要因素，正常情况下胸腺发育时 T 细胞会形成对自身抗原的耐受性，以免机体发生自身免疫反应。若胸腺结构和功能异常，或者胸腺中 AChR 结构出现变异等，均可能引起 AChR 自身免疫调节功能破坏，对自身抗原的免疫耐受出现障碍，激活重症肌无力免疫反应的异常，出现自身免疫反应，最终导致神经肌肉接头的病理变化。

重症肌无力患者胸腺富含 AChR 特异性 CD4$^+$ Th 细胞，其激活周围淋巴器官、骨髓及胸腺中的浆细胞，使其产生 AChR IgG 抗体。AChR 抗体的来源并非只来自于胸腺，因为在胸腺切除后，重症肌无力患者体内仍持续存在 AChR 抗体，其可能通过 AChR 特异性 Th 细胞刺激外周淋巴细胞产生 AChR 抗体。

重症肌无力患者胸腺淋巴滤泡增生发生的抗 AChR 反应可能直接针对一种或多种胸腺合成的蛋白，其类似于肌肉型 AChR。正常胸腺和重症肌无力胸腺表达的蛋白可以和抗肌肉型 AChR 抗体发生交叉反应并结合于 α 银环蛇毒，这属于肌肉型 AChR 的特殊配体，人类胸腺 AChR 亚单位的表达相对于肌肉而言，并没有被严格地调控；人类胸腺可能表达含有不同亚单位构成和抗原结构的 AChR 样蛋白，或者说，至少这种表达呈间歇性。不同抗原结构的肌肉型 AChR 或者 AChR 样蛋白是否与正常的胸腺表达得一样，这些尚未可知。有胸腺瘤的重症肌无力患者，可能有特殊的临床表现和免疫特点，其免疫反应不同可能与这些特征相对应。胸腺 AChR 或 AChR 样蛋白可能触发重症肌无力抗 AChR 反应最初的自身抗原。

2. 肌样细胞　在正常和增生的胸腺中均含有肌样细胞，它们类似横纹肌，并且载有 AChR。胸腺组织中发现了 α 亚单位 mRNA 或者骨骼肌 AChR 的表达，由此推测在某些特定的遗传个体中，由于某种病毒感染后，肌样细胞 AChR 构型改变，其分子结构与 NMJ 突触后膜上 AChR 结构相似，刺激产生 AChR 抗体。研究表明，如胸腺细胞、上皮细胞、肌样细胞及胸腺基质细胞等均存在 AChR mRNA 的表达；胸腺 B 细胞产生的 AChR 抗体进入到体循环，到达神经肌肉接头突触后膜与 AChR 产生免疫反应。

不同的胸腺细胞亚型表达的 AChR 不同，肌样细胞和上皮细胞具有 AChR 抗原来源的特点，胸腺的细胞亚型也并非都能够表达 AChR 样蛋白，重症肌无力患者自身免疫性 CD4$^+$ T 细胞可以使胸腺内的肌样细胞激活，在正常人和重症肌无力的患者的胸腺中都可以表达 AChR 样蛋白，而且这些能够表达出来的 AChR 和人类胸腺细胞组分的潜在异质性，对于胸腺 AChR 亚单位表达研究结果的不一致性具有很好的解释作用。和正常胸腺相比，伴有胸腺增

生的重症肌无力患者体内的 IFN 调节基因表达过度，表现为 Th1 细胞因子分泌的 TGF-α 和 IFN-γ 上调胸腺上皮细胞及肌样细胞 AChR 的表达，所以 Th1 细胞因子通过影响胸腺 AChR 的表达而导致重症肌无力发病。重症肌无力患者胸腺过度表达还包括 MHC Ⅱ 类分子呈递途径的蛋白酶 a 因素。以上因素都与胸腺对自身反应性抗 AChR CD4+T 细胞增殖有密切关联。

（六）重症肌无力中自身免疫的作用机制

由于产生抗体的细胞是治疗的关键靶点，因此识别自身抗体来源至关重要。抗体是由抗原特异性 B 细胞亚群产生的，即短命的浆细胞和长寿的浆细胞。B 细胞也需要 T 细胞的帮助来激活，因此重症肌无力也被归类为 B 细胞介导的、T 细胞依赖的自身免疫性疾病。然而，目前我们对重症肌无力的细胞免疫学的了解仍然不完全。每个 B 细胞都经过重组，随机产生一种 B 细胞受体（BCR）抗体，产生多达 1011 个独特的 B 细胞克隆，其中一些可以识别自身抗原并可能引起自身免疫。因此，在成熟过程中，B 细胞在骨髓中的两个"耐受检查点"对自身抗原进行负性选择，通过克隆缺失、诱导能量或受体编辑等方式清除多反应性和自反应性 B 细胞。在少数患者中发现重症肌无力的 BCR 库被干扰，这表明异常的 B 细胞受体编辑可能有助于自体反应性 B 细胞的形成。此外，研究表明，在重症肌无力患者中，阴性选择的缺陷导致自体反应性 B 细胞从检查点对照中逃逸。根据这一观察，重症肌无力患者进一步发展为自身免疫性疾病（多重自身免疫性）的风险较高。与此同时，患者 B10 细胞数量也减少，B10 细胞是调节性 B 细胞（Breg 细胞）的一个子集。

然而，B 细胞依赖于识别相同抗原的 T 细胞的激活，而自体反应性 T 细胞的阴性选择被认为是一个更严格的过程，胸腺中的 T 细胞，特别是胸腺髓质中的 T 细胞要经历对自身抗原的阴性选择。在这里，自身免疫调节因子（AIRE）转录因子的表达本身受雌激素调控，诱导基质细胞［如髓性胸腺上皮细胞（mTEC）］中组织限制性自身抗原的异位表达。然后，这些抗原由 mTEC 直接呈递，或在抗原呈递细胞将抗原"移交"给发育中的 T 细胞后呈递。当 T 细胞通过 T 细胞受体与自身抗原紧密结合后，T 细胞通过克隆缺失、诱导无能或转化为具有免疫调节和抗炎功能的调节性 T 细胞，并从细胞库中移除。学者认为，滤泡增生或胸腺瘤等胸腺异常导致中枢耐受机制缺陷和 AChR 特异性 T 细胞逃逸，包括：① mTEC 中 AIRE 表达的缺陷；②雌激素下调 AIRE 转录，这可能解释了女性的优势；③胸腺瘤缺乏胸腺髓质和参与阴性选择的细胞；④增生性或肿瘤性 mTEC 表现为自身抗原或下调 MHC Ⅱ 表达；⑤促炎性细胞因子表达异常。这些机制可能有助于 AChR 特异性 Th 细胞（CD4+ 细胞）从耐受中逃逸，然后激活 AChR 特异性 B 细胞产生自身抗体。

胸腺肌样细胞表达肌肉抗原，其中包括完整的 AChR。抗体和补体攻击胸腺肌样细胞可能导致抗原 - 抗体复合物的形成，刺激抗原呈递细胞，导致胸腺中形成异位生发中心。EOMG 胸腺中的异位生发中心促进抗原驱动的亲和成熟，并分化为自体反应性记忆性 B 细胞和浆细胞。重症肌无力增生患者胸腺中的 B 细胞表现为记忆性 B 细胞和潜在的与自身免疫相关的自体反应性 B 细胞增加。重症肌无力胸腺中的 B 细胞被激活，可克隆扩增，而且与健康对照胸腺中的 B 细胞相比，B 细胞的表型也更不同。胸腺异位生发中心含有 AChR 特异性的长寿命浆细胞，这些浆细胞可在体外自发产生高水平的 AChR 抗体。AChR 重症肌无力患者血液中浆母细胞水平也升高，但未检测这些细胞是否产生肌无力抗体。LRP4 重症肌无力患者的胸腺细胞也产生高水平的 IgG，但无法检测到 LRP4 特异性抗体。AChR 特异性 Th 细胞在重症肌无力中很重要，可诱导产生致病性 AChR 抗体。胸腺功能的改变导致自身反应性 CD4$^+$ 和 CD8$^+$ T 细胞的释放增加，并导致 T 细胞亚群平衡的改变。在生发中心中发挥 B 细胞选择和存活作用的滤泡辅助性 T 细胞数量增加。Th17 细胞在自身免疫的炎症和组织损伤中发挥作用，也可能在重症肌无力中发挥作用。此外，重症肌无力患者的 Th1/Th17 细胞增多，细胞因子平衡发生变化，Th1/Th17 细胞因子水平升高，IL-10 水平降低。Treg 细胞是维持外周自我耐受的关键因素。在重症肌无力中，Treg 功能受损在体外不能抑制 T 细胞活化或细胞数量减少。

二、遗传因素

近几年的研究显示，在重症肌无力的发病机制中，遗传因素也参与相关作用，重症肌无力家族性致病风险显著高于普通人群，发现定位于 17 号染色体短臂 13 位点（17p13）上的一种致病基因，有学者认为重症肌无力属于常染色体隐性遗传，是人们目前认识到的一种家族性婴儿型重症肌无力，乙酰胆碱释放的蛋白或许与该基因产物有关联性。研究中还发现双生子中，单卵双生共同患重症肌无力的概率比双卵双生的概率明显增高。这均表明自身免疫相关性疾病的发病与遗传因素具有相关性。

在重症肌无力的遗传因素相关研究中发现，人类白细胞抗原（HLA）复合物起到主要遗传决定因素的作用。有研究发现 HLA-I 型等位基因与中国人（Bw46）和黑种人（B8）具有相关性；B8 与 HLA-DR3 等位基因与伴有胸腺增生的早发型重症肌无力可能呈正态关联；DR9 型等位基因则考虑同轻型或眼肌型重症肌无力患者有关；在对中国重症肌无力患者的研究中发现，与 HLA-II 型等位基因具有相关性的基因包括以下 3 个，即 HLA-DRB1 0901、HLA-DRB1 1301、HLA-DRB1 0401。还有学者发现，MuSK 抗体阳性的重症肌无力患者与 DR14-DQ5 有关系，而 MuSK 抗体在某些人种中阳性率极低，如中国、荷兰等，由此也分析推测重症肌无力发病的某些基因型也可能与环境有密切关系。中国北方家族性眼肌型重症肌无力患者中，*DQB1* *0501 这一基因具有明确的基因易感性。在针对抗肌联蛋白抗体阳性的重症肌无力患者研究中发现，DR7 出现的概率增高，DR3 则减少，由此分析得出 DR3 和 DR7 的致病性在重症肌无力患者中是相反的。还有许多研究得出的结论是，家族性与散发性的重症肌无力的免疫遗传机制可能并不相同，有待进一步的探讨和研究。

（一）候选基因

1. HLA 复合物　自身免疫性重症肌无力和其他自身免疫性疾病相关，Kerzin-Storrar 等研究了 44 例重症肌无力患者，发现 30% 的患者有自身免疫性疾病的阳性家族史。这一发现提示该疾病不仅存在遗传因素，同时可能是由于重症肌无力患者及其家族成员发展为自身免疫性疾病的整体易感性增加。于是研究者开始考虑 HLA 复合物是否是自身免疫性疾病易感性发展的一个重要因素。HLA 复合物基因产物与自体、异体间的识别相关。HLA 复合物分为 I 类、II 类和 III 类。I 类和 II 类的基因产物是可以将抗原表位呈递给淋巴细胞的膜结合分子。I 类基因产物几乎表达于所有有核细胞，而 II 类基因产物表达于抗原呈递细胞（巨噬细胞、树突状细胞和 B 细胞）。III 类基因编码和免疫过程相关的蛋白包括补体因子、热激蛋白、肿瘤坏死因子和淋巴细胞毒素。研究表明，重症患者的遗传易感性与不同的人类白细胞抗原相关。人类白细胞抗原与患者性别、发病年龄和胸腺组织的相关性存在较大波动，而且在白种人和亚洲人之间存在差异。重症肌无力的一个重要特征是具有与不同种族中不同HLA抗原的相关性。

最初一些研究已经提出，与总人口相比，重症肌无力患者的HLA-B8和DR3等位基因是增加的。这一人类白细胞抗原模式具有特定的临床特征，包括女性易感性、早期发病和胸腺增生。HLA A1-B8-DR3-DQ2单体型也被称为AH8.1，与白种人早发型重症肌无力相关，而迟发型重症肌无力则与多种其他HLA标志物相关。MuSK阳性重症肌无力患者似乎与HLA-DR和DQ5等位基因有关。现已证明，8.1单体型的免疫效应及与其他免疫性疾病，如系统性红斑狼疮（SLE）和乳糜泻的相关性，这说明8.1单体型和自身免疫性疾病的易感性相关，表明自身免疫性疾病具有共同的遗传背景。DQ9和HLA-DRB1*09单体型与亚洲的重症肌无力患者相关。尽管不同种族背景的重症肌无力患者具有不同的人类白细胞抗原单倍型，但在某些重症肌无力亚型中几乎普遍存在几个位点（如HLA- b*08和HLA- dqa1）。人类白细胞抗原图谱的相似性符合全球人类迁移的轨迹，在这一过程中，具有相同种族背景的人具有共同的祖先单倍型。需要特别注意的是，8.1单体型中有命名为MYS的1.2Mb基因，其与重症肌无力及胸腺增生相关。该区域也与类风湿关节炎相关，而类风湿关节炎常和肌无力相伴出现。这一区域的潜在基因产物包括TNF/淋巴毒素。这些蛋白在生发中心的产生中发挥着作用。其他可能的基因包括IkB-L，其和类风湿关节炎相关。早发型重症肌无力与HLA- A1、B8、DR3等位基因有关，在年轻女性中更为常见，而迟发型重症肌无力主要发生于与HLA- A3，B7、DR2等位基因有关的男性。一些等位基因被认为对重症肌无力患者具有保护作用。

2. 作为自身抗原的AChR及其他HLA基因　由于自身免疫性重症肌无力的确切抗原尚不清楚，人们可能会问是什么使AChR自身具有免疫原性呢？值得注意的是α亚单位，因为大部分自身抗体都是直接针对它的。其不仅是抗体的结合区域，还可以和乙酰胆碱直接结合，这使得编码α亚单位的基因HRNA1成为影响肌无力遗传易感性的一个很好的候选基因。通过联动平衡失调分析特定的等位基因变异，HB*4位于CHRNA1基因的首个内含子内，其与重症肌无力最为相关。但是，目前CHRNA-HB*14的重症肌无力的致病机制尚不清楚。

CHRNA-HB*14和重症肌无力的相关性需要做进一步的分析，需要明确特定的HLA Ⅱ类基因产物是否和自身抗原提呈相关。已经阐明HLA DQAl*0101基因和HB*14位点存在相关性。除这两个位点外，还存在第三个位点即8.1祖先单体型，已证明其对该相关性具有附加效应。这些发现已引起三基因模式。在这一模式中，AChR区的HB*14通过HLA Ⅱ类DQAl*0101基因产物呈递给免疫细胞，8.1单体型则导致非抗原特异性的免疫失调。

3. 其他候选基因　细胞毒性T细胞相关抗原4表达于$CD4^+$和$CD8^+$T细胞，在免疫系统中其作用是下调T细胞功能。CTLA-4敲除鼠和自发的自身免疫性疾病相关，这使研究者开始关注CTLA-4在人类疾病中发挥的作用，关联研究显示CTLA-4 3'UTR重复序列和Ⅰ型自身免疫性糖尿病相关，从而提出在其他自身免疫性疾病中CTLA-4可能是自身免疫普遍上升的一个原因，但至今尚未表明该基因和自身免疫性重症肌无力高度相关。

免疫系统内已经有多个其他基因被认为是引起重症肌无力遗传方面病因的可能候选基因。自身免疫性重症肌无力的可能遗传病因仍需做进一步的研究，随着更多先进的基因分型方法的发展，我们能更好地把握自身免疫性重症肌无力的遗传病因。对重症肌无力遗传学的深入理解能为患者带来更新和更好的治疗，甚至能为人们提供有关的预防措施。

（二）重症肌无力与非编码 RNA

重症肌无力是一种多因子遗传的自身免疫性疾病。表观遗传学因素，如调节性非编码 RNA 已被发现影响这种疾病的发病机制，可能与环境和遗传因素有关。lncRNA 可以影响免疫细胞表型，调节 Th17 和 Treg 细胞之间的平衡，调节促炎性细胞因子的表达。微小 RNA （miRNA）是一类进化上保守的内源性单链非编码小 RNA 分子，长度约为 22 个核苷酸，其本身不编码蛋白质，但可通过靶基因特异性结合导致 mRNA 降解或翻译抑制，调控基因表达。与 lncRNA 相比，miRNA 在重症肌无力背景下的研究更多。许多 lncRNA 已被发现参与了重症肌无力的发病过程，它们作为 miRNA 的 ceRNA，进一步突出了 miRNA 在重症肌无力中的影响。参与重症肌无力发病机制的 lncRNA/miRNA/mRNA 轴的例子有 SNHG16/let-7c-5p/IL-10 和 MALAT-1/miR-338-3p/MSL2。此外，高通量研究在重症肌无力中建立了一些转录因子 /lncRNA/ 靶基因网络，增加了非编码 RNA 在重症肌无力中功能调控的复杂性。

一些 lncRNA 和 miRNA 集中在 NF-κB 和 TNF 信号通路上影响重症肌无力的发病。此外，这些转录本的表达谱在免疫调节治疗，特别是在皮质类固醇的反应中发生了改变。许多 miRNA 在不同类型的重症肌无力之间有差异表达，特别在那些合并或不合并胸腺瘤中差异明显。此外，一些非编码 RNA 如 miR-106a-5p、miR-23b、miR-27a-3p、IFNG-AS1 的表达谱与疾病严重程度和 QMG 评分相关，提示它们参与了重症肌无力的病理过程。

非编码 RNA，特别是 miRNA，有潜力被用作预测重症肌无力患者对处方药物反应的标志物，并以此对患者进行分层，以设计针对患者的治疗方案。此外，在重症肌无力的不同阶段，这些转录本的表达可能不同，增强了这些转录本作为疾病状态分化的生物标志物的可能。尽管在这一领域进行了广泛的研究，但尚不清楚这些转录本的表达谱是如何影响疾病的进程或定义肌肉群的。由于遗传因素参与重症肌无力发病机制的复杂性，需要高通量的研究来找到作用于 lncRNA 和 miRNA 上下游的因子。这种类型的研究将揭示新的转录因子 /lncRNA/miRNA/mRNA 轴在重症肌无力的病理生理学中可能发挥的作用。这些分子轴可能成为重症肌无力的治疗靶点。此外，系统生物学方法有可能发现治疗重症肌无力的新药物。miRNA 对药物反应的影响已经通过系统生物学和实验研究提出，增强了这些转录本作为治疗干预的靶点。总之，miRNA 和 lncRNA 参与了重症肌无力的病理、病程和免疫抑制治疗的反应。因此，这些转录本可以作为预测这些方面的标记。

作为一种自身免疫性疾病，重症肌无力与 miRNA 和 lncRNA 的失调相关。然而，这些转录本在重症肌无力中的治疗意义尚不清楚。非编码 RNA 在重症肌无力中的生物标志物作用已被研究。尽管如此，目前还没有明确的证据表明这些转录本的表达谱是否可以决定疾病的进程或某些肌肉组的参与。未来的高通量测序实验应该会揭示重症肌无力不同阶段非编码 RNA 的差异表达。

此外，除免疫因素和遗传因素外，其他因素也可能导致发病，包括病毒感染、环境因素（如压力、维生素 D 水平）、促炎性细胞因子、趋化因子、Toll 样受体的异常表达等。

（张荟雪）

第五章

重症肌无力的流行病学、自然史及危险因素

一、流行病学

流行病学是一门研究特定人群的疾病和健康状况的分布情况及其决定因素的科学，并且可以研究如何进行疾病的治疗和预防，探讨疾病的发病病因，阐释其流行的规律，进而制订预防、控制疾病的策略和措施，促进健康，延长人类寿命。流行病学研究需要持续几年，甚至几十年，随着时间推移，对疾病趋势进行描述，可以辨别疾病自然史的改变。然而，研究疾病的自然史对疾病研究与评价预后有着重要的意义。新的诊断方法、公共教育和新的治疗模式干预的影响也会出现。因此，流行病学仍然是理解疾病病理生理及其相关治疗的重要工具。

重症肌无力是一种罕见的神经肌肉接头功能障碍的自身免疫性疾病。据估计，大多数神经学家和医生可能在 3～4 年会遇到一例重症肌无力患者。基于现行的标准，重症肌无力相对稀少，使其成为"孤儿"疾病。由于病例不均匀分布和数据收集困难，很难描述清楚重症肌无力的流行病学模式。在最近几十年，已经观察到重症肌无力患者的数量正在增长，尤其在过去的 20 年里增长了 1 倍多。更好的诊断、治疗使人长寿，也使得重症肌无力在老年人中的发病率升高。同时，还应进一步探索重症肌无力的环境因素和遗传因素。

大多数研究中的重症肌无力流行病学特征是一致的，但是一些谜题尚未解释。其中一个谜题是发病率的双峰年龄分布，即两个高峰：以青年发病为主的早发型重症肌无力（主要是女性）和以老年发病为主的晚发型重症肌无力（主要是男性）。另一个谜题是不同民族之间存在流行病学差异。本章的目的是整合现有的流行病学数据。

（一）常用流行病学术语

为了理解重症肌无力的流行病学，在此将定义几个专业术语。大部分数据将会被表述为人口率或者人口分数，尤其是表述为 10 万或者 100 万为人口基数内的发病数量。最常使用的率是发病率（incidence rate）、患病率（prevalence）、病死率（case fatality rate）和死亡率（mortality rate）。发病率是指一定期间内，一定范围人群中某病新发生病例出现的频率。发病率最常用的表达方式是某年该病的新病例数，或者每年的发病率。患病率是指某特定时间内总人口中某病新旧病例所占的比例。患病率可分为期间患病率和时点患病率。时点患病率通常不超过 1 个月，期间患病率指的是特定的一段时间，通常为几个月。死亡率表示一定期间内，某人群中总死亡人数在该人群中所占的比例，是测量人群死亡危险的最常用指标。死亡率和发病率类似，不同之处在于其所定义的受影响个体的死亡数不受特定时间的限制，其最常见的表述为年均死亡率。

重症肌无力是一种罕见的神经系统疾病，小儿重症肌无力更加不常见。近 50 年，重症肌无力一直是流行病学研究的重要课题，其中，大部分的研究是在北美和欧洲人群中展开的。1934 年以前，重症肌无力的患病率估计为 1/20 万，自 1934 年抗胆碱酯酶药物治疗引入后该病患病率上升至 0.5/ 万，在 1969 年检测到血清中抗乙酰胆碱受体抗体后该病患病率上升至 1/1.7 万。在过去的几十年里，随着时间的推移，重症肌无力的发病率和患病率稳步上升，来自几个地理区域和多样化的种族的数据均支持此论点。目前多认为重症肌无力患病率的增长归因于诊断准确性的提高、治疗有效性的进步，以及人均寿命的延长和环境因素的影响等。临床医师可能会注意到疾病的自然史在老年患者中是不同的，由此也再次质疑重症肌无力是几个不同的疾病的总称。

根据截至 2007 年的 35 项研究，重症肌无力的发病率为（1.7 ～ 21.3）/100 万，全球年发病率为 5.3/100 万。1976 年以后的合并发病率约为 1976 年以前的 2 倍，分别为 6.5/100 万和 3.2/100 万。至 2019 年增加了 29 篇研究，年发病率为（0.15 ～ 61.33）/100 万。乙酰胆碱受体抗体阳性重症肌无力的全球年发病率为（4 ～ 18）/100 万。据估计，荷兰 MuSK 重症肌无力的年发病率为 0.1/100 万，希腊为 0.32/100 万。重症肌无力发病率的数据随着时间的推移和不同的地理区域而有所不同，但是对于是否存在真正的地理差异仍然存在争议，这可能指向该疾病的病因，或者可能是由于统计方法学的偏倚。大多数关于罕见和异质疾病的流行病学研究存在局限性，发病率的差异是由于方法学偏移，如研究人群少、纳入标准和数据来源不同、诊断标准不同，而且各种数据往往无法相比较。包括全体人口在内的全国性数据库可以为流行病学研究提供可靠的基础，但大多数国家都没有这种数据库。随着研究时间的推移和质量的提高，这种偏倚有望消失，从而可能揭示真实的地理趋势。根据地理位置的不同，重症肌无力的年发病率为（1.5 ～ 17.9）/100 万，患病率为（2.19 ～ 36.71）/10 万。在欧洲的研究中，年发病率为（4.1 ～ 30）/100 万，在北美和日本的研究中，年发病率较低，为（3 ～ 9.1）/100 万。据估计，在欧洲有 56 000 ～ 123 000 例患者，而在美国，有 60 000 例患者。中国的一项大型研究报道，年发病率和患病率较低，分别为（0.155 ～ 0.366）/100 万和（2.19 ～ 11.07）/10 万。韩国的两项基于人口的研究显示，2010 年的患病率为（9.67 ～ 10.42）/10 万，2014 年上升至 12.99/10 万。根据初步数据，重症肌无力在哈萨克斯坦的患病率为（0.5 ～ 5.0）/10 万。另外，一项使用医院健康维护组织记录的小型研究估计阿根廷人口重症肌无力的年发病率为 38.8/100 万。

自 20 世纪初以来，在乙酰胆碱酯酶抑制剂、免疫抑制剂、静脉注射免疫球蛋白的使用和高级呼吸系统护理普及后，重症肌无力的死亡率显著下降。然而，目前该疾病的死亡率仍为 5% ～ 9%，根据 2000 ～ 2005 年的美国全国住院患者样本数据库，估计总住院死亡率为 2.2%，肌无力危象患者的死亡率为 4.7%。其中，重症肌无力最重要的死亡预测因素分别是患者的年龄和是否存在呼吸衰竭。男性的死亡率（14%）略高于女性（11%）。重症肌无力患者的潜在或直接导致死亡的原因是呼吸道疾病，如肺炎和流感。重症肌无力患者心脑血管疾病及恶性疾病的发生率较低。与 1934 年相比，当时诊断为重症肌无力的患者很少是一般状态较差的患者，但仍有 70% 的患者在两年内死于呼吸衰竭或肺炎。

（二）年龄和性别差异

重症肌无力在各个年龄阶段均可发病，但在青年女性和老年男性群体中较为多见，因此，它被认为是青年女性和老年男性的疾病。报道的最小发病年龄为 1 岁，最大发病年龄为 98 岁。在过去的 30 年里，迟发型重症肌无力在欧美国家和亚洲国家不断增加。起病年龄在 50 岁及以上的重症肌无力患者的发病率增加了 1.5 倍，而起病年龄在 65 岁及以上的发病率则增加了 2.3 倍。这一增长可能是由于目前对重症肌无力认识的提高和诊断的改进。这也可能与老年人有独特的免疫背景或环境因素有关。

女性重症肌无力最常见的发病年龄为 20 ～ 39 岁，而男性最常见的发病年龄为 50 ～ 70 岁。女性发病年龄曲线始终呈双峰型，有一个早发峰和一个晚发峰，高峰分别发生于 30 岁和 50 岁左右，而男性发病率随着年龄的增长稳步增加，往往只有一个晚发峰，在 60 ～ 89 岁时发病率最高。而女性更易在 40 岁之前发病，早发型重症肌无力的男女比例为 1 ∶ 3。在 50 岁后，女性和男性的受影响程度相等，而男性受影响的比例较高，男女比例为 3 ∶ 2。约 10% 的病例是儿童，发病年龄在 18 岁之前。

重症肌无力在性别上的分布原因多年来一直困扰着研究人员。鉴于免疫系统是性别二态性的主体，性别是自身免疫性疾病发生的决定性流行病学危险因素，包括重症肌无力在内的许多自身免疫性疾病，女性比男性更普遍。这些观察结果提出了性激素可能作为媒介导致了自身免疫的性别差异的假设。获得性重症肌无力可在妊娠期首次发病，妊娠对重症肌无力有不同的影响：41% 的患者病情加重，29% 的患者病情缓解，30% 的患者病情无变化。此外，女性经常描述月经前症状恶化，这可能由于此时黄体酮水平降低。雌激素受体在胸腺上皮细胞和胸腺细胞上表达，在生育期，胸腺增生可以影响女性患者。有研究表明，重症肌无力患者外周血中单核细胞的胸腺细胞和 T 细胞中的雌激素受体表达增加。另外，重症肌无力患者的 B 细胞也可能表现出增强的细胞反应及对雌激素的反应异常。雄激素同时抑制 T 细胞和 B 细胞的免疫反应，抑制重症肌无力发病，起到保护作用。男性的单峰分布可能与年龄增长睾酮水平下降有关，然而，有学者也提出这也可能仅仅是巧合而已。

总而言之，重症肌无力的发病率逐年上升，患病人数不断增多，且随着社会人口老龄化的加剧，将会有更多的高龄重症肌无力患者，并且有更多的合并症，给临床治疗带来新的挑战。

（三）种族差异

重症肌无力在各人种中均可发病，但不同种族或民族背景中重症肌无力的表现、表型和病理生理过程却不尽相同。例如，非洲人的发病率更高，白种人的发病年龄高于非白种人。此外，与白种人相比，女性患者在西班牙裔、亚裔和非裔美国人中更为普遍。在南非的一项回顾性研究中，黑种人患者比白种人患者更容易出现难治性眼肌麻痹和上睑下垂，而白种人患者更容易出现难治性全身型重症肌无力。在另一组研究中显示，白种人的眼肌型重症肌无力发病年龄比非白种人高 17 岁。美国的一项研究表明，与白种人相比，非裔美国人的重症肌无力发病更早，且具有更严重的表型。在这项研究中，血清乙酰胆碱受体抗体阴性的非裔美国人的 MuSK 血清阳性比例比白种人更高（50% vs 17%）。另外，与白种人和非洲人相比，亚洲重症肌无力患者 MuSK 抗体阳性率更高。研究表明，MuSK 血清阳性重症肌无力在近赤道的纬度地区的人群中更加普遍。

一项针对重症肌无力住院患者的研究表明，相比白种人女性、白种人男性和非裔美国男性的重症肌无力发病率［（0.007～0.009）/1000人·年］，非裔美国女性的发病率更高（0.01/1000人·年），可能是因为黑种人更容易患自身免疫性疾病。在南非进行的一项多种族研究表明，在黑种人男性和女性中有较高的眼肌型重症肌无力发病率，而白种人女性则表现出较高的全身型重症肌无力发病率，全身型重症肌无力对治疗反应不良，并且可能会反复出现肌无力危象。

有研究显示，亚洲人群的早发型重症肌无力病例更多，大多数是眼肌型重症肌无力。青少年特别是婴儿眼肌型重症无力（0～4岁）在亚洲人群也比较常见，比例高达30%。这种流行病学的特殊性可能与HLA-Bw46和DR9有关。在亚洲人群中，只有50%的青少年发病的重症肌无力呈抗乙酰胆碱受体阳性。在日本的一项流行病学研究中，婴儿发病组中80.6%的患儿出现眼肌型重症肌无力，而欧洲和北美洲的这一比例为14%～30%。在中国人群中也有类似高频率的青少年眼肌型重症肌无力发病率。在日本、印度和中国的重症肌无力患者中，晚发型重症肌无力相对较少。与白种人重症肌无力患者相比，亚洲人群的MuSK阳性重症肌无力发病率更高。

一项德系犹太人和非德系犹太人队列的民族流行病学特征的研究表明，由于起源的不同，德系犹太人起源于欧洲，而非德系犹太人则起源于中东和北非地区，因此他们有着不同的血统。结果显示，在德系犹太人群中，眼肌型重症肌无力的发病率更高。

对迁移人口的研究有助于探索多因素疾病的遗传因素和环境因素。一项在挪威和荷兰进行的研究比较了移民和本地人重症肌无力的流行病学特征。研究表明，与其他种族相比，亚洲移民患MuSK阳性重症肌无力和合并胸腺瘤的重症肌无力的概率更高，这可能与这些患者携带的移民之前的遗传因素或生活方式有关。

（四）COVID-19与重症肌无力

有几项研究报道了COVID-19患者出现新发重症肌无力，对此解释为这些病例可能是亚临床重症肌无力或轻微症状的患者，其症状在感染SARS-CoV-2后暴露出来。感染SARS-CoV-2可以诱发急性重症肌无力加重，此外，SARS-CoV-2感染的患者接受的药物治疗可能会导致重症肌无力加重。在大流行早期，人们认为阿奇霉素或羟氯喹可能对SARS-CoV-2有效，从而经常使用这种药物。一项来自国际医师报告注册的中期分析发现，91例合并SARS-CoV-2感染的重症肌无力患者中有36例（40%）经历了重症肌无力恶化，需要抢救治疗。大多数重症肌无力患者接受免疫球蛋白和（或）糖皮质激素治疗。24%的患者死亡，43%的患者完全康复和（或）出院回家。正在进行的调查正在研究SARS-CoV-2感染对神经肌肉接头疾病的影响，主要是重症肌无力。重症肌无力患者存在感染导致疾病恶化的风险，且经常接受免疫抑制治疗（IST），这引起了人们对重症肌无力患者SARS-CoV-2感染风险和有效免疫应答能力的担忧。目前研究正在调查以下内容：①重症肌无力患者的SARS-CoV-2感染发病率；②与普通人群相比，重症肌无力患者感染SARS-CoV-2的结局；③免疫抑制治疗对感染SARS-CoV-2后结局的影响。目前尚不清楚重症肌无力患者中SARS-CoV-2感染的真实发生率，但美国一项大型数据库研究发现，截至2020年12月，40 392例重症肌无力患者中有380例

（0.94%）被诊断为 SARS-CoV-2 感染。同样，法国的一项数据库研究发现，重症肌无力患者中有症状的 SARS-SoV-2 感染的累积发病率为 0.96%（3558 例患者中有 34 例），住院率为 27%～ 69%，10%～ 26% 的患者需要 ICU 治疗，死亡率为 7%～ 24%。报道的发病率可能被低估，而住院率、ICU 住院率和死亡率可能被高估，因为无症状感染（估计为 5%～ 32%）或轻度症状感染可能未被诊断或在登记中未被报告。然而，另一项研究发现，与普通人群相比，重症肌无力患者感染 SARS-SoV-2 后的住院风险更高（OR =3），ICU 住院率更高（OR=5.2），插管率更高（OR=4.6）和死亡率更高（OR=4.3），即使与年龄和性别相匹配的对照组相比，这种风险的升高仍然存在。

（五）重症肌无力流行病学的目前趋势

在目前的重症肌无力流行病学研究中，一些趋势较为突出。最为重要的趋势是自 1950 年重症肌无力的患病率在逐步增加。对于这一趋势的解释是该患病率的增加可能与该病诊断的提高、对该病认识的提高有关。如果这是唯一的理由，我们可以想象在相同时期内发病率的增加应该与患病率相平行，但事实上，发病率增加的同时，患病率的增加更为显著。另外，随着治疗手段的不断更新，可能会延长寿命而增加患病率，但是对所报道的死亡率进行的回归分析表明，随着时间的推移，死亡率几乎不发生改变。重症肌无力患者现有的数据表明超过 45 岁后其死亡率大概是相同的。重症肌无力患者可以很长寿，大多数医生认为重症肌无力通常不是引起死亡的原因。目前认为，重症肌无力患者患病率的增加可能是由于几个因素综合影响的结果，包括诊断的改善、寿命的延长及高危人群的增加。

另一种重要的趋势是在过去 20 年，重症肌无力患者的平均寿命在逐步上升。对于这一趋势的解释如下：首先，重症肌无力患者的生存率提高，因为随着更多肌无力患者年龄的增长，患者的平均年龄自然会提升；其次，迟发型重症肌无力患者的发病率增加。针对迟发型重症肌无力的增加提出了 3 种病因学可能性：首先，老年人群的整体寿命延长，这大大增加了高危人群数量；其次，重症肌无力诊断准确性的提升使其发病率有所增加；最后，迟发型重症肌无力可能存在不同的免疫学机制。无论如何，神经科医师将面临更多的迟发型重症肌无力患者数量的增加，这将对治疗产生重大影响，相对早发型重症肌无力而言，迟发型重症肌无力患者会更容易加重，治疗的不良反应更为常见且老年患者还有更多的并发症，使治疗变得复杂，因此，对于迟发型重症肌无力，需要经过深思熟虑选择治疗方案。

（六）血清阴性和 MuSK 重症肌无力

1970 年发现重症肌无力患者血清中存在乙酰胆碱受体抗体，有相似的临床表型，但缺乏乙酰胆碱受体抗体的患者被称为血清阴性重症肌无力，占 5%～ 30%。其中，血清阴性重症肌无力中眼肌型重症肌无力患者和全身型重症肌无力患者的分布是不同的，眼肌型重症肌无力占 50%～ 60%，而全身型重症肌无力占 20%～ 30%。血清阴性重症肌无力患者的性别比率大致是相等的。血清阴性重症肌无力患者比血清阳性重症肌无力患者要年轻，血清阴性重症肌无力患者往往发生于 60 岁以下的人群，临床症状大同小异，但提示血清阴性重症肌无力患者的延髓肌无力更为严重。

2000 年发现一些血清阴性重症肌无力患者含有肌肉特异性酪氨酸激酶抗体（MuSK 抗体），使重症肌无力出现了新的分类。MuSK 抗体原本包含于血清阴性重症肌无力患者内，如今随着抗 MuSK 抗体的发现，这些患者的临床特征已被定义。30% ～ 70% 的血清阴性重症肌无力患者含有 MuSK 抗体，实际患病率并不清楚。MuSK 抗体的分布具有种族差异性，中国血清阴性重症肌无力患者中 MuSK 抗体阳性的患者占 4%，而韩国则占 27%。MuSK 抗体相关肌无力发病的平均年龄为 36 ～ 44 岁，几乎没有患者在 60 岁以后发病。MuSK 重症肌无力有 3 种不同的临床表型，具体如下：第一种等同于乙酰胆碱受体阳性重症肌无力；第二种伴随着严重的眼肌、延髓肌和面肌无力且有肌萎缩；第三种伴随颈、肩和呼吸肌无力。目前的流行病学资料证明，MuSK 抗体阳性重症肌无力患者是重症肌无力的一个独特分类，其治疗和预后具有特异性。

二、自然史

由于免疫发病机制的研究进步和免疫学治疗的引入，重症肌无力的自然病程已很难追踪和描述，其中部分资料来自仅使用胆碱酯酶抑制剂而未进行免疫干预的重症肌无力患者。因起病年龄、受累肌肉分布和胸腺改变不同，重症肌无力的临床表现具有异质性，病情反复波动，缓解与复发交替出现为该病特征。39% ～ 53% 的患者以眼外肌受累为首发表现，包括上睑下垂和复视，约 10% 的患者以此为唯一的临床表现。50% ～ 80% 的患者通常在 2 ～ 3 年进展为全身型重症肌无力，影响肢带肌，尤其是肢体近端及中轴肌，包括颈肌、面肌和延髓肌群，引起面部表情缺乏、讲话困难、咀嚼和吞咽障碍。当呼吸肌受累时，患者可能出现肌无力危象，表现为咳嗽无力及呼吸困难而危及生命，需要给予包括机械通气在内的重症监护。肌无力危象可造成呼吸衰竭或心肺并发症，从而导致患者死亡，由于治疗水平的提高，目前因肌无力危象而死亡的现象已不常见。重症肌无力的自然史是多变的，而且不同亚型间患者的自然史也多有不同。但遗憾的是早期的文献少且不全面，过去 50 多年发病的患者大多经过了不同程度的治疗，很难观察到完整的自然病程。

如前所述，大多数重症肌无力患者首先出现眼部症状。其中 12% ～ 80% 的患者将发展为全身性疾病，约 90% 的患者在诊断后 2 ～ 3 年发展为全身性疾病。大多数患者发病前无法确定诱发因素，但少数患者由感染、压力、创伤、代谢紊乱、药物（如青霉胺）和妊娠诱发起病。随着治疗方法的改进，重症肌无力往往可以在疾病病程的前 5 年有所减轻。大多数重症肌无力患者在整个病程中至少会经历一次症状加重。疾病初发的第 1 年内，可能由于感染（通常是上呼吸道感染）、治疗肌无力药物剂量减少、在严重或延髓型重症肌无力中使用高剂量糖皮质激素（前 10 ～ 14 天）、使用加重重症肌无力的药物、较高的环境温度或情绪压力等导致病情突然加重。在发病后 2 年内进展至最严重程度。自发的长期缓解少见，有报道称见于 10% ～ 20% 的眼肌型重症肌无力患者。

如前所述，15% ～ 20% 的重症肌无力患者发生肌无力危象，肌无力危象出现在病程早期，通常在诊断后的前 3 年。约 30% 的抗 MuSK 阳性重症肌无力患者发生肌无力危象；约 70% 的肌无力危象发生在症状出现后 6 个月内。肌无力危象治疗的目的是早期识别和对症治疗，保护气道和机械通气直到呼吸肌力量改善，常用的治疗方式是血浆置换或静脉注射免疫球蛋白。平均插管时间为 5 天。肌无力危象的死亡率小于 5%，多由住院和治疗的并发症引起。

　　重症肌无力临床症状的缓解可出现在病程中任一阶段。Grob 等在早期研究重症肌无力的过程中发现，约 20% 的患者经历了完全或接近完全的缓解，可以持续至少 6 个月。随访研究表明，长期缓解率约为 10%。遗留的肌无力局限于眼轮匝肌。尽管大多数患者只有一次缓解，但多达 5% 的患者可能在整个疾病过程中有 2～4 次缓解。大多数缓解发生在诊断后的第 1 年，但也可能发生在更晚的时间，疾病发作和缓解之间的平均间隔是 4 年。缓解在青少年和女性患者中更为常见。

　　在历史上重症肌无力曾是致命性疾病，以前重症肌无力死亡率很高，未经治疗的患者 10 年死亡率可达 20%～30%。但据报道，目前重症肌无力的死亡率为（0.06～0.89）/100 万人·年，随着时间的推移、现代药物治疗的进步，以及血浆置换、胸腺切除术及肌无力危象处理技术的巨大进步，重症肌无力患者的预后明显改善，绝大多数患者可通过合理口服激素和（或）免疫抑制剂达到正常或基本正常的生活水平，重症肌无力的死亡率统计数字急剧下降。在 1940～1957 年，死亡率为 31%，而在 1966～1985 年，死亡率为 7%，1989 年重症肌无力相关危象的年发生率为 2.5%，现总体死亡率降至约 5%。1998 年，丹麦的一项以全体居民为基础的重症肌无力生存研究表明，患者的预后通常较好，3 年、5 年、10 年及 20 年总体生存率分别为 85%、81%、69% 及 63%。

三、危险因素

（一）遗传学

　　1. 重症肌无力的遗传学　重症肌无力很少遗传，仅 3.8%～7.1% 的重症肌无力患者有家族病史。至今，获得性重症肌无力仍是病因不明的自身免疫性疾病。遗传因素、环境因素和感染因素已被提出，迄今为止，并未明确环境或传染性病因，但已明确重症肌无力患者的家庭成员中自身免疫性疾病的发生有所增加。尽管重症肌无力很少遗传，但其他自身免疫性疾病，如甲状腺疾病和类风湿关节炎，在重症肌无力患者及其亲属中较为常见，提示遗传因素和环境因素都是诱发因素。自身免疫性甲状腺炎在重症肌无力患者中的发病率为 10%，这使得研究者开始调查遗传在该疾病病因中可能发挥的作用。

　　2. 遗传证据　早在 20 世纪初已提出全身型重症肌无力患者的遗传因素。现已知高达 4% 重症肌无力发生于肌无力家族成员。进展性自身免疫性全身型重症肌无力目前在总人口中的发生风险小于 0.01%，说明发展为该疾病的易患人群存在基因或遗传方面的原因。

　　有关双胞胎的研究提供了更加令人信服的证据。Namba 等回顾了大量的重症肌无力双胞胎，发现 6/21 的双胞胎同时患有重症肌无力。当确定双胞胎的接合性后，5/13 的单合子双胞胎同时患有重症肌无力，而 7/13（53.8%）对双合子双胞胎均未同时患病，1 对同时患有肌无力的双胞胎的接合性尚不明确。一项研究表明，患有重症肌无力的单卵双生子的一致性约为 35%，为重症肌无力的遗传学提供了证据。单合子双胞胎同时患病，为重症肌无力的遗传因素而非环境因素提供了强有力的证据。

　　重症肌无力的遗传模式很可能是隐性遗传。家族性重症肌无力在兄弟姐妹间更为常见，并不常见于父母与孩子间，这为其隐性遗传提供了证据。Bergoffen 等报道，一个家族内具有父母血缘关系的 10 个兄弟姐妹中有 5 个患有迟发型自身免疫性重症肌无力，提示其为常染色体隐性遗传病。另外几例记录良好的家族性自身免疫性重症肌无力研究表明，一个匈牙利家庭中两代人中有9位成员患有重症肌无力；一个意大利裔美国家庭中有5个孩子患有早发型重症肌无力，均与 *ENOX1* 基因的变异有关。

3. 候选基因

（1）HLA 复合物：详见第四章。

（2）作为自身抗原的 AChR 及其他 HLA 基因：详见第四章。

（3）其他候选基因：详见第四章。

4. 重症肌无力与非编码 RNA　详见第四章。

（二）感染和环境因素

在具有易感基因型的个体中，暴露于环境因素可启动自身免疫过程。基因变异使个体易感或保护其免受自身免疫性疾病的发展，这可能是对环境的进化适应的结果。环境因素，如紧张的生活事件、病毒感染、各种药物或毒素，已被认为能促进重症肌无力的发展。一些研究表明，重症肌无力可以受以下因素影响：病毒或细菌呼吸道或其他感染（4%）、情绪压力（4%）、身体创伤（3%）、甲状腺功能亢进（2%）或服用甲状腺激素（1%）、手术，特别是甲状腺切除术（1%）、妊娠或分娩（1%）、过敏反应（1%）或药物如奎尼丁、普鲁卡因胺、青霉胺、氨基糖苷或其他抗生素（1%）。

自身免疫性疾病和感染之间存在相关性，包括丙型肝炎病毒、单纯疱疹病毒、EB 病毒、巨细胞病毒、人 T 淋巴细胞病毒、西尼罗河病毒感染，以及最近的 SARS-CoV-2 感染。SARS-CoV-2 感染可加重重症肌无力，也可触发重症肌无力。2020 年 8 月报道了 3 例与 SARS-CoV-2 感染相关的 AChR 抗体阳性重症肌无力病例，既往无神经系统或自身免疫性疾病的患者在发热后 5 ～ 7 天出现重症肌无力症状。有一种"卫生假说"认为，发达国家生活质量的提高和肺结核等传染病发病率的降低可以解释重症肌无力发病率和患病率的增加。然而，来自传染病高发和重症肌无力趋势相似的国家的数据并不支持这一理论。

许多来自动物、植物和细菌的毒素都能干扰神经肌肉接头的功能。农业中使用的杀虫剂作用于神经靶点，如乙酰胆碱酯酶、拟胆碱酯酶和 AChR。这导致人们质疑，反复暴露于农药环境是否会引起重症肌无力（使免疫系统对胆碱能受体敏感）。在这方面，已经对农业人口进行了几项研究。其中一项研究显示，来自摩洛哥农村地区的成年男性重症肌无力的发病率增加，包括接触可能引发自身免疫性疾病的杀虫剂的工人，表明这些杀虫剂发挥了作用。另一项研究显示，以色列农村男性成年人的重症肌无力患病率增加，与接触农药有关。当然，不能排除其他因素可能解释这种联系，但神经科医师考虑患者出现重症肌无力症状时可能接触过农药。

四、总结

重症肌无力的流行病学数据对于其病因的假设和促进重症肌无力亚型的描述是重要的。因此，必须通过广泛的数据库提供充分的证据。在过去的几十年里，全球报道的重症肌无力的发病率和患病率一直在稳步上升。我们预计未来的重症肌无力患者年龄更大，有更多的合并症，这将导致更复杂的治疗。种族差异已被描述，表明遗传或环境 / 生活方式因素有助于特定的表现型，但重症肌无力也可能被视为与不同遗传易感性相关的复杂症状，而不是单一的临床疾病。重症肌无力是一种青年女性和老年男性相对多发的疾病。性别是自身免疫性疾病发展的决定性流行病学危险因素，因为免疫系统是性别二态性的一个主体。许多环境因素都与重症肌无力有关，这支持了基因敏感的个体在暴露于环境诱因后发展为自身免疫性疾病的假设。

（周金龙）

第六章

重症肌无力的临床表现及分型

一、重症肌无力的临床表现

1. **受累骨骼肌呈病态疲劳**　表现为受累肌肉在连续收缩后会出现严重肌无力甚至瘫痪，休息后肌无力症状可以减轻。肌无力常于下午或傍晚、劳累后加重，于晨起或休息后减轻，此种波动现象称为"晨轻暮重"。

2. **受累骨骼肌的分布和表现**　全身骨骼肌均可受累，多以脑神经支配的肌肉最先受累。肌无力常从一组肌群开始，范围逐步扩大。

（1）眼部肌肉：重症肌无力的首发症状常为一侧或双侧眼外肌无力，这见于80%以上的重症肌无力患者，表现为上睑下垂、斜视和复视，重者可表现为眼球运动明显受限，甚至眼球固定，但是瞳孔括约肌不受累。由于复视一旦出现就比较严重，患者会立刻察觉到，但是轻微的上睑下垂可能并不会引起注意。而另一些患者只是主诉视物模糊，但当其用单眼看时又会变正常。在整个病程中仅伴有眼部症状的患者形成了一个独特的群体。

（2）面部肌肉和咽喉部肌肉：累及面部肌肉和咽喉部肌肉时表现为眼睑闭合无力、鼓腮漏气、鼻唇沟变浅、表情淡漠、苦笑面容；连续咀嚼无力、饮水呛咳、吞咽困难；说话带鼻音、发音障碍。言语困难指鼻音或发音困难，是延髓症状中最为常见的重症肌无力首发症状。发音困难是在情绪影响下首先发生的，其超过了其他症状。首先，发音困难往往是孤立的波动性症状，会在"静止期"后消失，并且可能会在吞咽和咀嚼困难时伴随出现。如果发音困难是由于腭的功能不足引起的，则鼻内可能会出现反流性液体；上咽肌功能略有不足会导致食物粘在喉部。这可以通过钡剂试验得到记录。发音困难的患者通常会偏好生冷食物，这可能和肌肉相对冷却可使神经肌肉传递得到改善有关。用餐结束时可能会出现咀嚼困难，嚼泡泡糖或者吃花生米时可能会首先发现这个问题。面部肌肉无力可能会突然出现，对一些患者的初步诊断可能和贝尔麻痹相混淆，但它更为常见的表现是隐匿性起病。

（3）颈部肌肉：累及胸锁乳突肌和斜方肌时，表现为颈软、抬头困难、转颈、耸肩无力。颈部肌肉的无力可能会导致头部平衡困难，使患者无法进行需要屈曲姿势的工作。患者普遍主诉颈部及后枕部僵硬、钝痛，偶尔还会伴有感觉异常，除非对颈部肌力进行正式检测，否则其往往使医生错误地以为是颈椎病变。

（4）四肢、躯干和呼吸肌：四肢肌肉受累常以近端肌无力为重，表现为抬臂、梳头、上楼梯困难，但是腱反射通常不受影响，感觉正常。一些患者会出现背部和腰部肌肉疼痛，很容易被解释为维持姿势肌肉的功能不足，休息或者治疗后疼痛通常会消失。慢性疼痛并不是肌无力的特点，许多重症肌无力患者在使用抗胆碱酯酶或者环孢素后仍然会有肌肉抽搐。当累及呼吸肌时可出现呼吸困难，表现为首发的、孤立的呼吸肌无力或者其他躯干肌无力，但很少见。发病早期可单独出现眼外肌、咽喉肌或肢体肌无力；脑神经支配的肌肉较脊神经支配的肌肉更易受累。肌无力常从一组肌群开始，逐渐累及其他肌群，直到全身肌无力。部分患者病情可出现短期内迅速进展，从而发生肌无力危象。

3. 肌无力危象　指呼吸肌受累时出现咳嗽无力甚至呼吸困难，诱发因素有呼吸道感染、手术（包括胸腺切除术）、精神紧张、全身疾病等。偶可累及心肌，导致患者突然死亡。约10%的重症肌无力患者可出现肌无力危象。

4. 胆碱酯酶抑制剂治疗有效　这是重症肌无力的一个非常重要的临床特征。

5. 病程特点　该病缓慢或亚急性起病，也会因受凉、劳累而病情突然加重。整个病程具有波动性，呈现缓解与复发交替。晚期患者休息后不能完全恢复。多数病例可迁延数年至数十年，需要依靠药物维持。少数病例则可以自然缓解。

6. 合并胸腺瘤　见于10%～15%的重症肌无力患者，多发生于成人，50岁为发病高峰，临床表现一般较无胸腺瘤的早发型重症肌无力患者重，常表现为进展性全身型重症肌无力或咽喉肌无力型重症肌无力，但肌无力长期预后与晚发型无胸腺瘤的重症肌无力相似。伴发胸腺瘤的重症肌无力患者抗 AChR 抗体和抗 Titin 抗体多为阳性，某些副肿瘤抗体也可为阳性。

7. 重症肌无力的临床特征　见表6-1。

表 6-1　重症肌无力患者的临床特征

受累肌肉	症状和体征
眼外肌	上睑下垂，通常不对称。持续上视易疲劳
	复视，以内直肌麻痹最常见
口咽肌	构音障碍，可见舌肌、颊肌和腭肌无力，出现鼻音
	吞咽困难，患者常过度清喉，反复发生肺炎
	构音不清，声音嘶哑
	咀嚼无力，咀嚼肌易疲劳。闭颌、张颌时明显
面肌	眼睑闭合无力，用力闭眼仍可见眼裂
	下面部肌无力，可见鼓腮不能、流涎
肢体肌	通常为近端肌，呈对称性
	上肢肌较下肢肌易受累
	仅局部肌受累罕见
中轴肌	屈颈无力
	伸颈无力，表现头下垂
呼吸肌	劳力性呼吸困难
	端坐呼吸、呼吸急促
	呼吸衰竭

二、重症肌无力的临床分型及危象

重症肌无力是目前了解最清楚、描述最详尽的神经系统自身免疫性疾病，在神经诊疗中，其是最常见的神经肌肉接头传递功能障碍性疾病，其发病机制至今尚不完全清楚。有关重症肌无力的临床分型可以追溯到 20 世纪中期，然而，直到近十年重症肌无力的分类、分级标准及检测标准才发展起来，并且有待进一步细化。临床分型的出现有着非常重要的意义：①使临床医师对重症肌无力的诊断、治疗及预后等有了更加深入的认识；②临床医师可以利用分型系统开展一系列有意义的临床研究，如根据分型可以评估疾病的严重程度，选择恰当的治疗方案，判断疾病的预后等。随着重症肌无力外科治疗的出现及不断发展，其分型系统在指导外科治疗方面发挥着更为重要的作用，如可以用于判断手术适应证、选择手术时机及手术方式、预测术后可能出现肌无力危象的概率等，特别是在预测术后肌无力危象方面起着十分积极和重要的作用。目前，全世界已出现多种比较公认的重症肌无力分型系统，如 Osserman 分型、美国重症肌无力基金会分型（MGFA 分型），以及近年来出现的以免疫学为基础的多维度分型等。

（一）Osserman 分型

早在 1958 年，Osserman 等在回顾 282 例重症肌无力患者的基础上归纳总结了重症肌无力这一疾病的临床特征，根据发病年龄、疾病进展情况、全身症状、对药物治疗反应及预后等因素，首次提出重症肌无力临床分型。首先按照发病年龄，重症肌无力可以分为少儿组与成人组。其中，少儿组又可以进一步分为婴儿型和少年型 2 个亚型：①婴儿型，一般是由于母体内抗体物质通过胎盘传递给婴儿所致，属于自限性疾病，预后良好；②少年型，可在出生后或青春期的任何时间发病，患者多表现为单纯眼外肌麻痹，部分患者可以伴有吞咽困难及四肢无力。根据疾病进展特点、全身情况及是否伴有肌萎缩，成人组又可以进一步分为 5 个亚型：Ⅰ型，病变局限，进展缓慢，预后好；Ⅱ型，累及两组或以上肌群，通常需要药物控制，预后稍差；Ⅲ型，起病急、进展快，常累及延髓和呼吸肌，出现严重的呼吸系统症状，预后较差；Ⅳ型，隐匿起病，缓慢进展，发病的 1 ～ 2 年可发展为Ⅲ型；Ⅴ型，发病 6 个月内即出现骨骼肌萎缩。Osserman 分型的出现让人们对于重症肌无力这种较为罕见的疾病有了一个全新的认识，在推动重症肌无力的诊疗方面起着积极作用，并且在预测患者的治疗效果和判断疾病预后方面有着很好的临床指导作用。

随着时间的推移，重症肌无力的病例逐步增多，此后 Osserman 等又基于更加丰富的临床实践对他们在 1958 年提出的重症肌无力分型进行了改良，改良后的 Osserman 分型标准成为大多数临床医师诊断重症肌无力的经典分型，并且一直沿用至今。目前改良的 Osserman 分型在国内外仍被广泛应用，该分型主要包括受累肌群、疾病病程、治疗分期及预后判定等内容，其共分为 5 型。

Ⅰ型：单纯眼肌型重症肌无力（占 15% ～ 20%），其特点是病变仅限于眼外肌，出现上睑下垂和复视，但无其他肌群受累的临床表现及电生理结果，也没有向其他肌群发展的证据，对糖皮质激素治疗反应佳，预后良好。

Ⅱ型：全身型重症肌无力，表现为有一组以上的肌群受累，主要累及四肢肌，药物治疗反应较好，预后较好。

ⅡA型：轻度全身型（占30%），表现为可累及眼肌、面肌、四肢肌，生活多可自理，无明显咽喉肌受累。对药物治疗反应较好，预后一般。

ⅡB型：中度全身型（占25%），表现为四肢肌群受累明显，除伴有眼外肌麻痹外，还有较明显的咽喉肌无力症状，如说话含糊不清、吞咽困难、饮水呛咳、咀嚼无力，但呼吸肌受累不明显，生活自理有困难。对药物治疗反应欠佳，预后一般。

Ⅲ型：急性重症型重症肌无力（占15%），表现为急性起病、进展较快，常在数周内累及延髓肌、肢带肌、躯干肌和呼吸肌，常伴眼肌受累，生活不能自理，肌无力严重，有重症肌无力危象，需做气管切开，对药物治疗反应差，预后差，死亡率较高。

Ⅳ型：迟发型重症型重症肌无力（占10%），表现为潜隐性起病，进展较慢，病程达2年以上，常由Ⅰ型、ⅡA型、ⅡB型发展而来，症状同Ⅲ型，常合并胸腺瘤，对药物治疗反应差，预后差。

Ⅴ型：肌萎缩型重症肌无力、少数患者肌无力伴肌萎缩。少数肌无力患者于起病6个月内即出现肌萎缩，但是因为长期肌无力而出现的失用性或继发性肌萎缩者不属此型。

然而，历年来由于存在的一些缺陷，Osserman分型备受争议，包括对术语的描述比较模糊，有些患者可能同时满足不止一种分类，然而对于某些无症状患者也无法进行分类。

（二）美国重症肌无力基金会分型

经过不断的临床实践和对重症肌无力认识的增加，人们渐渐发现Osserman分型具有一定的局限性，即考虑因素单一且主观性较强。美国重症肌无力基金会（MGFA）认为，Osserman分型及其改良分型均基于主观评估，并不能客观定量测定疾病的严重程度，如一位临床医师将某患者的症状划归为轻度全身型，而另一位医师则可能将同一位患者的症状划归为中度甚至重度全身型，由于没有统一的更为客观的临床参考标准，此种分型方式给重症肌无力的临床诊疗带来很大麻烦。显然，早期美国MGFA专家组需要面对重症肌无力分类的严峻话题，尽管其可能不需要直接承受对检测标准的研究。"分类"这个词被用于疾病的5个亚型分类，"轻度、中度和重度"的术语描述则借助于对疾病特性充分了解之前的分类方法。例如，两位经验丰富的重症肌无力临床医师可能在患者归类于轻度重症肌无力还是中度重症肌无力方面存在分歧。2000年，美国MGFA推出了基于定量测试的临床分型与定量重症肌无力评分量表。在MGFA分型中，由于眼肌受累表现特殊，其被单列为Ⅰ型；而Ⅱ～Ⅳ型根据全身受累情况的严重程度分为轻、中、重三种类别，其中亚型A主要为四肢和（或）躯干受累，亚型B主要为咽喉肌和（或）呼吸肌受累；Ⅴ型为重症肌无力危象型，需要气管插管、应用呼吸机等辅助通气支持治疗。MGFA分型旨在评估重症肌无力的严重程度，指导治疗及评估预后（见表1-1）。疾病严重程度可以根据重症肌无力定量评分（QMGS）进一步进行评估（见表1-2）。该评分根据全身各处肌群的严重程度进行等级评分，进一步体现了重症肌无力患者受累肌群的选择性及临床症状的严重程度，适用于病情轻重和诊治疗效的比较。MGFA分型具有简单、便于操作等优点，目前在临床上有逐步取代Osserman分型的趋势。MGFA分型已被用于一些进行中的临床试验，包括在非胸腺瘤重症肌无力患者中进行的胸腺切除术。

（三）以免疫学为基础的多维度分型

传统的重症肌无力临床分型系统（包括 Osserman 分型和 MGFA 分型）仅基于受累肌群的范围和疾病的严重程度进行分型，并没有涉及重症肌无力的发病机制（包括血清抗体种类、遗传因素及可能的治疗靶点等）。因此，在这个追求精准医学的时代，传统的临床分型就逐渐显现出了一定的局限性。进入 21 世纪以来，随着分子生物学、免疫学及免疫技术等的蓬勃发展，重症肌无力患者的血清学抗体不断地被检验出来，人们发现具有不同血清抗体的患者之间有着不同的临床表现、不同的治疗方案与效果，甚至出现有差异的预后。因此，现代更多的学者提出了全新的重症肌无力临床分型系统即基于免疫学特点的多维度重症肌无力临床分型，并且证实其对重症肌无力的诊断、评估、靶向治疗及预后具有更为深远的益处。

下面详细介绍几种分型的特点，见表 6-2。

表 6-2　重症肌无力亚组分类及临床特点

分型	抗体	合并其他肌无力抗体	发病年龄	胸腺	胸腺切除
OMG	可出现 AChR、MuSK 及 LRP4 抗体	极少	任何年龄	正常或异常	证据不足
AChR-GMG（早发型）	AChR	极少	＜ 50 岁	胸腺增生	获益
AChR-GMG（晚发型）	AChR	合并 Titin、RyR 抗体	＞ 50 岁	胸腺萎缩，小部分增生	可能获益（胸腺增生）
MuSK 重症肌无力	MuSK	极少	任何年龄	正常	不推荐
LRP4 重症肌无力	LRP4	极少	任何年龄	正常	不推荐
抗体阴性重症肌无力	未检测到 AChR、MuSK 及 LRP4 抗体	可能出现	任何年龄	正常或增生	证据不足
胸腺瘤相关重症肌无力	AChR	通常合并 Titin、RyR 抗体	任何年龄	胸腺上皮细胞瘤	可能获益

注：OMG. 眼肌型重症肌无力；GMG. 全身型重症肌无力；AChR. 乙酰胆碱受体；MuSK. 肌肉特异性受体酪氨酸激酶；LRP4. 低密度脂蛋白受体相关蛋白 4；Titin. 连接素；RyR. 兰尼碱受体。

引自：中国免疫学会神经免疫分会，常婷，李柱一，等，2021. 中国重症肌无力诊断和治疗指南（2020 版）. 中国神经免疫学和神经病学杂志，28（1）：2

1. 眼肌型重症肌无力（OMG） 为 MGFA Ⅰ 型，此型可发生于任何年龄阶段。在我国，儿童及青少年重症肌无力以眼肌型为主，很少发展为全身型。成人发病的眼肌型重症肌无力在眼肌症状出现的 2 年内容易发展为全身型，其中，亚裔人群的 2 年自然转化率为 23% ～ 31%，低于西方人群的自然转化率（50% ～ 80%）；但是，合并胸腺瘤、异常重复神经刺激结果、AChR 抗体阳性、病情严重的眼肌型重症肌无力更易发展为全身型重症肌无力。

早期免疫抑制治疗能减少眼肌型发展为全身型重症肌无力，部分儿童及青少年眼肌型重症肌无力可能会自行缓解，为自限性。

2.AChR-全身型重症肌无力（AChR-GMG）　该型重症肌无力患者的血清中 AChR 抗体为阳性，无影像学疑似或病理确诊的胸腺瘤；根据发病年龄又可分为早发型重症肌无力（early-onset myasthenia gravis，EOMG）及晚发型重症肌无力（late-onset myasthenia gravis，LOMG）。其中，EOMG 是指首次发病年龄在 50 岁之前，女性发病率略高于男性，且常合并有胸腺增生，胸腺切除术可获益，研究发现 EOMG 与 HLA-DR3、HLA-B8 及其他自身免疫性疾病风险基因存在一定的相关性；LOMG 是指首次发病年龄在 50 岁以后，男性发病率略高于女性，胸腺萎缩多见，仅少数伴有胸腺增生的患者实行胸腺切除术可能有效。

3.肌肉特异性受体酪氨酸激酶重症肌无力（MuSK-MG）　在 1%～4% 的重症肌无力患者血清中可以检测到 MuSK 抗体阳性，与 AChR 抗体（IgG1 和 IgG3 亚型）不同，绝大多数 MuSK 抗体属于 IgG4 亚型，但是其与 AChR-IgG 极少同时出现。MuSK-MG 的受累肌群比较局限，最常以球部、颈部及呼吸肌受累为主，其次为眼外肌、四肢肌受累，主要表现为延髓性麻痹、面颈肌无力。研究表明，MuSK-MG 与 HLA-DQ5 存在一定的相关性，通常不伴有胸腺异常。

4.低密度脂蛋白受体相关蛋白 4 重症肌无力（LRP4-MG）　在 1%～5% 的重症肌无力及 7%～33% 的 AChR、MuSK 抗体阴性重症肌无力患者血清中可检测出 LRP4 抗体。LRP4-MG 的临床特点目前尚不完全明确，研究表明，LRP4-MG 患者的临床症状较轻，部分患者可仅表现为眼外肌受累，很少出现肌无力危象。也有研究发现，LRP4 抗体阳性的患者均为全身型重症肌无力，表现为严重的肢带肌无力和（或）进行性延髓麻痹。目前研究尚未发现 LRP4-MG 伴有胸腺异常。

5.抗体阴性重症肌无力　极少数患者的血清中均检测不到上述的抗体，包括 AChR、MuSK 及 LRP4 抗体，这种类型的患者称为抗体阴性重症肌无力。

6.胸腺瘤相关重症肌无力　占重症肌无力患者的 10%～15%，此型考虑属于副肿瘤综合征，胸腺瘤相关重症肌无力在任何年龄均可发病，相对发病高峰在 50 岁左右。绝大多数胸腺瘤相关重症肌无力患者的血清中可检测出 AChR 抗体，除此之外，还多合并有肌联蛋白（Titin）抗体及 RyR 抗体。胸腺瘤相关重症肌无力病情较重，需要进行更加长疗程的免疫抑制治疗。

（四）各种分型方式的比较

在重症肌无力临床分型方面，传统分型根据受累肌群、自然病程、疾病严重程度等进行，而现代分型根据发病年龄、自身抗体、临床特征、胸腺情况等进行。两种分型方式略有差异，且各具特色。其中，传统临床分型具有简单、直观、易于操作等优点，因为其不需要利用特殊仪器进行检测，可以适合各种工作条件下的临床神经病学医师使用，相比于现代分型更加易于推广。但是它也具有一定的临床局限性，由于仅仅考虑受累肌群、病程进展等临床因素，而缺乏现代免疫病理学的支持，因此传统分型具有很大程度上的主观性，不同临床医师有不同的见解，较难达成统一的诊断标准，可能导致不同医师对同一疾病表现有着不同分型，对于指导疾病的治疗与预后存在一定的不足。而基于免疫病理的现代分型优点是：①能从分子水平推断疾病的特征及其临床表现，如血清 MuSK 抗体阳性的重症肌无力患者症状普遍严重，易发生重症肌无力危象；②可根据体内不同抗体类型预测疾病的严重程度选择合理的治疗方案。其同样存在一定的局限性：①由于免疫学及免疫技术仍然处于发展中，目前还不能完全准确地测定血清抗体类型，以前被考虑为血清抗体阴性的重症肌无力患者，随着现代免疫技术的发展，在患者体内可能会发现新的抗体类型，如在重症肌无力患者血清中发现的 Cortactin 抗体；②同一重症肌无力患者的血清中可以同时存在两种或两种以上的抗体，这导致将同一患者划归为不同亚组的可能，从而给临床诊疗和预后增加一定难度。

随着分子生物学的继续发展，人们对重症肌无力的发病机制有了更加深刻的认识，这种认识从最开始的临床症状学水平发展到免疫学水平，甚至已经渗透至基因组水平。在不久的将来，随着免疫学、病理学、基因组学等相关学科的蓬勃发展，我们认为制订出针对重症肌无力的诊断、治疗和预后等方面的临床分型标准非常重要的。

表 6-3 总结了 3 种分型的优点和不足之处。

表 6-3 各种分型方式的优点和不足之处

分型方式	分型依据	优点	不足
Osserman 分型	临床症状的分布（受累肌群）和疾病的轻重、病程进展	简单、直观、易操作	具有主观性，对指导疾病治疗及预后存在一定的不足
MGFA 分型	受累肌群及程度	较 Osserman 分型更为简便	具有主观性，对指导疾病治疗及预后存在一定的不足
以免疫学为基础的多维度分型	自身抗体表达情况及临床特点	不同亚型对药物及胸腺手术的反应性不同，可依据不同亚型制订治疗方案	受抗体检测技术限制，难以开展

（五）特殊分型

重症肌无力的特殊分型包括以下三种。

1. 儿童型重症肌无力　是指 14 岁之前发病的重症肌无力，约占我国重症肌无力患者的 10%，大多数病例仅限于眼外肌麻痹，双侧上睑下垂可交替出现，呈拉锯状。约 1/4 病例可自然缓解，仅少数病例累及全身骨骼肌。

（1）新生儿型重症肌无力：如果母亲为重症肌无力患者，其新生儿中 10%～15% 可出现重症肌无力的体征，平均约持续 18 天，一般均可完全恢复，不出现复发。新生儿型重症肌无力是由来自母体的抗 AChR 抗体 IgG 穿过胎盘传给胎儿，导致新生儿而出现重症肌无力的表现，即患儿出生后哭声低、吸吮无力、肌张力低、动作减少。经治疗多在 1 周至 3 个月缓解。抗体消失后则症状改善，最终消失。

（2）先天性肌无力综合征：临床较少见，在新生儿期通常无症状，婴儿期出现眼肌麻痹和肢体无力，症状较严重，常有阳性家族史，但其母亲未患重症肌无力。此型为 AChR 基因突变导致的离子通道病，已知 AChR 亚单位的 24 种突变都是常染色体隐性遗传，引起终板 AChR 严重缺失，胆碱酯酶抑制剂可能有效。

2. 少年型重症肌无力　多在 10 岁后发病，多为单纯眼外肌麻痹，部分伴吞咽困难及四肢无力。

3. 药源性重症肌无力　多发生于青霉胺治疗的肝豆状核变性、类风湿关节炎及硬皮病患者，临床症状及 AChR 抗体滴度与成人型重症肌无力相似，停药后症状消失。

（六）重症肌无力危象

重症肌无力患者在某种因素作用下病情迅速恶化时，因呼吸肌无力导致严重的呼吸困难甚至危及生命的状态称为重症肌无力危象。患者可发生呼吸衰竭和四肢瘫。重症肌无力患者中肌无力危象的发生率为 9.8% ～ 26.7%，常由呼吸道感染、分娩、药物使用不当等因素诱发。重症肌无力危象分为以下 3 种（表 6-4）。

表 6-4　重症肌无力危象的鉴别

临床表现	肌无力危象	胆碱能危象	反拗危象
瞳孔大小	大	小	正常或偏大
出汗	少	多	多少不定
流涎	无	多	无
腹痛、肠鸣音亢进	无	明显	无
肌肉跳动或肌肉抽动	无	常见	无
胆碱酯酶抑制剂反应	良好	加重	不敏感

1. 肌无力危象（myasthenic crisis）　为最常见的危象，约占重症肌无力危象的 95%，是由疾病的发展所致，多由胆碱酯酶抑制剂不足引起。患者因呼吸肌无力而导致呼吸困难甚至无法呼吸，不能吞咽及咳嗽，以及瞳孔扩大、出汗少，无腹胀，肠鸣音正常，注射腾喜龙或新斯的明后可见症状好转。

2. 胆碱能危象（cholinergic crisis）　非常少见，约占重症肌无力危象的 1%，是由于应用胆碱酯酶抑制剂过量所致。患者肌无力加重，并且出现明显胆碱酯酶抑制剂的不良反应如肌束颤动及毒蕈碱样反应，如瞳孔缩小、全身出汗、肌肉跳动、腹胀、肠鸣音亢进，注射新斯的明或腾喜龙后症状反而加重。

3. 反拗危象（brittle crisis）　是重症肌无力患者因感染、中毒及电解质紊乱所引起，由于重症肌无力患者对胆碱酯酶抑制剂不敏感而出现严重的呼吸困难，应用胆碱酯酶抑制剂后可暂时减轻，继之又加重的临界状态。

（齐慧萍）

第七章

眼肌型重症肌无力

重症肌无力是一种以局部无力为最初表现的全身性疾病。绝大多数重症肌无力患者在病程中最常见的局灶症状是眼肌受累，85% ～ 90% 的重症肌无力患者以眼肌无力为首发症状。全身型重症肌无力患者也多以眼外肌疲劳为首发症状或伴发症状。受累的眼部肌肉包括眼外肌、上睑提肌及眼轮匝肌，临床主要表现为上睑下垂和复视。如果肌无力症状局限于眼外肌，则诊断为眼肌型重症肌无力（ocular myasthenia gravis, OMG）或称眼肌型肌无力，是重症肌无力最常见的临床类型，主要累及上睑提肌、眼外肌和眼轮匝肌。即使有电生理学的证据表明面部和四肢肌肉存在无力，但是无力主要局限于眼肌，临床上也称为眼肌型重症肌无力。发病时临床证据表明无延髓性麻痹和四肢无力的患者即纯眼肌型重症肌无力患者所占比例为 18% ～ 59%。眼肌型重症肌无力的发病率因种族和发病年龄而异。近年来，发病率有所增加，特别是老年人的发病率有所增加。虽然肌肉累及的不对称和症状的波动是典型的症状特点，但在某些情况下，眼肌型重症肌无力可以表现为孤立的脑神经麻痹、核间性眼肌麻痹和共轭凝视性麻痹。

一、流行病学及病因

（一）流行病学

重症肌无力流行病学在过去几十年发生了变化，发病率和患病率稳步上升，特别是老年男性。从最近的数据来看，这些变化也包括眼肌型重症肌无力。一般认为，在成年白种人中，超过 50% 的重症肌无力患者有眼部症状。在最近的一项基于人群的调查中，眼肌型重症肌无力的年发病率为 1.13/10 万，是先前报道的发病率的两倍。目前研究一致表明，在发病病例中，男性迟发性疾病的比例增加。眼肌型重症肌无力的患病率取决于泛化率，而泛化率与多种因素有关，如病程、治疗，最重要的是发病时的种族和年龄。在亚洲国家，特别是中国，有很大比例的患者在儿童期发病，并且无论种族，青春期前发病的儿童比成人更罕见发展为全身型重症肌无力。随着老龄化社会的到来，老年重症肌无力患者越来越多，使治疗更加复杂化。因为老年眼肌型重症肌无力患者的病情比早发型或儿童期眼肌型重症肌无力患者更为严重和复杂。老年患者常合并多系统并发症，治疗的选择更需要慎重。

（二）病因

最早关于重症肌无力的记录要追溯到 1644 年 Marsteller 的描述。Walker 于 1934 年观察发现口服和注射毒扁豆碱均能暂时缓解肌无力患者的肌无力症状，从而提出了抗胆碱酯酶药物的作用对象可能是神经肌肉接头的乙酰胆碱受体。现在大家都知道重症肌无力是一种自身免疫性疾病，其特征是骨骼肌神经肌肉接头突触后膜上可利用的乙酰胆碱受体减少。重症肌无力的神经肌肉传递障碍是由于乙酰胆碱受体（AChR）的丢失和自身抗体引起的终板改变。已经证明，肌无力患者只有相对于正常对照组的 11% ～ 30% 的乙酰胆碱受体。这些由 B 淋巴细胞产生的多克隆 IgG 抗体可加速乙酰胆碱受体的降解，增加受体阻滞的程度。抗乙酰胆碱受体抗体存在于约 80% 的全身型重症肌无力患者和 50% 眼肌型重症肌无力患者中。AChR、MuSK 和 LRP4 是抗体的主要靶点。细胞外蛋白，如神经元 agrin 和 ColQ，最近被认为是附加抗原。在临床实践中，基于疾病特异性抗体的患者亚群是个性化管理的先决条件。抗 AChR 抗体通过补体激活、AChR 交联和内化，干扰 ACh 结合诱导重症肌无力。约 85% 的重症肌无力患者与 AChR 抗体有关。重症肌无力具有双峰型发病模式，在年轻女性和老年男性中有一个高峰，并与胸腺增生和胸腺瘤相关，两者都在 AChR 抗体的自体免疫中发挥作用。在临床基础上，AChR- 重症肌无力在肌无力的严重程度和延伸方面表现出广泛的变异性。抗 MuSK 抗体在 30% ～ 40% 的 AChR 抗体阴性患者中被发现，在女性中患病率较高。MuSK 抗体大多是 IgG4，干扰、抑制 MuSK 激活的蛋白功能导致 AChR 聚集减少。抗 LRP4 抗体在一定比例的 AChR 和 MuSK 抗体阴性 [双血清阴性（dSN）] 患者中检测到，通常与轻度病情相关，在一些 AChR 和一些 MuSK 抗体阳性病例中也可以发现。抗 LRP4 抗体为 IgG1/2，具有激活补体的潜能。到目前为止，在少数 AChR/MuSK/LRP4 抗体阴性重症肌无力患者中发现了针对 agrin 和 ColQ 的抗体，相关的临床试验尚未明确。最后，一些患者，通常是少年起病和症状局限的患者，没有可检测到的血清抗体。

以性别和年龄方面考虑，眼肌型重症肌无力更多见于女性患者，女性的发病高峰期为 20 ～ 24 岁，女性眼肌型重症肌无力患者中的血清抗体水平与男性患者相比较高，推测这可能是由于性激素的差别，猜测主要是雌激素影响体内的 T 细胞和 B 细胞等免疫细胞的数量与功能。有证据表明，雌激素可以增强 T 细胞和 B 细胞对 AChR 的反应性，并且可以引起 AChR 相关辅助性 T 细胞（Th1 细胞）的扩增和致病性自身免疫性 B 细胞的发育，从而促进 Th1 细胞产生致病性细胞因子，如 IL-12、IFN -γ 等，这些细胞因子又可以辅助 B 细胞分泌 AChR 抗体等致病性抗体，两者相辅相成，进而诱发眼肌型重症肌无力的产生。有研究显示，老年女性眼肌型重症肌无力患者相较年轻患者更为常见，这可能由于衰老导致雌激素保护效应下降及免疫能力的改变。男性眼肌型重症肌无力两个发病高峰年龄分别为 30 ～ 34 岁和 60 岁以上；通常以 50 岁为界，眼肌型重症肌无力患者可分为 EOMG 和 LOMG。近年来，男性 LOMG 患者的发病率不断上升，这类患者的胸腺常呈现萎缩状态，LOMG 发病可能与萎缩的胸腺缺乏平滑肌细胞和自身免疫性调节上皮细胞有关。随着年龄的增长，尤其在 60 ～ 70 岁，胸腺中的平滑肌细胞越来越少，甚至几乎完全消失，这种改变可以导致 AChR 及肌联蛋白的产生和激活，从而增加 LOMG 的发病率。儿童眼肌型重症肌无力患者的发病年龄一般在 5 岁以下，推测主要是由于该年龄段患者的免疫系统发育不完全，容易因受凉诱发疾病，儿童眼肌型重症肌无力发病时检测其外周血可发现 $CD4^+$ T 细胞增多，但是补体 C3、C4 水平降低。

二、眼外肌受累易感性的基础及机制

眼肌型重症肌无力症状仅局限于眼外肌（extraocular muscles，EOM），眼外肌属于骨骼肌的亚型之一，其结构、功能、生化和免疫学特性与其他肌群有显著区别，这说明眼外肌自身的独特内在特性是其易受累的生理基础。眼外肌受累易感性可以用这些肌肉独特的多种功能特征来解释。

（一）一种非常直觉的解释

眼外肌的协调要求高度的精确性，因此某一眼外肌极轻微的无力就可能导致视轴偏差与复视，但是这种轻微无力在肢体肌肉上是不易被觉察的。眼球活动频繁，凝视控制需要眼动系统精确和持续的活动，在正常个体中，眼外肌收缩在高速率运动神经元放电下是稳定的。极高的运动神经元刺激率也可以使眼外肌突触更容易发生神经肌肉传递失败。上睑下垂是上睑提肌的疲劳不耐受，上睑提肌常被优先受累的原因尚不清楚，目前认为与神经肌肉接头后突触褶皱的相对缺乏有关，另外，为维持静眼状态而呈持续激活状态这可能使上睑更易于出现神经肌肉接头信号传递疲劳，使上睑提肌较其他眼外肌更易发生疲劳。

（二）眼外肌的解剖学结构

眼外肌与其他的骨骼肌不同，眼外肌具有独特的生物组织，根据神经支配（单神经支配和多神经支配）、代谢安排和蛋白表达模式，有不同的隔间和六种不同的纤维类型。眼外肌对重症肌无力敏感性的增加可能与不同于其他横纹肌的结构和分子性质有关。首先，眼外肌含有单神经与多神经支配的肌肉纤维，对肌无力的易感性不仅是由于这种差异，在眼外肌中，神经肌肉连接通常表现为突触后皱褶没有其他的骨骼肌发达，AChR 密度较低，这样会减少终板电位，从而降低神经肌肉传导的安全系数。其次，多神经支配的肌肉完全没有突触皱褶来增加 AChR 的密度，而是将电流聚集于这些皱褶深部。这些纤维的收缩力强度依赖于终板电位的波幅。眼外肌神经肌肉接头突触后皱褶复杂性的缺乏使传导安全系数降低，从而增加了肌无力的易感性。

（三）眼外肌在免疫学方面的差异

眼外肌表现的衰变加速因子（decay-accelerating factor，Dafl）与其他骨骼肌也存在不同，衰变加速因子是膜结合补体调节基因，在眼外肌的表达水平较低。因为补体调节因子可保护细胞突触后膜免于补体沉积及由此造成的膜损伤，低水平的 Dafl 表达使眼外肌易受到免疫介导的神经肌肉接头损伤。虽然胎儿 AChR 作为抗体靶点的相关性尚不清楚，但其功能特征可能促进重症肌无力易感性。胚胎亚型的 AChR 开放时间更长，与激动剂的亲和力更高。最近的一项研究表明，脱敏后恢复较成人慢，常出现在疾病的后期。此外，当伴发自身免疫性甲状腺疾病时重症肌无力更易累及眼外肌，这可能涉及胸腺与眼外肌共同抗原的免疫交叉反应。

三、临床表现

（一）眼肌型重症肌无力的临床特征

由于眼外肌是重症肌无力最易感的肌群，经常最早受到累及，上睑下垂与周期性复视是重症肌无力患者最常见的主诉。双眼症状不具有对称性，活动后症状加重，使用抗胆碱能药物或休息后可缓解。症状具有一定的波动性，表现为"晨轻暮重"，经常反复发作。

（二）眼外肌受累范围

从单一眼外肌或者眼睑无力到所有眼外肌麻痹，导致双侧上睑下垂、斜视及复视，严重者表现为眼球运动受限或固定。通常由单眼开始发病，以后可累及双眼，也可交替发病或者双眼同时发病。其中以上睑下垂与复视发生率最高，轻度上睑下垂有时会被忽视，一旦发生复视或视物模糊常会引起注意。有些患者检查时不能发现眼外肌运动障碍，但却主诉视物双影，可能由于眼肌协调的精确度极高，在检查者不易觉察的协同运动功能轻微下降就可能导致视轴不协调与复视。

（三）眼肌型重症肌无力诊断

1. 出现周期性一侧的、交替的或双侧的上睑下垂发作。

2. 在一天之中出现进行性加重的上睑下垂或复视，晨醒时减轻。

3. 神经系统检查也可提示眼肌型重症肌无力诊断，持续地向上凝视可使上睑下垂加重，大多数孤立的无痛性上睑下垂不伴其他眼肌麻痹或瞳孔异常多由眼肌型重症肌无力引起，几乎均可确诊为眼肌型重症肌无力，为克服上睑下垂常见患者瞪视对侧眼。

（四）眼外肌受累模式

眼外肌受累模式有时会模拟中央运动性干扰，可出现颇似中枢性眼球运动障碍，如出现凝视麻痹或核间性眼肌麻痹。眼肌型重症肌无力患者瞳孔括约肌一般不受累，对光反射及调节反射存在。因此应强调，无论病史和检查结果多么具有特征性，一旦出现瞳孔征象，除非同时伴发另一种疾病，通常必须考虑其他的诊断。

（五）"强化性"上睑下垂

"强化性"上睑下垂是指当被动抬举下垂的眼睑时引起对侧上睑下垂。可用 Hering 平等支配法则解释，如果双侧上睑提肌无力使得双睑下垂，而且右侧下垂比左侧更重时，则双侧会接受相等的中枢性神经支配来提升眼睑；但由于无力不对称，右侧眼睑仍会比左侧下垂严重，但若人为地抬举右侧眼睑，增强的中枢性神经支配就会停止，因此左侧眼睑会变得更下垂。

四、试验检查

用于眼肌型重症肌无力的诊断方法包括非药物试验、抗胆碱酯酶药物试验，以及自身抗体检测和电生理检查。

（一）非药物试验

非药物试验主要包括冰试验、疲劳试验、睡眠和休息试验。非药物试验在临床上易于实施，容易推广，并有助于眼肌型重症肌无力的诊断。

1. 冰试验　在眼肌型重症肌无力的诊断中具有较好的敏感性和特异性。冰试验最早由 Borsenstein 和 Desmedt 于 1975 年观察发现，温度降低时可使重症肌无力患者的神经肌肉传导阻滞减轻，Saavedra 等（1979）首先描述用冰试验诊断眼肌型重症肌无力。具体步骤：将碎冰块装入外科手套的手指部位，置于下垂上睑表面约 2 分钟，对比放置冰块前后的上睑下垂的程度。以冰块敷眼前后测量睑裂宽度，当眼裂宽度改善＞ 2mm 时定义为冰试验阳性。冰试验主要用于诊断上睑下垂的重症肌无力，我国关于冰试验辅助诊断重症肌无力的研究尚不多见。三项病例对照研究评价冰袋试验诊断眼肌型重症肌无力的正确性，混合测定诊断眼肌型重症肌无力敏感度与特异度分别为 94% 和 97%。对 50 例上睑下垂和复视的重症肌无力患者进行冰试验的研究结果显示，冰试验诊断的敏感度为 96%，且特异度为 88%，这为冰试验可作为复视的眼肌型重症肌无力的诊断方法提供了有力证据。注意试验前 4 ～ 6 小时不服用胆碱酯酶抑制剂。若为双侧上睑下垂，宜将冰袋置于受累较重的一侧。然而，冰试验的机制尚不完全明确，目前研究认为降低肌肉温度可以使胆碱酯酶的活性受到抑制。最近的研究发现，冰试验中降低肌肉温度也可以在重症肌无力患者中延长肌肉的兴奋 - 收缩偶联。冰试验对肌无力的改善作用并不仅仅相当于休息的缓解作用，有研究表明，冰试验对眼肌无力的改善效果明显好于单独休息后的肌无力改善。

2. 疲劳试验（Jolly 试验） 该试验在临床上操作简单，在门诊即可实施，应用较广泛。具体步骤：嘱患者持续睁眼并且持续向上注视，当出现眼睑和眼外肌疲劳时引起的上睑下垂或复视恶化，嘱患者休息后症状随即恢复即定义为疲劳试验阳性。疲劳试验具有较高的特异度，但其诊断敏感度较低，分别为 87.5% 和 40.6%。

3. 睡眠和休息试验 休息和睡眠测试的不同技术建议都表示下垂的眼睑关闭约 2 分钟视为临床休息。在睡眠测试中，患者处于安静、黑暗的房间，让其闭着眼睛尝试着入睡 30 分钟。在两个测试中，休息或睡眠前后都对上睑下垂程度进行评分，并进行对比，通常上睑下垂和眼肌麻痹症状可以明显得到缓解，但在随后的 30 秒至 5 分钟症状恢复，被定义为阳性结果。睡眠试验的诊断敏感度与冰试验类似，而休息试验的诊断敏感度低于前二者，但其特异度却可高达 96%。一项休息试验的病例对照研究显示，对眼肌型重症肌无力的诊断敏感度为 50%，特异度为 97%。一项睡眠试验的病例对照研究显示，对眼肌型重症肌无力的诊断敏感度为 99%，特异度为 91%。由休息试验引出的肌疲劳试验（Jolly 试验），嘱患者快速重复收缩受累的随意肌，如连续眨眼 50 次，可见眼裂逐渐变小，休息后恢复为阳性。

（二）抗胆碱酯酶药物试验

腾喜龙氯化物和新斯的明是短效可逆的胆碱酯酶抑制剂，胆碱酯酶抑制剂可以改善上睑下垂和眼部运动，可以用于协助诊断，通常被视为眼肌型重症肌无力的主要诊断方法。腾喜龙试验诊断眼肌型重症肌无力的敏感度为 88%～97%，特异度为 50%～83%。腾喜龙试验在眼肌型重症肌无力的诊断中较新斯的明试验有更高的灵敏度。胆碱酯酶抑制剂试验对于某些疾病如多发性硬化、糖尿病性动眼神经麻痹等可能出现假阳性结果，而对病程较长的患者可能出现假阴性结果，此测试最重要的技术方面是需要一个明确的终点来判断试验成功与否，因此需要联合临床表现及其他试验结果进行综合分析应用。

1. 腾喜龙试验 经常为眼肌型重症肌无力诊断的主要方法。腾喜龙（乙基 -2- 甲基 -3- 羟基苯胺氯化物）也称依酚氯铵（edrophonium），是一种胆碱酯酶抑制剂。

（1）操作步骤：将腾喜龙 10mg 用注射用水稀释至 1ml，先静脉注射 2mg（0.2ml），观察 20 秒，如无出汗、唾液增多等不良反应，再给予 8mg，1 分钟内症状好转为阳性，持续 10 分钟后又恢复原状。儿童的腾喜龙试验方法与成人相同，推荐儿童剂量为 0.15mg/kg，初试剂量为总剂量的 10%。

（2）试验终点判定：通常将上睑下垂消失或至少一条麻痹的眼外肌肌力增强作为唯一可靠的终点。因此，无上睑下垂或可辨别的眼外肌麻痹患者缺乏有效的观察终点。多数患者注入 5mg 后症状缓解，上睑下垂与复视明显减轻或消失，肌力增强。

（3）不良反应：包括轻度毒蕈碱样反应，如恶心、呕吐、肠蠕动增强、多汗及多涎等。少见伴发严重并发症，如心动过缓性心律失常和晕厥。虽然腾喜龙试验极少发生严重不良反应，但仍建议准备阿托品以防发生不良反应，也可事先皮下注射阿托品 0.8mg。

（4）注意事项：①少数眼肌型重症肌无力患者腾喜龙试验可为阴性，后来才变为阳性；②为防止罕见的心室纤颤和停搏风险，试验应在医院内进行；③试验可增强胃肠蠕动，宜餐后2小时进行；④可引起支气管平滑肌痉挛，支气管哮喘者慎用；⑤应在服用胆碱酯酶抑制剂2小时后进行；⑥晚期重症病例的神经肌肉接头病变严重，可能出现假阴性。

（5）其他的检查主要依赖于肌肉平衡终点，如采用棱镜、红玻片试验（red-glass test）检查复视，采用马多克斯杆（Maddox rod）检查隐斜，但若非麻痹肌或拮抗肌在注射腾喜龙后变得无力，可能产生假阳性反应。许多研究曾在胆碱酯酶抑制剂试验中采用眼图（oculography）检测，但由于该方法花费多、特异性低，不适合临床应用。定量眼肌无力或疲劳的扫视波形及视动性眼震的眼图分析也存在同样的情况。

2. 新斯的明试验　甲基硫酸酯新斯的明（neostigmine methylsulfate）是人工合成的化合物，化学结构与毒扁豆碱相似。0.5～1mg肌内注射（儿童剂量酌减），可同时肌内注射硫酸阿托品0.5mg，以对抗新斯的明的毒蕈碱样不良反应（瞳孔缩小、心动过缓、流涎、多汗、腹痛、腹泻和呕吐等）。注射后10～15分钟眼裂开大，20分钟更明显。每隔10分钟观察一次，一般持续1小时左右，上睑下垂等回复到注射前水平，少数人在2～3小时后才出现症状的明显改善。因作用时间较腾喜龙长，有助于结果判定。注意事项同腾喜龙试验。

（三）自身抗体检测

眼肌型重症肌无力是典型的抗体介导的自身免疫性疾病，因此，血清学自身抗体检测对于诊断眼肌型重症肌无力同样重要。眼肌型重症肌无力的主要靶抗原是神经肌肉接头突触后膜的AChR。AChR抗体阴性的患者可能存在MuSK抗体或LRP4抗体及其他相关抗体。

1. AChR抗体　是在眼肌型和全身型重症肌无力患者中最常见的抗体。AChR是一种跨膜糖蛋白，由4种亚基构成。人类肌肉有2种类型的AChR，其中胎儿型的亚基组成为2α、β、δ、γ，成人型的亚基组成为2α、β、δ、ε。AChR抗体主要为IgG1和IgG3亚型，通过与突触后膜上的AChR结合，激活补体的级联反应，致使突触后膜被破坏，导致AChR降解和结构改变，减少功能性AChR数量，阻碍骨骼肌间信号传导，进而参与了重症肌无力的发病过程。胸腺是产生抗AChR抗体的主要场所，绝大部分重症肌无力患者伴有胸腺增生、胸腺瘤或淋巴滤泡增生等，且诱导抗AChR抗体产生的组分通常位于这些增生的组织中。目前认为AChR抗体滴度与重症肌无力疾病严重程度无明显相关性，因此AChR抗体滴度并不能作为指导治疗的指标。然而，眼肌型重症肌无力患者血清AChR抗体滴度比全身型重症肌无力患者低，并有报道称在个别患者中抗体滴度与疾病状态相关。在全身型重症肌无力患者中，AChR抗体的敏感度为80%～90%，然而，与全身型重症肌无力相比，眼肌型重症肌无力的AChR抗体测试仅有50%～60%的敏感度。

2. MuSK抗体　MuSK是酪氨酸激酶受体，是一种在突触后膜特异性表达的神经肌肉接头跨膜蛋白，对神经肌肉接头的发育与功能有重要作用。MuSK激活后通过下游信号通路介导AChR在突触后膜的簇集表达，并可以诱导突触前膜神经末端分化而参与神经肌肉接头的发育和功能维持。MuSK抗体可以诱导膜表面的MuSK内化，减少MuSK表达，进而影响AChR的聚集。有研究报道，MuSK抗体在重症肌无力患者中的阳性率为1%～10%，MuSK抗体在多达50%的AChR抗体阴性的重症肌无力患者中表达，其在女性患者和地中海区域阳性率更高。MuSK 抗体阳性的重症肌无力患者表现为单纯的眼肌型较少，多伴有严重的重症肌无力症状，并常累及延髓肌及面部肌。Evoli 等对 82 例 MuSK 抗体阳性的重症肌无力患者的研究表明，仅有 3 例 MuSK 抗体阳性患者表现为单纯的眼肌型重症肌无力。Bartoccioni 等的研究表明，MuSK 抗体的 IgG4 的表达水平与疾病严重程度相关，但能否成为临床上指导重症肌无力治疗的指标仍有待于进一步研究。

3.LRP4 抗体　LRP4 是低密度脂蛋白受体（LDLR）家族成员之一，其与 agrin 形成共受体，在 MuSK 激活、AChR 聚集及神经肌肉接头形成和维持中发挥重要作用。LRP4 抗体主要是 IgG1 亚群，可抑制聚集蛋白诱导的 MuSK 激活和 AChR 在肌细胞的聚集，进而破坏神经肌肉接头稳定性。有研究表明，LRP4 抗体在中国患者中的阳性率低于西方患者，其在儿童和女性患者中的阳性率更高。在所有重症肌无力患者中 LRP4 阳性率为 1% ～ 5%，在 AChR 和 MuSK 抗体阴性的重症肌无力患者中 LRP4 阳性率为 7% ～ 33%。LRP4 抗体阳性患者症状常较 AChR 和 MuSK 抗体阳性患者轻微，并在眼肌型重症肌无力患者中较常见。因此，对于 AChR 阴性的眼肌型重症肌无力患者，应首先检测 LRP4 抗体。

4. 其他抗体　约 10% 的重症肌无力患者经以上 3 种抗体检查均检测不到抗体，因此该类疾病被称为血清抗体阴性重症肌无力。这些患者中，15% ～ 50% 可以检测到其他相关抗体，包括 Titin 抗体、agrin 抗体、Kv1.4 抗体、RYR 抗体、ColQ 抗体、皮层蛋白抗体在内的 10 多种抗体。

其中，皮层蛋白在神经肌肉接头处高表达，一方面可以通过与骨骼肌的胞内微丝肌动蛋白结合以促进肌动蛋白的聚集，另一方面可以作为一种信号转导蛋白参与 agrin-MuSK 复合体介导的 AChR 簇集，维持神经肌肉接头功能的稳定。有研究表明，皮层蛋白抗体阳性患者往往肌无力症状较轻，并在双抗体阴性的眼肌型重症肌无力患者中阳性率较高。

（四）电生理检测

1. 重复神经刺激（repetitive nerve stimulation，RNS）　神经肌肉接头疾病可见低频重复神经刺激呈波幅递减反应。常规检查面神经、腋神经及尺神经，频率一般为 2Hz、3Hz、5Hz、10Hz 和 20Hz，持续时间为 3 秒，结果判断用第 IV 波或第 V 波与第 I 波相比，观察波幅或面积衰减程度。重复神经刺激（< 5Hz）波幅或面积衰减 10% 或 15% 以上为阳性，高频重复神经刺激（10Hz）衰减超过 30% 为阳性（正常值因实验室不同而不同），肢体近端肌群阳性率通常较远端高，因近端肌群安全系数较低。

2. 单纤维肌电图（single-fiber electromyography，SFEMG）　正如重复神经刺激诊断的准确性可因检查的肌肉（如眼轮匝肌或额肌）、采用的记录方法（如反射性的或自主性的）及记录电极类型（如单纤维型或同心圆型针头）不同而不同。通过单纤维针电极测定颤抖研究神经肌肉接头功能。颤抖（jitter）是同一运动单元支配的 2 根或更多肌纤维动作电位在连续放电过程中时间间隔变化，源于运动终板传递时限的微小差别。颤抖正常值为 15 ～ 20 微秒，超过 55 微秒为颤抖增宽，若一块肌肉记录 20 个颤抖中有 2 个颤抖值 > 55 微秒为异常。重症肌无力患者颤抖明显增宽。单纤维肌电图可用于重症肌无力诊断与疗效判定，检查前无须停用胆碱酯酶抑制剂。SFEMG 对操作技术要求高且费时，需患者很好配合，低频重复神经刺激阳性患者无须做此项检查。SFEMG 是重复神经刺激诊断最敏感的电生理技术。

五、诊断及鉴别诊断

（一）诊断

眼肌型重症肌无力患者的临床表现为眼外肌无力，如上睑下垂，经常可以直观地显示重症肌无力的表征特点。根据患者晨轻暮重或活动后加重与休息后缓解的波动性肌无力或病态疲劳特征，眼肌型重症肌无力的诊断通常更为显而易见。根据查体无其他神经系统体征、注射新斯的明后上睑下垂明显改善、低频 RNS 波幅递减、单纤维肌电图显示颤抖增宽或阻滞、血清 AChR 抗体滴度可能增高，以及胆碱酯酶抑制剂治疗有效等可以诊断。然而，眼肌型重症肌无力患者常以上睑下垂或复视为首发症状在眼科就诊。

（二）鉴别诊断

1. 上睑下垂或老年性睑下垂　根据病史和年龄一般易于鉴别。

2. 动眼神经麻痹　表现为患侧上睑下垂、眼球不能内收，位于外下斜位；或伴不能上视与下视，眼球固定，瞳孔散大，对光反射消失，症状无波动。常可检出病变证据，如中脑腔隙性梗死、糖尿病、后交通动脉动脉瘤等。

3. 甲状腺毒症（thyrotoxicosis）眼肌麻痹　通常可根据眼球突出（但早期可不明显）和对新斯的明无反应来判断。

4. 进行性肌营养不良眼肌型（Kiloh-Nevin 型）　多在青壮年发病，起病隐匿，病情无波动，主要侵犯眼外肌，严重时可出现眼球固定。上睑下垂常伴眼睑闭合无力，仅见于重症肌无力与肌营养不良。由于双眼某些眼肌随机受累，红玻片试验（red-glass test）可证实复视不符合特定的神经支配。根据家族史、血清酶学检测增高和肌活检等可与眼肌型重症肌无力相鉴别。发现 *PABPN1* 基因异常和核内栅栏样包涵体是诊断 OPMD 的金标准。

5. 吉兰-巴雷综合征 Fisher 变异型　早期可出现上睑下垂，但 Fisher 综合征患者腱反射消失或出现共济失调，临床需仔细观察，肌电图检查可鉴别。

6. 肉毒中毒　早期表现为视物模糊、复视、上睑下垂、斜视及眼肌瘫痪等。因肉毒毒素作用于突触前膜，导致神经肌肉接头传递障碍及骨骼肌瘫痪，注射新斯的明症状可改善，易误诊为重症肌无力。肉毒中毒通常表现为瞳孔散大，对光反射消失，迅速出现延髓肌、躯干肌及肢体肌受累。

7. 线粒体脑肌病的类型

（1）慢性进行性眼外肌麻痹（CPEO）：多在儿童期发病，常出现上睑下垂，表现为单纯眼外肌麻痹，可双侧对称性受累，复视不常见。

（2）Kearns-Sayre 综合征（KSS）：20 岁前起病，表现同 CPEO 的眼外肌麻痹，慢性进行性上睑下垂，眼球运动受限；常伴视网膜色素变性、心脏传导阻滞，称为 KSS 三联征。可有矮小、弱智、神经性耳聋等。血乳酸试验有助于确诊。

8. 获得性孤立的无痛性上睑下垂　也有特别罕见的例外，如孤立的眼睑转移癌、上睑提肌淀粉样浸润或单侧无痛性睑肌炎。

9. 轻度面肌无力　只限于眼轮匝肌，若合并上睑下垂或眼外肌无力仅见于眼肌型重症肌无力。持续向上凝视时眼睑或眼外肌疲劳也提示眼肌型重症肌无力，虽然该表现及 Cogan 睑抽动征（Cogan's lid twitch sign）也可继发于中脑病变，但是 Cogan 睑抽动征常见于一侧上睑下垂的眼肌型重症肌无力患者，让患者向下看，从而抑制上睑提肌，约 15 秒后令患者上视检查患者的鼻部或与眼部水平的一个物体。若有此征，先前下垂的眼睑提起，并短暂地高于另一侧眼睑，然后收缩的眼睑又缓慢地垂至原下垂位置。此外，眼肌麻痹伴眼球运动受限范围内快速扫视仅见于重症肌无力，但所有限制眼运动幅度的疾病均减慢扫视速度。

10. 药物性肌无力　如硬皮病时服用青霉胺会继发重症肌无力，根据病史与服用青霉胺史、典型的骨骼肌易疲劳表现，以及新斯的明试验阳性等可资鉴别。

六、治疗

眼肌型重症肌无力的治疗目的是缓解症状、阻止或延迟进展为全身型重症肌无力。眼肌型重症肌无力患者的治疗方法包括胆碱酯酶抑制剂、糖皮质激素、免疫抑制剂和胸腺切除术，眼睛修复（针对复视）或者针对双侧上睑下垂的手术及对症处理等。眼肌型重症肌无力患儿的上睑下垂或复视造成的弱视风险促进了对遮盖治疗的需要，以确保对双眼的运用。由于儿童中眼肌型重症肌无力的发病率较高，治疗眼肌型重症肌无力患儿时要注意保护儿童的心理和生理发育。上睑下垂，甚至复视会干扰日常活动，影响健康相关的生活质量。此外，患者担心症状泛化的可能性，经常询问是否可以预防。临床管理因缺乏Ⅰ类证据而复杂化。对于这些不同的治疗形式有支持者，也有反对者，但评价这些治疗方式选择的研究还存在明显的不足，因此做到循证推荐还是困难的。

（一）胆碱酯酶抑制剂治疗

应用胆碱酯酶抑制剂仍然是眼肌型重症肌无力患者的一线治疗方案。首选药物为溴吡斯的明，其机制是通过抑制胆碱酯酶使乙酰胆碱不被灭活，可使乙酰胆碱堆积于突触间隙持续刺激突触后膜引起肌肉的兴奋，进而改善肌力，起到缓解肌无力症状的作用。溴吡斯的明应从小剂量开始应用，逐渐调整至肌力改善较明显而副作用最小的剂量。成人剂量通常为60mg，每日 3～4 次或每 3～6 小时 1 次口服。胆碱酯酶抑制剂的不良反应包括心动过缓、流涎、恶心、呕吐、腹泻、腹部绞痛、头痛、多汗、流泪、瞳孔缩小和肌肉痉挛等，其中胃肠不适是最为常见的不良反应，这些不良反应通常可以通过调整药物剂量来进行控制。研究表明，胆碱酯酶抑制剂可充分缓解轻度至中度上睑下垂，但在消除复视方面效果较差，单独使用胆碱酯酶抑制剂仅改善患者临床症状，不能改变眼肌型重症肌无力的自身免疫状态及控制疾病的进展，有慢性症状的眼肌型重症肌无力患者可发展为永久性的轻症眼病和肌萎缩，因此胆碱酯酶抑制剂的使用常需要与其他免疫治疗联用。

治疗中常见的问题：①用药后上睑下垂的眼睛大，但因不能完全纠正眼外肌麻痹，暴露了两眼球运动不对称而出现复视，患者抱怨视物模糊，影响活动。②患儿上睑下垂遮住瞳孔，光线不能进入眼底，不及时治疗可导致视神经发育障碍，出现不可逆的弱视。③患儿用药后可出现腹痛、哭闹，常使家长担忧，同时给予阿托品减轻不良反应，但也影响疗效；患儿宜减量服药，起始量为每次 10mg、15mg 或 20mg，适应性增强及腹痛消失后可逐渐加量，不必使用阿托品。

（二）糖皮质激素治疗

眼肌型重症肌无力患儿是否用激素治疗一直存有分歧，不应用的理由是一旦开始治疗，症状虽不加重却难以停药；引起骨质发育减慢、身高受影响，以及消化性溃疡和体重增加等并发症。激素疗法通常以泼尼松 5mg，隔日或每日 1 次开始。成人每 2 周增量 5mg，直至取得理想的疗效。因剂量缓慢增加，患者常在每日 15～25mg 时达到满意疗效。笔者推荐该剂量维持 6 个月后，开始每月减量 5mg，直至每日 5mg 时，改为隔日 1 次。从 30mg 剂量起始的患者均以每次 5mg 减量，从 20mg 剂量起始均以每次 2.5mg 或更小剂量减量。当隔日剂量为 20mg 或更小时，极小的减量都可能出现肌无力加重。眼肌型重症肌无力症状加重并非严重问题，但不确定激素是否掩盖了全身性肌无力症状。对儿童应考虑酌情减量。某些患者在泼尼松停药后经常再次出现肌无力，此时，是否再次应用激素是困难的抉择。对常规治疗无效的患者仍可选择，建议定期监测血压和血糖，应用质子泵抑制剂预防消化性溃疡，以及应用相应的方法预防骨质疏松。

在回顾性研究中，泼尼松和泼尼松龙对缓解症状有效，有效率为 66%～86%，使用糖皮质激素治疗的患者的疾病进展率远低于仅使用溴吡斯的明治疗的患者。一项试验研究了应用泼尼松治疗对溴吡斯的明治疗效果不满意的眼肌型重症肌无力患者的安全性和有效性。由于入组缓慢，该研究提前结束（计划的 88 名患者中有 11 名随机入选）。尽管病例数量严重不足，但该试验显示泼尼松明显优于安慰剂，因为接受泼尼松治疗的患者中有 83%（没有接受安慰剂治疗的患者）达到了最小表现状态。无患者进展为全身型重症肌无力。口服泼尼松或泼尼松龙是眼肌型重症肌无力致残患者首选的免疫抑制。治疗可以全量开始或逐步增加剂量，但最大剂量（25～50mg/d）一般低于全身型重症肌无力。一旦症状得到控制，泼尼松就慢慢减少到最低有效剂量或停药。维持剂量小于 5mg/d 时具有良好的耐受性和达到良好的生活质量。泼尼松在很大程度上是可用的，而且效果迅速，在眼肌型重症肌无力中，"早期恶化"的风险不是问题。最近的一项研究比较了两种糖皮质激素对眼肌型重症肌无力的反应，即大剂量静脉注射甲泼尼松（IVMP）和小剂量口服泼尼松，大剂量静脉注射甲泼尼松能更快地改善眼肌型重症肌无力。在长期治疗中经常使用可使激素减量的药物，其标准和治疗方案与全身型重症肌无力相同。

（三）免疫抑制剂治疗

眼肌型重症肌无力患者或儿童的治疗通常推荐小剂量使用免疫抑制剂，如硫唑嘌呤、吗替麦考酚酯和他克莫司在缓解症状和防止疾病进展方面都是有益的。硫唑嘌呤（每片 50mg），以每次 12.5mg、每日 1 次为起始剂量，每 1～4 周增加 12.5mg，直到出现不良反应为最大剂量，通常与激素合用可以减少激素的用量，两者治疗作用相加副作用不同，是"激素的增效剂"。两项检测硫唑嘌呤疗效的研究显示，其可减少转化为全身型的风险。环磷酰胺，成人口服每次 50mg，2～3 次/天，或 200mg，每周 2～3 次静脉注射；儿童每天口服 3～5mg/kg。环孢素在我国眼肌型重症肌无力治疗中效果不好、价格高，因而趋于淘汰。当患者对免疫抑制剂治疗没有反应，或需要高剂量的治疗方案伴有无法耐受的免疫抑制剂时，眼肌型重症肌无力被认为是难治的。在这些病例中，治疗选择远比全身型重症肌无力有限。

（四）血浆置换

由于价格高，该方法不用于眼肌型重症肌无力的治疗，血浆置换试验在极少数患者中进行，没有任何效果。

（五）免疫球蛋白治疗

免疫球蛋白主要用于眼肌型重症肌无力幼儿，200 ～ 400mg/kg 静脉注射 5 天左右，近 50% 患儿疗效显著，也有不少患儿完全无效。

（六）利妥昔单抗（嵌合抗 CD20 单克隆抗体）治疗

利妥昔单抗清除 B 细胞在全身型重症肌无力治疗中越来越受欢迎。到目前为止，利妥昔单抗在少数眼肌型重症肌无力受试者中是非常有效的，尽管证据不足，但在难治性疾病中可能被考虑。

（七）手术治疗

胸腺切除对伴有胸腺瘤或胸腺增生的眼肌型重症肌无力患者具有一定疗效。19 世纪末已观察到重症肌无力患者通常合并胸腺病变。胸腺瘤患者在可行的情况下应行胸腺切除术。相反，治疗性胸腺切除术（即在非胸腺瘤患者中进行重症肌无力治疗）的作用一直是长期争论的对象。在过去的几十年里，当推荐的手术技术被扩展为经胸骨胸腺切除术时，它被认为是一个过于激进的选择。目前，微创手术可以使胸腺切除术在这类人群中更易被接受。由于现有的证据来自于回顾性的异质性研究，目前还不能得出确切的结论。美国神经病学会推荐用于非胸腺瘤的自身免疫性重症肌无力患者。两项观察性研究认为，胸腺切除术是改善眼肌型重症肌无力患者眼部症状预后的有效疗法。

由于胸腺在免疫系统发育中起重要作用，眼肌型重症肌无力幼儿是否选择胸腺切除或推迟至青春期后应权衡利弊。眼肌型重症肌无力患儿上睑下垂，若药物治疗效果不佳，可导致患儿心理发育障碍、性格内向、自卑与不合群。上睑下垂遮住瞳孔，光线长期不能进入视网膜，使视神经缺乏光刺激，导致发育不良，以后虽然上睑下垂可以得到纠正，也会永久遗留弱视，影响儿童的学习与受教育程度，可考虑选择手术治疗。患儿手术的最小年龄通常在 3 岁以上。微创手术更适于儿童。在一项综合分析中，小儿患者术后综合缓解率为 50%，预后较好。在目前的实践中，胸腺切除术被认为是基于个体的、作为早期发作的 AChR 抗体阳性眼肌型重症肌无力或对免疫抑制治疗不理想的患者的首选治疗。

某些患者可见术后加重或术后复发现象。术后复发可导致前功尽弃，是长期以来制约胸腺手术开展的主要原因。笔者曾随访胸腺扩大切除术后缓解的 271 例重症肌无力患者，研究了 135 例术后复发者，发现术后未立即用激素、感冒 / 感染、仅服溴吡斯的明及过早停药等是术后复发的危险因素，印证了术后必须坚持正规治疗的必要性。研究表明，术后复发可能与淋巴细胞"归巢"、细胞活化及炎性细胞迁移等有关。术后 5 年约 90% 的重症肌无力患者疗效明显，儿童多数可以停药，年轻女性患者完全停药的机会高于男性。

（八）对症治疗

如果药物治疗不能纠正复视，建议使用眼罩、磨砂镜片或封闭式隐形眼镜遮挡单眼。眼镜商制造了一种支撑架可改善双睑下垂。对重度上睑下垂和复视患者采取支撑架眼镜等支持性措施有助于治疗难治性眼肌型重症肌无力。少数长期存在斜视的患者行斜视矫正术可能有益。眼睑整容术可以去除眼周多余的松弛皮肤和增大眼裂。也有用肉毒毒素治疗少数顽固性斜视患者，减弱麻痹肌对应的拮抗肌肌力，但局部注射肉毒毒素对眼肌型重症肌无力患者的神经肌肉阻滞可产生不良影响，风险较大，不宜采用。局部应用萘唑啉（主要为 α_2 受体激动剂）被发现可有效缓解轻中度上睑下垂。

（九）治疗最新进展

3，4-二氨基吡啶（3，4-diaminopyridine，3，4-DAP）是一种突触前的传递增强剂，可通过阻断突触前膜的钾离子通道增加乙酰胆碱维持神经递质持续传递，引起肌肉兴奋，改善肌无力症状，最终显著改善突触前膜功能障碍性疾病。研究发现，给予重症肌无力患者（包括眼肌型重症肌无力和全身型重症肌无力）口服 3，4-DAP 每次 10mg，每日 4 次，48 小时后观察发现患者肌无力症状得到明显改善，持续服用 1 年后的随访结果证实，3，4-DAP 疗效较好，几乎没有不良反应，提示 3，4-DAP 可作为眼肌型重症肌无力和全身型重症肌无力的有效治疗药物。

研究表明，C-547 为甲基嘧啶衍生物，对胆碱酯酶具有高亲和力，是强效可逆性胆碱酯酶抑制剂。C-547 与血清白蛋白的结合情况可显著影响其在神经肌肉接头亚室中的分布浓度，而神经肌肉接头的空间结构特征决定其与 C-547 结合缓慢，导致 C-547 长时间停留在神经肌肉接头处，可以持续抑制胆碱酯酶，维持肌肉的持续兴奋，使肌无力症状得到改善，目前研究认为其可能成为眼肌型重症肌无力和全身型重症肌无力的有效治疗药物。

七、预后

眼肌型重症肌无力最关注的问题是进展为全身型重症肌无力的可能性。大多数研究者报道约 50% 的眼肌型重症肌无力进展为全身型重症肌无力。然而，有学者估计这一比率可高达 66%，他们对 1036 例重症肌无力患者连续观察 12 年，发现其中 16% 的患者症状局限于眼外肌和眼轮匝肌，如果眼外肌瘫痪 1 个月，约有 66% 的可能性进展为全身型重症肌无力，若单纯眼外肌瘫痪长达 1 年，则仅有 16% 的可能性进展为全身型重症肌无力。Simpson 认为转化率为 85%～95%，他们发现 750 例全身型重症肌无力患者中有 2/3 在发病 1 年内达到高峰，83% 在 3 年内达到高峰。儿童眼肌型重症肌无力的转化率为 39%～49%。这些数据的多变性反映了眼肌型重症肌无力定义的不确定性。

一般认为，眼肌型重症肌无力患者在发病的前两年更可能进展为全身型重症肌无力，但缺乏明确证据。Henry 观察发现 37 例眼肌型重症肌无力患者中的 17 例在 6 年内进展为全身型重症肌无力。通常男性比女性症状进展快。一项研究发现在眼肌型重症肌无力转化为全身型重症肌无力的患者中有 44/53（83%）的患者发生在起病前两年。但其他研究发现在前两年进展的患者占 50%～60%。事实上，这一进展在发病后的 24 年内都可能发生。Bever 发现此进展没有先兆，包括抗体的出现和消失、健侧肢体肌肉重复神经刺激反应的衰减。最近的研究显示，虽然四肢肌单纤维肌电图异常不能预测转化，但 82% 的四肢肌单纤维肌电图正常的眼肌型重症肌无力患者症状局限于眼肌。

儿童眼肌型重症肌无力的预后普遍较好，Rodriguez 等随访了 149 例眼肌型重症肌无力患儿，平均随访 17 年，其中 85 例行胸腺切除，40% 的胸腺切除患儿症状缓解或消失，缓解通常发生在前 3 年。20% 的眼肌型重症肌无力儿童存在持续的自发缓解现象，而成人的自发缓解率为 10%。

（薛艳立）

第八章
重症肌无力伴发胸腺瘤

　　重症肌无力（MG）是自身抗体介导的获得性神经肌肉接头（NMJ）传递障碍的自身免疫性疾病，也是一种以胸腺为靶器官的自身免疫性疾病。在大多数病例中可以检测到针对突触后肌肉终板膜成分的致病抗体，乙酰胆碱受体（AChR）抗体是最常见的致病性抗体；此外，针对突触后膜其他组分，包括 MuSK、LRP4 及兰尼碱受体（ryanodine receptor，RyR）等抗体陆续被发现参与重症肌无力发病，这些抗体可干扰 AChR 聚集，影响 AChR 功能及 NMJ 信号传递，近年来已有更多的抗原靶点被发现，但其致病性和临床意义尚不清楚。

　　大多数的重症肌无力患者可见病理性的胸腺变化，包括增生（滤泡性或弥漫性胸腺炎）和胸腺瘤。超过 80% 的血清阳性的全身型重症肌无力患者表现出胸腺病变。胸腺增生最常见于早发型重症肌无力，而胸腺瘤和萎缩性胸腺见于晚发型重症肌无力。在 10% ～ 15% 的抗 AChR 抗体阳性的重症肌无力患者中，重症肌无力与胸腺上皮性肿瘤相关，属于胸腺瘤的副肿瘤综合征。不同的胸腺改变和临床流行病学发现存在显著的相关性（见表 6-2）。

一、胸腺病理学特点及其与重症肌无力的关系

　　AChR 阳性重症肌无力（AChR-MG）常与淋巴滤泡增生和胸腺瘤等胸腺改变相关，两者有助于产生特异性抗体的耐受失败。AChR-MG 可发生在任何年龄，但在成人中表现出发病年龄的双峰模式，在早发型重症肌无力（发病年龄＜ 50 岁）人群中女性患者居多，而晚发型重症肌无力中男性患者居多。临床表现常见上睑下垂和复视，外源性眼肌无力。在随后的治疗过程中，约 80% 的患者的症状和体征会扩散到其他肌肉群。AChR-MG 具有广发的临床变异性，尽管现在的诊断和治疗已经得到了很大的改进，但是仍有 20% 的患者会因为疾病进展发展为危及生命的呼吸危象。胸腺淋巴滤泡增生与早发型重症肌无力密切相关，晚发型重症肌无力患者胸腺标本可检测到轻微的炎症变化，约 15% 的患者发生胸腺瘤，多见于 40 ～ 60 岁。

　　胸腺瘤是最常见的前纵隔腔室肿瘤，起源于胸腺上皮细胞群。胸腺瘤的发病率约为 2.5/100 万人·年，年龄分布在 10 ～ 80 岁，此外，胸腺瘤常与自身免疫性疾病相关，尤其是重症肌无力。2004 年世界卫生组织（WHO）分类将胸腺上皮肿瘤细分为 A 型、AB 型、B1 型和 B2 型和 B3 型（以及罕见的其他型）胸腺瘤和胸腺癌（thymic carcinoma，TC）。2014 年国际胸腺肿瘤协会（International Thymic Malignancy Interest Group，ITMIG）发布了关于胸腺瘤和胸腺癌组织学分类的共识声明。

（一）A 型胸腺瘤

　　在 WHO 分类中，通常 A 型胸腺瘤的分叶状结构不明显，纤维间隔较少，以髓质成分为主。肿瘤主要由梭形细胞构成，肿瘤细胞核染色质疏松而淡染，核仁不明显。免疫组化可以

表达 CD20 和角蛋白。瘤细胞之间含有较少的表达 CD1a 或 CD99 的不成熟 T 细胞。ITMIG 发布的组织学分类发现缺乏网状蛋白纤维不能可靠地将 A 型与 B3 型胸腺瘤区分开。缺乏皮质特异性免疫组织化学标志物有助于诊断 A 型胸腺瘤，给出了诊断 A 型胸腺瘤的主要标准和次要标准。主要标准：纺锤形 / 卵圆形肿瘤细胞，无核异型性；肿瘤中见未成熟的 TdT（＋）T 胸腺细胞。次要标准：花环结构、被膜下囊、腺样结构、缺乏血管间隙、丰富的毛细血管、缺乏 Hassall 小体、有完整的包膜、CD20 在上皮细胞中表达，以及缺乏皮质特异性标志物等（详见 ITMIG 共识声明）。

非典型 A 型胸腺瘤的新概念是在纽约多学科讨论中提出的，并基于曼海姆的案例审查。尽管在 2004 年 WHO 分类中讨论 A 型胸腺瘤时使用了"良性"一词，但有充分的证据表明，即使 A 型胸腺瘤也可能出现包括转移在内的晚期表现，表明所有胸腺瘤都是恶性的，只是程度不同。ITMIG 商定的"非典型性"标准是有丝分裂活性增加（每 10 个高倍视野 4 个或更多）和"真"（凝结性）肿瘤坏死（与缺血或活检引起的坏死相反）。

（二）AB 型胸腺瘤

WHO 定义 AB 型胸腺瘤是包含淋巴细胞缺乏的 A 型胸腺瘤成分和富含淋巴细胞的 B 型胸腺瘤样成分混合形成器官样物质组成的胸腺上皮肿瘤。混合型 AB 型胸腺瘤的上皮细胞表达皮质和髓质标志物，而 A 型胸腺瘤缺乏皮质标志物相关表达，A 型胸腺瘤应不包含或仅包含很少的 TdT（＋）T 细胞，在可用的活检或任何具有丰富 TdT（＋）T 细胞的区域内，TdT（＋）T 细胞数量高于 10% 的阈值，将有利于诊断 AB 型胸腺瘤。AB 型胸腺瘤淋巴细胞富集区上皮细胞呈纺锤形或卵圆形，很少情况下，AB 型胸腺瘤的富淋巴细胞区可能与 B1 型胸腺瘤相似，在这种情况下，肿瘤细胞的特征是梭形的，上皮细胞 CD20 的表达在 50% 的 AB 型胸腺瘤中被发现，但在 B1 型胸腺瘤中不存在（图 8-1）。

（三）B1 型胸腺瘤

B1 型胸腺瘤主要由未成熟的 T 细胞组成，始终是淋巴细胞丰富、上皮细胞贫乏的肿瘤，在低倍镜和高倍镜下胸腺皮质及髓质在组织学上与正常胸腺类似，有较厚的包膜，呈小叶状生长方式。肿瘤上皮细胞分布分散、疏松，可见到胸腺小体，但比正常髓质数量少，胸腺小体形态各异，可表现为发育不良的上皮团或有明显角化中心的大片状结构。着色体巨噬细胞可散在分布，呈星空样，血管周围间隙较少见。肿瘤细胞小，细胞核呈圆形或椭圆形，染色淡，有时可见核仁，细胞异型性不明显。肿瘤上皮细胞的角蛋白表达谱类似正常的上皮细胞，如 CK（＋）、CK19（＋）、CK5/6（＋）、CK7（+/-）、CK20（-）、EMA（-/+）。肿瘤内混杂的 T 细胞多为 CD1a（＋）、TdT（＋）、CD3（＋）、CD99（＋）；髓质岛的淋巴细胞多为成熟的 T 细胞和 B 细胞（图 8-2）。

（四）B2 型胸腺瘤

B2 型胸腺瘤均匀混合了淋巴细胞和多角形上皮细胞。B2 型与 B1 型都有丰富的淋巴细胞，但 B2 型髓质部分不突出或缺失，没有胸腺小体。B2 型的上皮细胞成分比 B1 型更多。B2 型上皮细胞呈空泡状核，伴有不同程度的异型性，细胞核比 B1 型的核大，且有明显的核仁，常见明显的血管外间隙，大多数淋巴细胞呈不成熟的表现，表现为核大，染色质稀疏，核分裂多（Ki-67 指数＞80%），且呈不成熟免疫表型［CD1a（＋）、CD99（＋）］（图 8-2）。

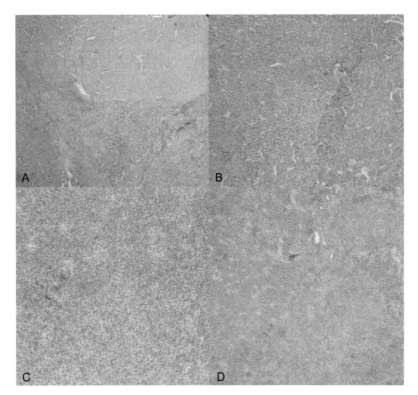

图 8-1　A 型胸腺瘤和 AB 型胸腺瘤
A、B. A 型胸腺瘤；C、D. AB 型胸腺瘤

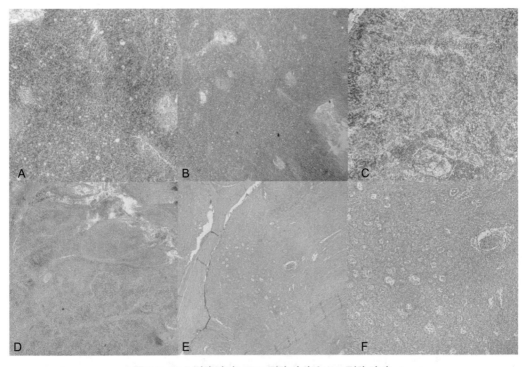

图 8-2　B1 型胸腺瘤、B2 型胸腺瘤和 B3 型胸腺瘤
A、B. B1 型胸腺瘤；C、D. B2 型胸腺瘤；E、F. B3 型胸腺瘤

（五）B3 型胸腺瘤

B3 型胸腺瘤通常表现为小叶生长，呈分叶结构状，有明显的血管周围间隙（perivascular space，PVS），轻度 / 中度核异型性，缺乏细胞间桥，缺乏 CD117、CD5、MUC1 和 GLUT1 的表达，缺失局灶性 TdT（+）T 细胞，存在 TdT（+）未成熟 T 细胞，通常包膜缺乏完整性，向周围软组织内挤压或浸润性生长。B3 型胸腺瘤的上皮细胞成片分布，其上皮细胞形状可呈圆形、卵圆形或多边形，少数上皮细胞为梭形细胞或透明细胞（图 8-2）。

（六）胸腺癌（C 型胸腺瘤）

胸腺癌与其他胸腺外的癌肿具有类似的组织学特征，可以表现为各种癌的形式，诊断胸腺癌需要排除非典型和发育不全的胸腺瘤，以及胸腺外来源的癌肿转移，但胸腺癌或 C 型胸腺瘤的免疫组织化学，CD5、CD117 的上皮表达，GLUT1、MUC1a 的广泛表达及缺乏未成熟的 TdT（+）T 细胞有助于与胸腺外癌进行鉴别。

一般认为 A 型和 AB 型胸腺瘤为良性肿瘤，复发风险极低，然而已有证据表明，即使 A 型胸腺瘤也可能出现晚期转移，说明所有胸腺瘤都是恶性的，只是恶性程度不同而已，重症肌无力与影响胸腺的疾病之间存在密切关系。40% ～ 70% 的重症肌无力患者伴有胸腺滤泡增生，其中 10% ～ 21% 伴有胸腺瘤，此外，20% ～ 47% 的胸腺瘤患者已经或将要发展为重症肌无力。40% ～ 90% 的重症肌无力患者在胸腺切除术后可获得缓解。A 型、AB 型及 B1 ～ B3 型胸腺瘤都可能出现重症肌无力，大多数为 B 型胸腺瘤，其中以 B2 型胸腺瘤为显著，A 型胸腺瘤罕见，胸腺癌多数与重症肌无力无关。

二、伴有胸腺瘤重症肌无力的发病机制

胸腺瘤起源于皮质胸腺上皮细胞，是由上皮细胞的异常发育而引起的，胸腺瘤与胸腺增生不同，不存在 B 细胞和生发中心，胸腺瘤缺乏髓质，缺乏功能性髓质可能会导致成熟 T 细胞的负选择受损。目前主要有两种伴有胸腺瘤重症肌无力的发病机制观点，一是免疫调节异常机制，认为自身免疫机制与胸腺瘤的发展密切相关，相关文献表明超过 50% 的胸腺瘤患者存在重症肌无力或其他自身免疫综合征。胸腺瘤缺乏主要组织相容性复合体（major histocompatibility complex，MHC Ⅱ类）抗原和自身免疫调节因子（autoimmune regulator，AIRE），这表明自身免疫调节机制存在差异，也有文献报道 CD4$^+$、CD25$^+$、Treg 细胞的缺乏及 AChR 亚基表达的变化也可能在诱发重症肌无力中起作用。Fuji 等认为是胸腺瘤邻近的增生组织产生的自身抗体起作用。另一种为遗传易感基因机制，胸腺瘤以不同的方式影响 T 细胞的选择，T 淋巴细胞相关抗原 4（cytotoxic T lymphocyte associated antigen-4，CTLA4）第一外显子的单核苷酸多态性与胸腺瘤重症肌无力密切相关，CTLA4 是 T 细胞激活的关键负调节因子，竞争性地干扰抗原呈递细胞上 CD28 与 B7-1 和 B7-2 的结合。相关文献表明，HLA 单倍型 DR2 和 DR7 的表达和老年人伴发胸腺瘤重症肌无力相关。

迟发型重症肌无力和具有胸腺瘤的重症肌无力是由抗 Titin、抗 RyR 和抗细胞素（IL-12、IFN-α）抗体定义的表型。这些表型还表现为严重的口咽肌和颈部肌受累，以及与呼吸危象及胸腺切除术的低反应性相关。也有相关文献表明，重症肌无力和炎性肌病的共存可能与胸腺瘤的副肿瘤现象有关。

三、伴有胸腺瘤重症肌无力的发病机制模式

胸腺是人体重要的免疫器官，初始 T 细胞在胸腺内经过阳性选择和阴性选择发育、分化为成熟的 T 细胞。

胸腺瘤是来源于胸腺上皮的肿瘤，大于 95% 的胸腺瘤副肿瘤性重症肌无力以胸腺瘤内异常的、非耐受性 T 细胞的选择为初始表现，这种非耐受性 T 细胞向全身肿瘤外的免疫系统输送，如淋巴结、正常的胸腺、脾脏、骨髓等，随后 T 细胞激活，树突状细胞、T 细胞、B 细胞之间相互作用，最终产生自身抗体。

肿瘤上皮细胞低水平表达上皮 MHC Ⅱ 类分子（弱化的 T 细胞受体：MHC 相互作用）和 CTLA4 高的表型导致异常 T 细胞的选择而有利于 T 细胞的存活，从而促进重症肌无力病程的发展，然而 CTLA4 低表型能通过成熟 T 细胞的强烈激活促进阴性选择，从而抑制重症肌无力的发生，胸腺瘤缺乏髓质和生发中心，皮髓质区域分界不清，MHC 水平在胸腺髓质结构减少时特别重要。皮质型胸腺瘤与重症肌无力的发生相关，皮质型胸腺瘤的形态学结构类似正常的胸腺结构，能够吸引 T 淋巴细胞和诱导其分化成熟，这可能在胸腺瘤发生重症肌无力的过程中起到重要的作用。上皮细胞高表达内源性的蛋白与 T 细胞选择的失衡可能有利于胸腺瘤源性自身免疫性 T 细胞的产生。伴有胸腺瘤的重症肌无力患者外周血 T 细胞亚群中 $CD4^+/CD8^+$ 比例减低、Treg 细胞数量减少及功能障碍，免疫抑制效应减弱，认为以上变化可能是促进重症肌无力发病的因素。胸腺瘤中功能缺陷的 $CD4^+/CD8^+$ 双阳性 T 细胞输送到外周（如残余胸腺、淋巴结、骨髓，甚至是炎性肌肉组织）成为自身反应性 T 细胞，其中部分细胞是 AChR 抗原及 Titin 抗原特异性自身反应性 T 细胞，在外周淋巴系统辅助性 B 细胞产生自身反应性抗体，由此才具有致病能力，导致重症肌无力发病。

免疫耐受是机体减少或消除特定因子的免疫反应的一种重要机制，目前认为 Th17 细胞在自身免疫性疾病的发病机制和介导慢性炎症中发挥着重要的作用，而 Treg 细胞通过抑制 $CD4^+$ T 细胞的激活和增殖来维持机体的免疫耐受，Th17 细胞和 IL-17 在胸腺瘤和胸腺增生的重症肌无力患者中表达增加，Treg 细胞功能障碍和 FOXP3 表达缺失是导致自身免疫性重症肌无力的重要机制，并且与重症肌无力的严重程度相关。一项研究表明，Th17 和 Treg 细胞数量在胸腺瘤组织和外周血中都有类似的变化，证明 Th17 和 Treg 细胞既存在于胸腺外，也存在于胸腺内，外周血中 Th17 细胞升高，Treg 细胞降低可能是导致胸腺瘤重症肌无力的原因之一。Th17 和 Treg 细胞密切相关，在分化过程中相互抑制，IL-6 通过促进 IL-21 和 IL-23 通路的顺序参与来诱导 Th17 的分化，而 IL-6 可抑制 Treg 细胞分化。

四、治疗原则

鉴于胸腺异常在重症肌无力发病中的重要作用，胸腺瘤的诊断和可切除性需要通过胸腺 CT 增强扫描或 MRI 扫描来确定，其分叶轮廓、周围脂肪浸润、肺浸润、大血管浸润等均可预测肿瘤的侵袭性。一旦发现合并胸腺瘤，应尽早行胸腺切除手术，根治性切除是胸腺瘤患者预后的决定性因素，在这些病例中，胸腺切除包括完全切除胸腺瘤、胸腺和纵隔脂肪，是目前的一线治疗方法，经胸骨正中入路扩大胸腺切除是治疗胸腺瘤及合并胸腺增生重症肌无

力的大部分专家选择的手术方式。扩大胸腺切除指的是尽可能地切除肿瘤及异位的胸腺组织及周围脂肪组织，术中注意保护喉神经、迷走神经和膈神经。异位胸腺组织出现在前纵隔脂肪中的比率较高，横膈周围的脂肪组织中也发现存在异位胸腺组织。因此，在制订治疗方案时，应结合术前影像学检查，充分考虑肿瘤的分期和组织学类型，应尽可能做到 R0 切除；最大限度且完整地切除肿瘤往往预示着能够实现最佳的预后。为此，在通过影像学检查进行治疗前评估时，既要重视肿瘤分期的评估，也要充分考虑肿瘤的可完整切除性。在大多数情况下，胸腺瘤相关重症肌无力是一种全身性疾病。患者通常在胸腺切除术后仍有症状，通常需要长期的免疫抑制治疗，在这一人群中可发生多种副肿瘤疾病，这往往与原发肿瘤或者肿瘤的复发有关，这些疾病通常比较严重，使得临床治疗进一步复杂化。

重症肌无力的围手术期处理比较复杂，术前给予溴吡斯的明控制症状能最大限度地改善肌无力症状，以无腹痛、腹泻等不良反应为原则，若效果不佳，术前给予静脉用人血免疫球蛋白或血浆置换以清除病理性自身抗体可缓解肌无力症状，从而降低发生术后肌无力加重甚至危象的可能。

胸腺瘤术后放疗在Ⅲ期胸腺瘤完全切除后患者中的作用仍有争议，有研究报道指出，Ⅱ期或Ⅲ期胸腺瘤完全切除后不需要术后放疗。也有文献表明，对于Ⅲ期胸腺瘤患者，完全切除术后放疗比单纯手术和单纯放疗的生存率高。对于疾病进展较快、恶性程度较高的胸腺肿瘤，通过综合治疗的方法可能会取得相对较好的效果；对于手术无法切除的胸腺肿瘤或临床不能耐受手术治疗的患者，同步放化疗有可能使疾病得到有效控制，提高患者生活质量及延长患者生存期，这仍需要进行进一步的多中心临床研究。

（王健健）

第九章

重症肌无力的辅助检查

一、重症肌无力的电生理诊断

神经电生理检查在重症肌无力（MG）的诊断及鉴别诊断中有重要意义。常用的神经电生理检查包括感觉神经传导速度（motor nerve conduction velocity，MCV）和运动神经传导速度（sensory nerve conduction velocity，SCV）、常规肌电图（electromyography，EMG）、重复神经刺激（repetitive nerve stimulation，RNS）及单纤维肌电图（single fiber electromyography，SFEMG）。在重症肌无力的诊断和鉴别诊断中以 RNS 及 SFEMG 更为关键，特别是当乙酰胆碱受体抗体（acetylcholine receptor antibody，AChR-Ab）或抗肌肉特异性受体酪氨酸激酶抗体（muscle-specific tyrosine-kinase antibody，MusK-Ab）阴性、腾喜龙或新斯的明试验结果模棱两可、神经系统症状体征不典型时，其价值更为重要。而常规肌电图和神经传导速度检测可用于排除其他疾病。

（一）神经肌肉传递

进行重症肌无力的神经电生理研究需要理解神经肌肉传递的一些基本的重要概念，因为这些生理因素决定了正确诊断神经肌肉接头疾病所需的重复神经刺激和单纤维肌电图的类型。

1. 量子 是指单一囊泡内所含的乙酰胆碱（ACh）的量，包含 5000 ～ 10 000 个乙酰胆碱分子，每个量子（囊泡）的释放可以使突触后膜电位发生 1mV 的改变。这是休息时自发产生并形成微型终板电位（micro end-plate potential，MEPP）的基础。通常情况下单一神经动作电位可触发 50 ～ 300 个量子（囊泡）的释放，平均约为 60 个量子（囊泡）。

即刻可用储存的 ACh 突触囊泡位于神经末梢突触前膜下，除此之外还有二级储存（动员储存），二级储存在重复神经动作电位后 1 ～ 2 秒开始补充即刻可用储存。更大的二级储存（储备储存）则在轴突和胞体上发挥作用。

2. 终板电位（end-plate potential，EPP） 是神经动作电位和神经肌肉传递后产生于突触后膜的电位。由于每个释放量子（囊泡）可以使突触后膜电位发生 1mV 改变，因此一个神经动作电位所释放的 ACh 可以使膜电位发生 60mV 的改变。

3. 安全系数 一般情况下，神经肌肉接头突触前末梢所释放的量子数（约 60 个囊泡）远远超过产生突触后肌肉动作电位（7 ～ 20mV）所需的突触后膜电位改变的阈值。安全系数所产生的终板电位总是可以达到阈值，形成"全或无"肌纤维动作电位（muscle fiber action potential，MFAP），避免重复动作电位时神经肌肉接头传递障碍。除量子释放外，一些其他因素同样有助于安全系数和终板电位，包括乙酰胆碱受体传导性能、乙酰胆碱受体密度、乙酰胆碱酯酶活性、突触结构和神经肌肉接头钠离子通道密度。

4. 轴突末端钙内流　随着突触前运动神经轴突末梢的去极化，电压门控钙通道（voltage-gated calcium channel，VGCC）打开使钙离子内流。通过钙依赖的细胞内级联，囊泡停留在活性释放区域（称为活跃区），并且释放 ACh 分子。钙离子在 100 ~ 200 毫秒慢慢扩散而远离囊泡释放区域。在电生理实验室，运动神经重复刺激的频率将提示钙离子聚集在提高 ACh 释放方面是否起到一定的作用。

5. 复合肌肉动作电位　在运动神经传导研究期间，当给予超强刺激时，通过置于肌腹表面的电极可以记录到复合肌肉动作电位（compound muscle action potential，CMAP）。CMAP 代表了所有运动轴突刺激所产生的 MFAP 的总和。

（二）常规肌电图

广义肌电图（EMG）包括常规肌电图、神经传导速度（nerve conduction velocity，NCV）、重复神经刺激（RNS）、运动单位计数（MUNE）、单纤维肌电图（SFEMG）及巨肌电图（macro-EMG）等。狭义肌电图通常是指常规肌电图或同心针肌电图，记录肌肉静息状态时和随意收缩状态下的各种电活动特性。

常规肌电图主要应用于脊髓前角细胞疾病、周围神经疾病、肌病、神经肌肉接头疾病及肌内注射肉毒毒素时帮助选择有效部位及肌肉活检时选择适宜部位。禁忌证包括血液系统疾病等有出血倾向状态，若存在感染性疾病的患者须使用一次性针电极。根据病情选择受检肌肉，请选择病情累及的神经与肌肉。

肌电图检查时被检者取坐位或卧位，保持放松。将针电极插入被检肌肉，第一步，观察肌肉静息状态下的电活动，在肌肉静息状态下，观察有无插入电位、正锐波、纤颤电位、束颤电位、复合重复放电、肌强直放电、肌颤搐电位等；第二步，观察肌肉轻度自主收缩状态的电活动，嘱患者小力自主收缩肌肉，主要记录运动单位电位的时限、波幅及多相波的比例，还可以记录面积和转折数等；第三步，观察肌肉大力收缩募集电位，观察项目包括募集相型及募集电位的峰值。肌电图测定有助于发现亚临床病灶或易被忽略的病变，并可以明确神经源性损害和肌源性损害，对临床定位有重要价值，也可以用来辅助判断病情及预后评价，为治疗的选择提供依据。

对于重症肌无力的患者，肌肉呈轻度自主收缩状态时，运动单位电位的波幅、时限、多相波通常正常。但在无力症状明显的肌肉上进行测定时，尤其是选择肢体近端肌肉时可以检测到短时限、低波幅的运动单位电位，类似于肌源性疾病的特点，但与肌病不同的是，重症肌无力患者在静息状态时并无肌病时常见的异常自发电位，如纤颤波或正锐波，在大力收缩时也无病理干扰相。重症肌无力运动单位测定时最常见的表现为运动单位电位波形不稳定，且病情越重，不稳定现象越明显，这种现象在采用触发延迟技术使运动单位同时呈现在一个屏幕时更加清晰。出现上述改变的原因是，神经肌肉接头突触后膜病变导致微终板电位合成运动终板电位，进而产生动作电位的安全系数下降，神经冲动到达神经末梢后，在神经肌肉接头处被阻滞或出现传导减慢，部分肌纤维不能被兴奋或兴奋不同步，导致每次兴奋的肌纤维数量不恒定，从而导致所合成的动作电位波形不稳定。

在重症肌无力患者中，常规肌电图检测主要用于重症肌无力与肌病及其他神经源性疾病的鉴别诊断。例如，对于以延髓性麻痹为主要表现的患者，常规肌电图可用于重症肌无力与进行性延髓麻痹的鉴别；对于以四肢近端肌肉无力为主要症状的患者，常规肌电图可用于重症肌无力与多种肌病的鉴别；对于眼肌受累的患者，常规肌电图可用于重症肌无力与周围神经病或慢性进行性眼外肌麻痹的鉴别。

（三）神经传导测定

广义的神经传导速度（NCV）测定包括运动神经传导速度、感觉神经传导速度、F波、H反射及重复神经刺激等，通常意义的神经传导速度测定主要指运动神经传导速度测定和感觉神经传导速度测定两部分。

运动神经传导速度测定时给予神经干的远端和近端超强刺激，记录并测定该神经支配的肌肉2次复合肌肉动作电位（CMAP）的不同潜伏期，运动神经传导速度等于远端和近端之间的距离除以潜伏期的差值。CMAP的波幅等于峰-峰值。运动神经传导速度测定时常规测定的参数主要包括潜伏期、神经传导速度，以及CMAP的波幅、面积和时限。感觉神经传导速度测定参数主要包括感觉神经传导速度和感觉神经动作电位波幅。

运动神经传导速度和感觉神经传导速度异常表现为传导速度减慢和波幅降低，前者主要反映髓鞘损害，后者主要反映轴索损害。神经传导测定结果主要反映有髓神经纤维的功能状况。在进行测定结果分析时既要注重各个参数，也要重视波形的分析。

F波（F wave）是运动迟发反应，是在神经干给予超强电刺激后出现在CMAP之后的一个小的肌肉动作电位。F波起源于逆向传导的动作电位，后者传导至前角细胞并使其出现后发放电位，此动作电位沿着神经传导，再经过刺激点到达肌肉。F波实际上是小的CMAP，代表了所测神经支配肌纤维的1%～5%的水平。F波传入与传出通路均为纯运动纤维，其中没有突触传递，不能算真正的反射。F波电极放置同运动神经传导测定，不同的是阴极放在近端。F波出现率是在一定数量刺激后出现F波的数量。正常为80%～100%，应始终大于50%。出现率的减少或潜伏期的延长均提示异常。F波反映的是运动神经近端的功能，主要用于吉兰-巴雷综合征（GBS）等疾病的诊断。

H反射（H-reflex）与F波不同，它是一个真正的反射。H反射是给予神经较小的电量刺激，冲动经感觉神经纤维传导至脊髓后再传入下运动神经元而引起肌肉的电活动。H反射相对稳定地出现于成人骶1神经根所支配的肌肉，H反射的存在与踝反射的存在与否有很大关系，在临床上踝反射存在，则H反射也应存在。近端胫神经、坐骨神经、腰骶神经丛和骶1神经根存在病变时都可出现H反射潜伏时间延长，周围神经病如糖尿病周围神经病早期也可出现H反射潜伏时间延长。

在重症肌无力患者中，感觉神经传导速度和动作电位波幅均正常。运动神经传导测定时的远端潜伏期、传导速度及CMAP波幅结果也均正常。但是，对于重症肌无力病情严重的患者，或当所测定神经支配的肌肉出现明显无力症状时，CMAP波幅也可以出现轻微的下降，这与神经肌肉接头处严重传导阻滞有关，可于肌无力危象时出现。对于服用较大剂量胆碱酯酶抑制剂的重症肌无力患者，运动神经传导测定时，给予单个刺激后可记录到多发CMAP波形，即重复CMAP。重症肌无力患者F波测定时的传导速度和潜伏期及出现率均正常。

神经传导、F波及H反射的测定是电生理测定的常规内容，在周围神经病的诊断中有重要价值。对可疑重症肌无力的患者进行神经传导、F 波及 H 反射测定的目的主要在于鉴别周围神经疾病，特别是脱髓鞘性周围神经病，如吉兰 - 巴雷综合征或其他原因导致的周围神经病变。

（四）重复神经刺激

重复神经刺激（RNS）是指给予神经干一定频率的超强重复刺激后在该神经支配的相应肌肉记录 CMAP，CMAP 是对相应神经上的超强电刺激的反应，代表该肌肉内所有肌肉纤维的动作电位（AP）之和。观察 CMAP 波幅的变化程度是检测神经肌肉接头功能的重要方法。CMAP 波幅异常升高或降低均提示神经肌肉接头功能障碍。根据刺激的频率将 RNS 分为低频（≤ 5Hz）RNS 和高频（10 ～ 30Hz）RNS。低频 RNS 的阳性率明显高于高频 RNS，且两者仅有刺激频率不同，但高频刺激通常会增加患者因疼痛造成的不适感，如果被试者能够配合持续自主大力收缩肌肉，也可以采用短时（10 秒）最大力量主动收缩肌肉以代替高频刺激。低频 RNS 主要用于诊断突触后膜疾病，如重症肌无力等；高频 RNS 主要用于诊断突触前膜疾病，如 Lambert-Eaton 综合征和肉毒中毒等。

RNS 测定时最好选择存在无力症状的肌肉。通常选择面神经支配的眼轮匝肌、腋神经支配的三角肌、尺神经支配的小指展肌及副神经支配的斜方肌等。高频刺激时疼痛明显，通常选用尺神经。选择近端肌肉的优点是阳性率高，缺点是不易固定。选择远端肌肉的优点是结果稳定且伪差小，缺点是灵敏度低。检查近端或面部肌肉及检测多个肌肉可增加测试敏感性。与全身型重症肌无力患者的近端肢体肌肉相比，眼肌型重症肌无力患者的面部肌肉 RNS 可能具有更高的敏感性，但在单纯眼肌型重症肌无力患者或眼部症状非常轻微的患者中，该检测灵敏度较低。在这些情况下，SFEMG 可被视为诊断神经肌肉接头损伤的初始测试。RNS 结果正常人低频刺激（2 ～ 3Hz）波幅递减 10% ～ 15%，高频刺激（30 ～ 50Hz）波幅递减达 30% 以下，波幅递增达 50% 以下。RNS 测定 CMAP 波幅结果的计算方法：当计算波幅递减幅度时，选择第 4 波或第 5 波的波幅，与第 1 波波幅比较，计算其下降的百分比，当低频刺激时波幅减低比例＞ 15%、高频刺激时波幅降低比例＞ 30% 时判定为异常，称为波幅递减；当计算波幅递增时选择除第 1 波之外的最高波幅，与第 1 波波幅比较，计算其波幅上升的百分比，高频刺激波幅增加＞ 100% 判定为异常，称为波幅递增。

肌肉激活产生收缩运动需要从突触前运动神经末梢充分释放乙酰胆碱分子，在突触间隙扩散，并与突触后膜上的 AChR 结合，以产生足够的终板电位（EPP）。在正常健康的肌肉中，所有的肌肉纤维都会在放电频率的生理范围内对重复刺激做出反应。这种稳定性是由"安全系数"保证的：一般情况下突触前膜释放的乙酰胆碱的量远大于所需的释放量，突触后膜的结构排列方式也使神经脉冲产生的 EPP 远高于肌纤维膜所需的阈值。连续的低频刺激下只有即时储存的乙酰胆碱被释放，产生较小的 EPP，但 EPP 仍然足够高，足以使肌膜去极化。这种适应和其他适应促进神经肌肉传输易化，并使肌肉纤维及时同步放电。因此，在低于生理频率的刺激下（通常为 2Hz 或 3Hz），健康肌肉中连续的 CMAP 在振幅和面积上是相同的；在生理频率范围(10 ～ 20Hz)内的较高刺激率下，以及在以最大努力进行长时间的自主收缩后，适应性变化导致 CMAP 的振幅有所增加，但其面积保持不变。这种现象被称为伪易化。在正常受试者中，由于安全系数较大，低频 RNS 导致运动单位动作电位的持续产生，并且不应出现 CMAP 振幅或面积的衰减。因此，任何可重复出现的 CMAP 振幅或面积的衰减都应该怀疑是否存在神经肌肉接头的功能障碍。研究表明，在正常受试者中，振幅衰减可能高达 2%，而面积衰减可能高达 6%，因此，RNS 振幅测量可能优于面积测量。在重症肌无力中，由于乙酰胆碱受体、钠通道的丢失及正常突触后结构的紊乱，安全系数降低。因此，在低频刺激下，EPP 振幅出现下降，当下降到 EPP 低于肌肉纤维激活的阈值时，肌肉纤维无电活动，即出现阻滞。在连续的刺激下，越来越多的肌肉纤维被阻滞。因此，在重复刺激下，CMAP 的振幅和面积均减小，出现异常下降。在突触前障碍中，EPP 在基线时可能较低，通过短暂的高强度运动或高频率（30 ~ 50Hz）的 RNS，可从次级储备中动员更多 ACh 使 EPP 增加。因此，RNS 技术可以帮助评估神经肌肉接头的完整性，并识别突触或突触后障碍。

对于重症肌无力患者，主要表现为低频刺激（2 ~ 3Hz）时出现 CMAP 波幅递减。采用低频 RNS 刺激神经干，常选的神经为面神经、副神经、腋神经和尺神经，在其支配的相应肌肉记录 CMAP。刺激持续时间为 3 秒，结果以第 4 或第 5 波与第 1 波的波幅进行比较，衰减大于 10% 就应考虑重症肌无力可能。部分患者第 4 波后波幅不再降低和回升，形成 U 字样改变。连续波幅之间的突然或不规则变化应引起对技术伪影的怀疑。

进行 RNS 时，肢体温度应保持在 33℃ 以上，因为低温可能会降低乙酰胆碱酯酶的功能，并降低测试灵敏度。服用胆碱酯酶抑制剂的患者需停药 12 ~ 18 小时后进行检查，但需充分考虑病情情况。刺激期间肢体、刺激器或记录电极的移动可能会导致 CMAP 记录不一致。肢体固定可以通过将肢体固定在板上或用带子固定，并用胶带固定电极来实现。刺激期间肌肉应处于静息状态。检测结果应该是可重复的，确保可靠性。

RNS 结果与病情的严重程度有关。病情越重，CMAP 波幅下降更明显，RNS 检测总阳性率更高，检测结果的敏感度也更高。在近端肌肉记录的 RNS 阳性率远高于远端肌肉，如果病情加重，近端肌肉的 CMAP 波幅下降也更明显。而对于阳性率最高的 AChR-MG（阳性率为 53% ~ 89%），如果病情不重或者受累肌肉局限，RNS 结果可为正常。而眼肌型重症肌无力的阳性率更低，为 20% ~ 67%。

运动后易化异常提示突触前功能障碍，如 Lambert-Eaton 综合征等。与突触前膜功能障碍疾病鉴别时需要进行高频（30 ~ 50Hz，刺激时间为 3 ~ 20 秒）RNS 或大力收缩后 10 秒观察 CMAP 波幅变化，递增 100% 以上判定为异常。突触前膜病变常可出现高频刺激波幅递增。然而，由于高频 RNS 带来的疼痛，患者更倾向于短暂的大力自主收缩后进行检测。在肉毒中毒和突触前先天性神经肌肉接头疾病（如先天性肌无力综合征）中也可以见到类似的波幅递增结果，而在低频 RNS 时则出现波幅递减。在先天性慢通道综合征和先天性乙酰胆碱酯酶缺乏症中，单次刺激后 EPP 的延长可能会产生重复的 CMAP，因为 EPP 持续时间超过动作电位的不应期。

RNS 检测神经肌肉接头的功能状态主要用于重症肌无力的诊断及重症肌无力和 Lambert-Eaton 综合征的鉴别。重症肌无力表现为低频或高频 RNS 时波幅递减，而 Lambert-Eaton 综合征表现为低频 RNS 时波幅递减，而高频 RNS 时波幅递增。

总之，RNS 在以下情况时对诊断有重要意义，重症肌无力或 Lambert-Eaton 综合征，抗体检测无法进行时；眼肌型重症肌无力，因其抗体检测结果通常为阴性；血清阴性重症肌无力或 Lambert-Eaton 综合征；先天性肌无力综合征，当基因检测呈阴性或无法进行时；中毒性神经肌肉接头传递障碍疾病；食源性或伤口肉毒中毒，在确认试验或试验无法进行之前。

（五）单纤维肌电图

单纤维肌电图（SFEMG）测量自主性肌肉收缩时由同一运动神经支配的邻近的单个肌纤维动作电位（muscle fiber action potential，MFAP）的时间间隔，即神经肌肉颤抖，代表肌肉 EPP 达到产生 MFAP 阈值潜伏期的时间差值，是诊断重症肌无力最敏感的检测方法。研究结果表明，超过 90% 患者的肢体和面部肌肉检查结果为阳性。

SFEMG 是一种高度选择性的技术，它通过记录面积很小的特殊针电极（直径为 $25\mu m$）选择性记录 MFAP。检测指标包括：①颤抖（jitter），是指同一运动单位内的两条肌纤维在连续放电时两者潜伏期时间间隔的差异，波峰间期的微小变异。不同肌肉颤抖的正常范围可有不同，通常为 10 ~ 50 微秒。②阻滞（block），是指一对或一对以上的电位在连续放电的过程中出现电位的脱落即完全不能下传。阻滞为病理性传导障碍，是颤抖严重时的一种表现。③肌纤维密度（fiber density，FD），是指同一运动单位的平均肌纤维数目。

与最小的同心针相比，SFEMG 针的记录区域更小，可记录由同一运动神经元支配的连续数个 MFAP 并进行比较，测量成对 EPP 达到阈值的时间变化，即神经肌肉颤抖。突触前疾病中乙酰胆碱的量子释放减少，或突触后疾病中乙酰胆碱的终板反应性降低，神经肌肉接头疾病降低了安全系数。在这两种情况下，当 EPP 延迟达到阈值时，颤抖会增加。虽然每个肌肉都存在生理颤抖，但是具体取决于受试者的肌肉和年龄，远端肌肉时间较近端长，且随年龄增长而增加，通常为 10 ~ 50 微秒，但神经肌肉传递受损会导致颤抖异常升高，> 55 微秒时判定为异常。当 EPP 无法引发 MFAP 时，就会出现肌肉纤维阻滞。当某一特定肌肉中有一定数量的终板被阻滞时，就会出现该肌肉的临床无力症状。出现阻滞即判定为异常。SFEMG 通过测量颤抖和阻滞来评估神经肌肉传递功能。SFEMG 可通过测量肌纤维密度揭示运动神经病变过程中神经再支配的早期证据，但较少用于重症肌无力的诊断。

正常肌肉颤抖小于 50 微秒，无阻滞，肌纤维密度为 1.6 以下。SFEMG 结果异常的判断标准：①超过 10% 的单个纤维（如 20 对中至少有 3 对）颤抖超过 55 微秒；②平均颤抖明显增宽，超过正常值上限（均值 $\pm 2.5s$）；③出现阻滞；④肌纤维密度增高。SFEMG 检测必须在常规肌电图的基础上进行，其检测结论也应结合临床及常规肌电图检查结果来进行判断。

在重症肌无力患者中，SFEMG 结果表现为颤抖增宽伴或不伴阻滞，纤维密度正常。在存在肌无力症状的肌肉中常可见颤抖异常，SFEMG 检测结果较 RNS 更敏感，甚至在未出现临床肌无力症状的肌肉中也能发现异常，但需要注意的是，SFEMG 特异性并不强，任何导致神经肌肉接头传递功能障碍的疾病均可出现颤抖的异常，甚至阻滞。在重症肌无力患者中最常选择的肌肉是指总伸肌（extensor digitorum communis，EDC）、额肌和眼轮匝肌。重症肌无力患者中 SFEMG 测试的肌肉选择应基于肌无力症状的临床分布。当四肢肌或延髓肌无力时，应首先检查指总伸肌。如果第一个肌肉的结果是正常的，但临床上仍高度怀疑重症肌无力，也可以检查额肌。86% 的重症肌无力患者指总伸肌颤抖异常，当在第 2 块肌肉（通常是额肌）中评估颤抖时，诊断灵敏度增加到 99%。单纯性眼部无力的患者可在额肌进行初始 SFEMG 测试。如果检查结果正常且临床怀疑重症肌无力，则可以检查眼轮匝肌。单纯眼肌型重症肌无力患者 RNS 检测灵敏度较低，因此 SFEMG 可被视为此类重症肌无力的重要辅助检查。另外，SFEMG 是血清抗体阴性重症肌无力患者最敏感的诊断性检查。SFEMG 颤抖值还可用于评价重症肌无力病情严重程度，颤抖值与疾病的严重程度成正比，颤抖值越高预示病情越严重。对血清学抗体检测结果为阴性的眼肌型重症肌无力患者，眼轮匝肌颤抖检查可预测治疗效果，若颤动正常，则治疗效果欠佳；若颤动异常，则治疗效果大多良好。

在 Lambert-Eaton 综合征中，即使在相对轻微的临床症状的情况下，也可以观察到高度的颤抖和阻滞，且颤抖和阻滞的改善与 Lambert-Eaton 综合征治疗的临床反应呈正相关。在肉毒中毒方面，颤抖结果比 RNS 检测更敏感，在存在无力症状的肌肉中可观察到明显增加的阻滞与颤抖增宽。肌纤维密度（FD）增加是神经再支配的早期敏感指标，神经病变和运动神经元疾病中 FD 增加。在一些肌肉疾病中 FD 增加，但没有达到神经病变或运动神经元疾病中的神经再支配程度。纤维分裂、分组和丢失，以及其他运动单位对肌肉纤维的神经支配可能是 FD 增加的原因。在某些肌病中，颤抖也可能增加，可能是由于终板区再生肌纤维病态和（或）受不成熟的神经支配。虽然临床上与重症肌无力不同，但慢性进行性外眼肌麻痹可能表现出增加的颤抖和阻滞。

SFEMG 仅在部分医院可开展，是重症肌无力最敏感的检测方法，但特异性不强。SFEMG 主要用于眼肌型重症肌无力或临床怀疑重症肌无力但 RNS 未见异常的患者，且检测结果不受胆碱酯酶抑制剂的影响。

总之，RNS、SFEMG 仍是重症肌无力的重要检查手段，可帮助尽快确诊。

二、重症肌无力的自身抗体

（一）重症肌无力相关的自身抗体

神经肌肉接头主要由运动神经轴突末端杵状膨大并胞膜内陷成皱褶的突触前膜、突触间隙和突触后膜组成。运动神经轴突末端的轴浆内聚集了大量的乙酰胆碱量子。突触前膜上分布着电压门控钙通道。突触前膜与后膜间为突触间隙。突触后膜表面呈高度空间特异性分布着乙酰胆碱受体及其他功能相关的抗体，如 MuSK、LRP4 等。

运动神经元轴突产生动作电位，到达末端分支，使它们去极化，并打开突触前的电压门控钙通道。钙的流入触发乙酰胆碱从即时储存的量子释放到突触间隙。乙酰胆碱扩散到突触后膜，并与其褶皱顶部的乙酰胆碱受体相互作用。由此突触后膜去极化并到达突触后褶皱深处的钠通道。由此产生的终板电位扩散到肌膜并产生肌肉纤维动作电位，导致肌肉纤维收缩。乙酰胆碱被乙酰胆碱酯酶（AChE）分解为胆碱和醋酸盐而终止作用，胆碱和醋酸盐被末端再摄取并重新合成乙酰胆碱。突触后膜的 AChR 聚集及其他重要特征由运动神经轴突末端的 agrin 释放来调节。agrin 可激活 MuSK 与 LRP4 的复合物。

重症肌无力是典型的抗体介导的自身免疫性疾病，发病机制是患者血液中出现针对位于神经肌肉接头重要蛋白组分的抗体，直接（如 AChR 抗体）或间接（如 MuSK 抗体和 LRP4 抗体）影响神经肌肉连接处的 AChR 功能，导致神经肌肉传递受损，肌肉收缩功能障碍。重症肌无力相关的自身抗体主要可分为两类：针对跨膜或细胞外自身抗原的抗体和针对细胞内自身抗原的抗体。有些抗体明显是致病性的，而另一些抗体很可能无致病性，但仍可以作为重症肌无力疾病分型的生物学标志物。

AChR 抗体是最早发现的导致神经肌肉接头突触传递障碍的分子，是导致重症肌无力的主要致病机制，80% 的重症肌无力患者可检测到 AChR 抗体，5% ～ 10% 的重症肌无力患者可检测到 MuSK 抗体。MuSK-MG 在临床表现及治疗上与传统的 AChR-MG 存在较大差别，两者检测诊断及治疗方法也不尽相同，对两者的研究在疾病治疗方面有指导作用。

1. 针对跨膜或细胞外自身抗原的抗体

（1）抗 AChR 抗体：对于具有重症肌无力临床特征的患者，根据最新指南和专家意见，血清检测 AChR 抗体是诊断的第一步。

烟碱能 AChR 是重症肌无力中最常见的自身抗原，集中在突触后膜褶皱的尖端。AChR 是一种分子质量为 250kDa 的跨膜五聚体糖蛋白，由两个 α1 亚基、一个 β1 亚基、一个 δ 亚基和一个 γ 亚基（在胚胎 AChR 中）或 ε 亚基（在成年 AChR 中）组成。这些亚基形成阳离子通道，乙酰胆碱与 α1 亚基上的两个结合位点结合，允许阳离子（Na^+、Ca^{2+} 和 K^+）跨膜易位。

AChR 抗体大多数为 IgG1 和 IgG3 亚型。AChR 抗体的重要致病机制为与 AChR 的胞外结构域结合时可以激活补体级联反应，导致突触后膜损伤、AChR 发生降解和结构发生改变，使突触后膜 AChR 数目减少；第二个致病机制是抗原调节，通过二价抗体交联 AChR，加速 AChR 的内化和破坏，导致突触后膜上 AChR 的丢失。少数情况下，AChR 抗体阻断了 AChR 中乙酰胆碱的结合位点，损害信号转导。在胸腺切除术后，AChR 抗体滴度显著降低，提示胸腺可能是诱发重症肌无力的起始部位。但是，AChR 抗体的滴度水平与临床症状的严重程度并不成正比，这是因为重症肌无力的临床症状主要由受体数目的减少导致，除抗体滴度外，还与抗体的表位构象、体内 AChR 抗原的精确 3D 结构及其他因素有关。针对 AChR α 亚单位的 AChR 抗体比针对 AChR 其他亚单位的抗体对重症肌无力更具致病性，其表位模式影响疾病的严重程度。而对于正在服用免疫抑制药物的重症肌无力患者，定期复查抗体滴度可以指导治疗方案的选择：抗体滴度增加提示重症肌无力病情加重，抗体滴度稳定或者下降提示病情稳定。

约 85% 的全身型重症肌无力及 50% 的眼肌型重症肌无力血清中可检测到 AChR 抗体。放射免疫沉淀法（radioimmunoprecipitation assay，RIPA）可定量检测 AChR 抗体，是目前标准的检测方法。利用 RIPA 检测 AChR 抗体的阳性率为 70%。酶联免疫吸附测定（enzyme linked immunosorbent assay，ELISA）较 RIPA 敏感度低。而基于细胞的检测法（cell-based assay，CBA）是敏感度较高的检测方法，利用 CBA 可在 5% ～ 10% AChR 抗体阴性的患者中检测到该抗体。但 RIPA 仍是一线检测方法，大多数实验室采用 RIPA 观察抗体滴度的变化以监测病情。当重症肌无力诊断不确定且 RIPA 检测 AChR 抗体和 MuSK 抗体呈阴性时，CBA 可作为补充的检测方法。

（2）抗 MuSK 抗体：MuSK 是肌肉特异性酪氨酸激酶，在骨骼肌细胞中表达，是一种跨膜单亚基蛋白，配体是 LRP4，二者的亲和力可被聚集蛋白（agrin）增强。通过 LRP4-agrin 复合物诱导的磷酸化激活 MuSK，然后诱导 AChR 在突触后膜聚集表达及诱导突触前膜运动神经末端分化，维持突触后膜的正常结构，对神经肌肉突触的发育与稳定有重要作用。MuSK 胞外域还可与乙酰胆碱酯酶（AChE）相关胶原蛋白胶原链（ColQ）结合。ColQ 是

AChE 复合体的一部分，AChE 复合体通过 ColQ 尾部结合 MuSK，从而将 AChE 锚定在突触的基膜上。

大多数 MuSK 抗体与 MuSK 胞外段免疫球蛋白样结构域结合，这些结合位点允许与包括 LRP4 和 ColQ 在内的结合蛋白相互作用，从而阻止 LRP4-MuSK 及 ColQ-MuSK 的相互作用，干扰 agrin-LRP4-MuSK 信号通路，导致 AChR 突触后密度降低损害 AChR 在突触后膜中的排列，并阻止 ColQ-MuSK 的相互作用，引起突触间隙的 AChE 缺陷，这也可能是胆碱酯酶抑制剂在 MuSK 抗体阳性重症肌无力患者（MuSK-MG）中作用不佳的原因。

与 AChR 抗体的作用方式不同，MuSK 抗体大多属于 IgG4 亚型，不能激活补体，也不能诱导抗原调节，而是直接发挥致病作用，减少突触后膜 AChR 的数量，破坏突触后膜的结构。与 AChR 抗体滴度与临床症状的严重程度不成正比不同，患者个体中 MuSK 抗体滴度的水平与疾病的严重程度呈正相关，故抗体滴度水平可以反映疾病的活动性。

MuSK 抗体在所有重症肌无力患者中的阳性率为 1% ～ 10%，在 AChR 抗体阴性重症肌无力患者中的阳性率为 10% ～ 20%。标准检测方法为 RIPA 和 ELISA，但不如 CBA 灵敏。

（3）抗 LRP4 抗体：LRP4 抗原是一个单亚基跨膜蛋白，具有一个较大的胞外结构域，包含多个低密度脂蛋白重复序列，在骨骼肌和大脑运动神经元中表达。在骨骼肌中，LRP4 集中在突触后膜，与突触间隙中运动神经轴突末梢分泌的 agrin 结合，如上文所述，LRP4-agrin 复合体激活 MuSK，促进 AChR 在突触后膜聚集表达及促进突触后膜的分化。

LRP4 抗体大多属于 IgG1 亚型，能与补体结合。LRP4 抗体通过破坏 LRP4 和 agrin 之间的相互作用而发挥作用，从而破坏 AChR 介导的神经肌肉信号转导。MuSK-MG 通常病情较重，而 LRP4-MG 患者的临床症状通常较轻或仅表现为眼肌型重症肌无力，这提示 MuSK 可能存在除 LRP4 以外的其他上游激活途径。

LRP4 抗体在重症肌无力患者中的阳性率为 1% ～ 5%，在 AChR 抗体和 MuSK 抗体双阴性的重症肌无力患者中的阳性率为 7% ～ 33%。此外，在 8% 的 AChR 抗体阳性患者、15% 的 MuSK 抗体阳性患者、4% 的其他神经免疫性疾病患者和无健康对照组的患者中发现了 LRP4 抗体。有趣的是，在 10% ～ 23% 的肌萎缩侧索硬化（ALS）患者中也检测到 LRP4 抗体。LRP4 抗体阳性率仅次于 AChR 抗体和 MuSK 抗体，但其在重症肌无力中的致病性仍有待完全确定。LRP4 抗体与 AChR 抗体或 MuSK 抗体不同，不是一种直接的诊断方法，应严格结合临床情况对其临床意义进行解释。目前 LRP4 抗体的检测在临床上还未普及。

（4）抗聚集蛋白抗体（agrin 抗体）：agrin 与肌膜中的蛋白质结合，如 LRP4、抗肌聚糖和层粘连蛋白，从而调节神经肌肉接头的形成、维持和再生。agrin 抗体通过抑制 agrin-LRP4-MuSK 信号通路对重症肌无力产生致病作用。agrin 抗体仅在少数重症肌无力患者（2% ～ 15%）中可以检测到，且常与 AChR-Ab、MuSK-Ab 及 LRP4-Ab 以不同的组合形式存在。agrin 抗体阳性的重症肌无力可能与更严重的临床症状和中度治疗效果有关。agrin 抗体对重症肌无力患者的诊断有一定的特异性，对疾病管理也有一定的价值。

（5）ColQ 抗体：ColQ 蛋白是 AChE 复合体的一部分，与 AChE 功能密切相关。AChE 控制 ACh 在 AChR 上的活性，AChE 将 ACh 分解为胆碱和醋酸盐，从而终止其作用。AChE 位于突触后膜附近的神经肌肉接头的细胞外基质中，通过 ColQ 分子锚定在 MuSK 上。在约 3%

的重症肌无力患者和 2.3% 的健康对照组的血清中可检测到抗 ColQ 抗体。抗 ColQ 抗体对重症肌无力没有特异性，致病作用尚未被证明。ColQ 抗体影响 ACh 的水解，故 ColQ 抗体阳性的重症肌无力患者对 AChE 抑制剂的反应欠佳。

（6）Kv1.4 抗体：在重症肌无力患者中的阳性率为 10%～20%，属于横纹肌抗体，针对电压门控钾通道 α 亚单位 Kv1，可同时攻击心肌中的电压门控钾通道。目前研究数据较少，在重型及晚发型重症肌无力中阳性率较高，且与重症肌无力严重程度增加、肌无力危象及心脏并发症存在相关。致病机制有待进一步研究。

2. 针对细胞内自身抗原的抗体

（1）抗横纹肌抗体：部分重症肌无力患者（主要是胸腺瘤或晚发型重症肌无力患者）血清中存在针对骨骼肌和心肌横纹肌组分的抗体，称为横纹肌抗体。其主要包括肌联蛋白（Titin）和兰尼碱受体（ryanodine receptor，RyR）抗体。Titin 和 RyR 抗体为针对细胞内抗原的抗体，可在约 95% 伴发胸腺瘤的重症肌无力患者血清中检测到，为胸腺瘤提供强有力的指征。约 50% 晚发型重症肌无力患者 Titin 和 RyR 抗体阳性，而早发型重症肌无力患者很少出现，但此类患者 Titin 抗体若阳性则强烈提示伴发胸腺瘤。Titin 和 RyR 抗体的存在通常预示着更严重的疾病进展，此类重症肌无力患者对胸腺切除术无治疗效果，需要给予免疫抑制剂进行长期治疗。尽管这些抗体的致病性可能不大，但由于其靶抗原的细胞内定位，Titin 和 RyR 抗体具有帮助诊断和预后的价值。

目前，抗 agrin 抗体、抗 ColQ 抗体和抗 Kv1.4 抗体在临床中尚无应用。

（2）皮层蛋白抗体：皮层蛋白是肌纤维的膜内蛋白，不能接触到循环中的抗体。皮层蛋白与骨骼肌中的肌动蛋白（actin）结合，促进肌动蛋白组装，并参与 MuSK 介导的 AChR 聚集。在 20% 的双血清阴性的重症肌无力患者和 5%～10% 的 AChR-MG 患者中检测到抗皮层蛋白抗体。然而，这些抗体也在高达 5% 的健康对照组和 10%～15% 的口腔自身免疫性疾病患者中检测到，包括 20% 的多发性肌炎患者。由于缺乏特异性，它们不足以用于诊断，这些抗体目前没有用作重症肌无力的生物标志物。皮层蛋白作为新的抗体阴性重症肌无力（SNMG）的潜在自身抗原，其特异的临床表型还未确定，但有证据表明其可以作为免疫调节疗法使用。

（二）抗体在重症肌无力的诊断和治疗中的意义

各种抗体阳性的重症肌无力在致病机制、临床表现方面与传统的 AChR-MG 存在较大差别，诊断及治疗方法也不尽相同，因此除了对重症肌无力的诊断价值外，自身抗体特异性的测定对于有效管理疾病也很重要。

根据自身抗体、发病年龄和胸腺组织学将患者分为不同的疾病亚组，各组临床表现可能因病情严重程度和肌肉群受累程度而有所不同。各亚组的预后和治疗效果不同，从而有助于精准的个体化治疗。

对于重症肌无力患者，血清检测 AChR 抗体是重要的诊断步骤。AChR-MG 是主要的亚型。几乎所有重症肌无力症状都可能存在。在其他疾病中 AChR 抗体的存在非常罕见。胸腺异常（主要是胸腺增生）很常见，约 10% 的患者患有胸腺瘤。除 MuSK-MG 患者外，所有重症肌无力亚组均对抗胆碱酯酶治疗有效，故除 MuSK-MG 之外的其他亚组治疗应首先使用乙酰胆碱酯酶抑制剂。然而，只有少数轻症患者的肌力可以长期恢复到正常水平。MuSK-MG 患者受累肌群较局限，以球部、颈部及呼吸肌受累为主，其次为眼外肌、四肢肌，主要表现为延髓性麻痹、面颈肌无力，易出现肌无力危象。MuSK-MG 患者对胆碱酯酶抑制剂疗效差，但对血浆置换及多种免疫抑制剂治疗效果良好。MuSK-MG 患者通常无胸腺异常，胸腺切除治疗的效果比 MuSK 抗体阴性者差，故 MuSK-MG 不推荐胸腺切除。MuSK-MG 患者获得完全稳定缓解的概率也更低。MuSK-MG 患者肌无力危象时使用 PE 治疗可迅速缓解肌无力症状。综上所述，MuSK-MG 在累及肌群、治疗药物及疗效方面与传统重症肌无力不同。因此，针对血清 AChR 抗体阴性的重症肌无力患者进行 MuSK 抗体检测是非常必要的。部分重症肌无力患者 AChR 抗体及 MuSK 抗体检测均为阴性，称为血清双阴性重症肌无力（double-negative MG，DNMG）。MuSK 抗体和 AChR 抗体血清双阳性的重症肌无力患者罕见。LRP4-MG 并不常见，在 DNMG 患者血清中，LRP4 抗体在各种类型的重症肌无力中的阳性率为 1% ~ 5%，阳性率次于 AChR 抗体和 MuSK 抗体。LRP4-MG 的临床特点尚不完全明确，表现出与 AChR-MG 相似的临床特征和治疗反应，通常无胸腺瘤。LRP4-MG 患者临床症状较轻，受累肌群以眼肌为主，部分患者可仅表现为眼外肌受累，很少出现肌无力危象，对乙酰胆碱酯酶抑制剂和泼尼松的治疗效果及预后较好。

部分重症肌无力患者 AChR 抗体、MuSK 抗体和 LRP4 抗体均为阴性，称为血清阴性重症肌无力（seronegative MG，SNMG）。SNMG 通过现有检测方法很可能无法检测到，其分子靶点的分布及功能很可能同 AChR 类似或相同。

除上述的抗体外，还有其他多种重症肌无力的致病抗体已被检测到。但由于这些抗体相关研究较少，尚需进一步研究。

传统的分型方法如 Osserman 分型和 MGFA 分型，其分型依据为受累肌肉的分布和疾病的严重程度，却忽略了发病年龄、自身抗体不同导致发病机制不同等因素，重症肌无力的临床诊断及治疗的方向应在全面评估患者的临床表现及亚型、检测出的抗体不同，以及是否合并胸腺瘤等基础上进行个体化治疗。目前，基于临床表现及抗体异质性对重症肌无力的分类已得到广泛认同，此分型分为七类，包括早发型 AChR-MG、晚发型 AChR-MG、MuSK-MG、LRP4-MG、胸腺瘤相关的重症肌无力、眼肌型重症肌无力及 SNMG。此分型能更好地理解其病因机制、治疗及预后。

（三）抗体阴性的重症肌无力

SNMG 的概念随着重症肌无力相关抗体的发现及检测手段的完善而不断变化。20 世纪 70 年代，当人们认识到 AChR 抗体在重症肌无力发病过程中的主导地位时，SNMG 指的是 AChR 抗体阴性的重症肌无力。但随着 MuSK 抗体被逐渐认识并用于临床检测，AChR 抗体及 MuSK 抗体检测结果均为阴性的重症肌无力称为血清双阴性重症肌无力（DNMG）。随着 LRP4 抗体被逐渐认识并用于临床检测，SNMG 的新概念逐步扩展为血清三阴性重症肌无力。目前血清三阴性重症肌无力被称为 SNMG。

即使越来越多的重症肌无力相关抗体被发现，但仍有部分重症肌无力患者血清中未检测到已知抗体，目前普遍认为 SNMG 也是一种神经肌肉接头的抗体介导的自身免疫性疾病，致病机制同 AChR-MG 类似，只不过现有检测方法敏感度不足，无法检测到。通常这些患者的临床症状相对较轻，以眼肌受累为主，胸腺检查结果多为正常，治疗效果通常较理想。

三、重症肌无力的病理学改变

重症肌无力的组织病理学发现因存在的抗体类型而不同。

1. 肌肉　在 AChR-MG 中，肌肉表现出明显的神经源性萎缩，而在 MuSK-MG 中，肌萎缩变化很小。

2. 胸腺　在 AChR-MG 中，胸腺表现出胸腺重量增加、淋巴滤泡增生、生发中心增多，部分患者可合并胸腺瘤。在 MuSK-MG 中，胸腺表现出与年龄相关的变化，并且增生性变化非常少见。

3. 神经肌肉接头　突触间隙增宽，突触后膜皱褶变浅、数量减少。电镜下可见突触后膜崩解，AChR 明显减少，并且可见 IgG-C3-AChR 结合的免疫复合物沉积。

（刘志强）

第十章

重症肌无力的诊断与鉴别诊断

重症肌无力（MG）的诊断既简单又困难，简单的是上睑下垂显而易见，困难的是如果没有上睑下垂，所有的肌无力表现都因为波动性而变得隐匿，容易被人忽视，尤其以眼部以外的肌无力为首发症状时，常因难以判断而导致误诊。同样，上睑下垂和肌无力也可以是其他疾病的表现。因此，诊断与鉴别诊断十分重要。

一、诊断

作为自身免疫性疾病，目前 MG 的诊断目标在于定义疾病的亚型，这使血清学抗体检测成为 MG 诊断中的一线辅助检查。在新的诊断标准中电生理检查的重要性下降，但对于血清抗体阴性的 MG 及眼肌型 MG 患者，电生理检查可帮助诊断并可评估随访患者的病情。在血清学抗体检测和电生理检查普及的国家，药理学检查结果就显得无关紧要。但若无条件进行抗胆碱酯酶抗体及其他血清学抗体检测和电生理检查，药理学检查对于 MG 的诊断仍然有意义。

重症肌无力的诊断依据：MG 的诊断应从与该疾病相符的临床表现开始，典型的特征是肌肉无力呈波动性，重复运动后加重，且晨轻暮重。MG 的诊断标准为典型的临床症状且以下任一项辅助检查均呈阳性，如药理学检查、电生理检查及血清抗体检测。同时需除外其他疾病。所有确诊 MG 的患者都需进一步完善胸腺影像学检查（纵隔 CT 或 MRI），并对患者进一步行亚组分类。

（一）临床表现

全身骨骼肌均可受累，肌无力呈波动性，运动后加重，且晨轻暮重。眼外肌最容易受累，是 MG 最为常见的首发症状，出现于 80% 以上的 MG 患者。也可出现由眼外肌和上睑提肌无力引起的复视和上睑下垂。眼外肌无力通常是不对称的。全身型 MG 可累及面部肌、咽喉肌、颈部肌、肢体肌和躯干肌，而且几乎总是对称的。咽喉肌和呼吸肌无力可致呼吸困难，可能危及生命，需要给予重症监护支持。

临床查体可通过疲劳试验（Jolly test）来验证其肌肉的易疲劳性。如果 MG 症状是轻度的，则只有当肌肉疲劳时，肌无力症状才明显，如持续仰视后出现上睑下垂或长时间运动后出现手臂无力。具体操作方法：嘱患者用力眨眼 30 次后观察其眼裂有无明显减小；全臂外展 4 分钟或 20 次观察其有无手臂无力；起蹲 20 次后能否继续。

临床表现可因不同的亚组而不同。AChR-MG 是最常见的亚型，几乎所有 MG 症状都可能存在，胸腺异常（主要是胸腺增生）很常见，约 10% 的患者患有胸腺瘤。MuSK-MG 患者主要是眼肌及咽喉肌受累及且易出现肌无力危象，而且获得完全稳定缓解的机会也更低。MuSK-MG 患者通常不出现胸腺异常，采用胆碱酯酶抑制剂及胸腺切除术治疗的效果比 MuSK 抗体阴性的 MG 患者效果差，但对血浆置换及多种免疫抑制剂的治疗反应良好。LRP4-MG 表现出与 AChR-MG 相似的临床特征和治疗反应，LRP4-MG 患者的临床症状较轻，受累肌群以眼肌为主，对胆碱酯酶抑制剂和糖皮质激素的治疗效果及预后较好。胸腺瘤相关的 MG 通常比非胸腺瘤性的 MG 更严重。

（二）药理学检查

新斯的明试验和腾喜龙试验是 MG 诊断中重要的辅助方法。

新斯的明试验：成人肌内注射新斯的明 1.0 ~ 1.5mg，为消除其 M 胆碱样不良反应，通常同时肌内注射阿托品 0.5mg；儿童剂量为 0.02 ~ 0.04mg/kg（最大剂量为 1.0mg）。注射前后肌无力评分判定试验结果参照 MG 临床绝对评分标准（参见第一章表 1-2）。选取症状最明显的肌群，注射前评分 1 次，注射后每 10 分钟评分 1 次，持续至 60 分钟。选择改善最显著时的单项分数计算相对评分，相对评分 =（注射前该项记录评分 – 注射后每次记录评分）/ 注射前该项记录评分 ×100%。当相对评分 ≤ 25% 为阴性，25% ~ 60% 为可疑阳性，≥ 60% 为阳性。

若新斯的明试验结果不明显但仍怀疑 MG，可进一步行腾喜龙试验。腾喜龙是短效的胆碱酯酶抑制剂，静脉注射后 30 秒内开始起效，持续约 5 分钟，可观察到肌无力症状有快速而明显的改善。自 20 世纪 50 年代以来，它就被用于 MG 诊断。对眼肌的功能改善尤其显著。静脉注射腾喜龙后 30 秒至 10 分钟内进行评分，评分标准同新斯的明试验。

需要注意的是，通过这两个药理学试验很容易观察到上睑下垂、吞咽困难等肌无力症状的改善，而肢体无力症状的改善则不易观察到，且 MuSK-MG 患者对腾喜龙试验不敏感，甚至可因此引起严重的肌肉痉挛。另外，由于 MG 患者功能完好的乙酰胆碱受体数量减少导致神经肌肉传递紊乱，故胆碱酯酶抑制剂可以通过抑制乙酰胆碱酯酶来提供大量的乙酰胆碱作用于剩余的乙酰胆碱受体，从而改善症状。因此，这两个药物试验可能会出现假阳性或假阴性结果，如糖尿病性周围神经病、多发性硬化患者的结果会呈阳性；而肌无力症状严重的患者，可因神经肌肉接头突触后膜上乙酰胆碱受体破坏过重而致试验结果呈假阴性；由于不同肌群受累的程度不一致，药理学试验时可出现某些肌群已出现胆碱能过量症状，而另一些肌群仍处于用量相对不足的状态。因此，不能单凭药理学试验结果来确定或排除 MG 的诊断，需要结合其他检查结果综合判断。此外，药理学试验可导致胆碱能药物中毒症状，如心动过缓、胃痉挛、恶心、呕吐、腹泻、肌肉抽搐和痉挛、出汗、流涎、视物模糊、唾液分泌增加，需要注意的是，尤其是老年 MG 患者，唾液分泌增加可能会加重原有的吞咽困难症状和呼吸功能不全。

总之，药理学试验对诊断是有帮助的，特别是对眼肌型 MG 患者，但因其安全性、药物有效性及时间终点选择的模糊性限制了它们的使用。在美国，自 2018 年起已停止使用腾喜龙。意大利的指南提到新斯的明可作为电生理诊断结果正常的血清阴性患者的三线检测方法。英国神经病学家协会的指导方针指出腾喜龙试验可能很难解释，类似肌无力的情况可能会产生假阳性的结果，并且该药物有潜在的心脏不良反应。在英国过去的几年里也没有实施过药理学试验。

另外，在许多地域，由于各种原因，尤其是经济原因，获得可靠的血清学检测或电生理检查是困难的，甚至是不可能的。在这种情况下，廉价和方便的新斯的明试验可能仍然是MG的一个重要的诊断工具。

（三）电生理检查

MG的电生理检查主要是重复神经刺激及单纤维肌电图。

1. 重复神经刺激（RNS） 选择症状最明显的肌肉，采用低频RNS支配此肌肉的神经干，常选的神经为面神经、副神经、腋神经和尺神经。刺激3秒，结果以第4或第5波与第1波的波幅进行比较，衰减大于10%就应考虑MG可能。与突触前膜功能障碍疾病鉴别时需要进行高频（30～50Hz）RNS 3～20秒或大力收缩后10秒观察CMAP波幅变化，选择除第1波之外的最高波幅，与第1波波幅比较，递增100%以上判定为异常。突触前膜病变常可出现高频刺激波幅递增。服用胆碱酯酶抑制剂的患者需充分考虑其病情条件下停药12～18小时后再进行RNS检查。

2. 单纤维肌电图（SFEMG） 是通过特殊的单纤维针电极测量神经肌肉的颤抖，即自主性肌肉收缩时由同一运动神经支配的邻近的单个肌纤维动作电位的时间。根据颤抖是否延长来判定神经肌肉接头的功能。颤抖超过55微秒为异常增宽。超过10%的单个纤维颤抖超过55微秒或出现阻滞即为异常。SFEMG的敏感性高，且不受胆碱酯酶抑制剂的影响，但特异性不强。SFEMG主要用于眼肌型MG或临床怀疑MG但RNS未见异常的患者。

（四）血清学检查

对于具有MG临床特征的患者，血清学抗体检测是重要的诊断方法。根据最新指南和专家意见，检测血清AChR抗体是诊断的第一步。对血清AChR抗体阴性的患者进行MuSK抗体检测是非常必要的。

所有确诊的MG患者都需进一步完善胸腺影像学检查（如纵隔CT或MRI）。约80%的MG患者伴有胸腺异常，包括胸腺增生及胸腺瘤。高达15%的MG患者存在胸腺瘤，大部分是AChR-MG。一些临床和血清学特征对胸腺瘤有预测作用，如在MuSK-MG中，胸腺瘤仅在某些单个病例中出现，而在存在纹状抗体的情况下，存在胸腺瘤的概率则很高，但没有绝对可靠的，因此建议对所有确诊或强烈疑似的MG患者进行胸腺的影像学检查。

（五）分型

根据分类依据的不同，MG可分为以下几种类型：根据症状所累及的部位可分为眼肌型（病变始终局限在眼外肌，无其他肌群受累和电生理检查的证据）、球型（病变局限在咽喉肌）和全身型（全身骨骼肌均受累）；根据抗体的特异性可分为AChR-MG、MuSK-MG、LRP4-MG和SNMG；根据发病年龄可分为儿童型（儿童期起病），早发型（50岁之前起病）和晚发型（50岁以后起病）；根据胸腺组织的病理学可分为胸腺炎型、胸腺瘤型、胸腺萎缩型或正常型。其中，基于临床表现及抗体异质性，对MG的分类已得到广泛认同，此分型分为早发型AChR-MG、晚发型AChR-MG、MuSK-MG、LRP4-MG、胸腺瘤相关的MG、眼肌型MG（OMG）及SNMG。通过此分型能更好地理解重症肌无力的病因机制、治疗及预后。

综上所述，血清抗体测定是MG最特异性的诊断工具。肌电图和胆碱酯酶抑制剂药理学试验对于确诊也非常重要，特别是对于血清阴性的患者，这些检查被用来鉴别诊断MG与其他神经肌肉接头疾病。

二、鉴别诊断

（一）与眼肌型 MG 的鉴别诊断

1. 眼睑痉挛　中老年女性多见，多以双侧眼睑痉挛为首发症状，上睑下垂和无力也很多见。该病表现为过度瞬目，可伴有眼部干燥、刺激感，严重时可出现双眼无法睁开，但无眼球活动障碍，误认为是上睑下垂而误诊为眼肌型 MG。眼睑痉挛在睡眠、讲话、唱歌、打哈欠、张口时改善，可在强光下、疲劳、精神紧张、行走、注视、阅读和看电视时诱发或加重。触摸眼角、咳嗽和说话时眼睑痉挛可得到意外改善。氟哌啶醇、阿立哌唑或氯硝西泮治疗有效。新斯的明试验可鉴别。

2. 动眼神经麻痹　动眼神经为第 III 对脑神经，由运动核群和副交感核群组成，运动核群支配眼外肌，副交感核群支配瞳孔括约肌和睫状肌。因此，当动眼神经麻痹时，临床症状主要分为两组：眼外肌麻痹及瞳孔的变化，表现为上睑下垂、外斜视、复视、瞳孔散大、对光反射及调节反射消失。其中以上睑下垂、复视为多见。眼肌型 MG 亦常有该种表现，因此常需将两种疾病相鉴别。动眼神经麻痹在临床上较多见的病因如下：颅内动脉瘤、糖尿病眼神经麻痹、痛性眼肌麻痹综合征及脑干病变等，但是不同原因引起的动眼神经麻痹特点不一，如颅内动脉瘤多为单侧动眼神经麻痹起病，有发作突然、反复发作及头痛（尤以内眦部疼痛多见）等表现，且早期出现瞳孔散大等。眼肌型 MG 也可单侧眼外肌受损先出现，但一般亚急性或慢性起病，无瞳孔受累表现，以上特点可供鉴别。糖尿病性动眼神经麻痹多是由于长期的高血糖致微血管病变，以及神经缺血、缺氧、代谢紊乱，最终导致包括动眼神经在内的较多周围神经损害。因此，糖尿病性动眼神经麻痹常伴有其他周围神经损害的表现，如肢端麻木、展神经同时受累等可能。但是，由于糖尿病引起动眼神经麻痹通常不累及眼内肌，故瞳孔功能大多相对保留而无受累，而此点更增加了与眼肌型 MG 鉴别的难度，可通过无晨轻暮重、病态性易疲劳的特点及胆碱酯酶抑制剂试验性治疗无效等相鉴别。

3. 痛性眼肌麻痹综合征　又称 Tolosa-Hunt 综合征，是一种非特异性肉芽肿病变，可累及海绵窦、眶上裂或眶尖部。临床多表现为急性或亚急性起病，以单侧眼肌麻痹和三叉神经第一支分布区感觉减退为主要表现，伴一侧球后或眼眶剧烈疼痛，有时也可出现瞳孔和视神经受累，该病症状一般持续数天或数周，有自发缓解的倾向。但该病变面部感觉多同时受累，且病变可以不同神经支配来解释，故可据之与眼肌型 MG 相鉴别。

4. 脑干病变　脑干包括中脑、脑桥和延髓。脑干病变包括脑干缺血性卒中、出血、肿瘤、副肿瘤综合征、视神经脊髓炎谱系疾病、Wernicke 脑病、Bickerstaff 脑干脑炎及其他感染性脑炎，均可以急性双睑下垂为首发症状，易于与眼肌型 MG 混淆，结合病史、头颅 MRI 及特异性抗体检测有助于明确诊断。脑干聚集的神经核团及脑神经较多，故脑干病变多有脑神经受累的表现，如影响动眼神经即可以出现类似眼肌型 MG 的上睑下垂、复视等情况，但除脑神经受累外，一般会伴有锥体束、共济运动、意识水平等方面的受累，临床查体时多有神经系统阳性体征，可与眼肌型 MG 相鉴别。脑干脑炎是指发生于脑干的炎症，目前病因和发病机制多不明确，可能为病毒感染或炎性脱髓鞘，临床上常有明确的前驱感染病史，呈急性或亚急性起病，主要表现为多支脑神经受累、共济失调、锥体束征和意识障碍。该病多为良性单相病程，无波动性进展，一般无反复发作。对于多发性硬化患者，其脑干部的内侧纵束有时被影响而表现出复视等症状，此时需与眼肌型 MG 相鉴别，但该疾病多伴有肢体麻木无力和视力下降等表现，且病情呈反复缓解 - 复发，头颅 MRI 典型表现为 T_1WI 低或等信号、T_2WI 高信号的脑室周围白质内的与大脑长轴和侧脑室呈垂直排列的卵圆形或条状病灶，可累及胼胝体，以及发生脑萎缩，而脑干内病灶则无特异性。可依据特征性的影像学表现及临床特点相鉴别。

5. 眼咽型肌营养不良（oculopharyngeal muscular dystrophy，OPMD）　属于常染色体显性遗传病，该病存在家族史。老年起病，多以双侧上睑下垂为首发表现，主要表现为眼外肌瘫痪和吞咽困难，无波动性，斜视明显，但无复视，逐渐出现吞咽困难、构音障碍。部分患者出现四肢近端无力，但一般发生于病程的晚期。病情进展缓慢，数年后出现其他眼外肌麻痹。该疾病总体病程呈良性过程，进展缓慢，一般不影响寿命。血清肌酶水平通常正常或轻度增高，肌电图检查提示肌源性损害。肌肉活检和基因检测有助于诊断。眼肌型 MG 虽然多以上睑下垂为首发表现，但多伴有复视，易疲劳，且一般血清肌酸激酶水平无变化，肌电图及 RNS 有特征性变化，新斯的明试验阳性。

6. 慢性进行性眼外肌麻痹（chronic progressive external ophthalmoplegia，CPEO）或 Kearn-Sayre 综合征（KSS）　属于线粒体脑肌病，CPEO 表现为双侧无波动性进展性的上睑下垂及眼外肌麻痹，可伴有近端肢体无力。若同时合并小脑萎缩、视网膜色素变性及心脏传导阻滞，即为 Kearn-Sayre 综合征。肌电图检查结果提示肌源性损害，少数患者可伴有周围神经传导速度减慢。血清乳酸水平轻度增高，肌肉活检和基因检查有助于确定诊断。新斯的明试验及血清抗体阴性。

7.Miller-Fisher 综合征　属于吉兰 - 巴雷综合征的变异型，表现为急性眼外肌麻痹、共济失调和腱反射消失三联征，也可表现为单纯的眼外肌麻痹。肌电图检查结果显示神经传导速度减慢，腰椎穿刺脑脊液检查可见蛋白 - 细胞分离现象，部分患者血清可检测到抗 GQ1B 抗体或 GT1a 抗体。

8. 眶内占位病变　如眶内脓肿、肿瘤或炎性假瘤等，可表现为眼外肌麻痹，但伴结膜充血、眼球突出、眼睑水肿等症状。眼眶 CT、MRI 或超声检查有助于诊断。

9. 脑神经麻痹（第Ⅲ、Ⅳ、Ⅵ对脑神经）　一侧海绵窦存在感染、肿瘤、非特异性炎症、颈内动脉海绵窦瘘等均可出现单侧上睑下垂、眼外肌麻痹，但通常伴有疼痛，头颅 MRI 及脑脊液检查有助于鉴别诊断。

10.Graves 眼病　属于自身免疫性甲状腺疾病，由针对眼结构的自身抗体引起的自限性眼外肌无力，伴眼睑退缩和眼睑裂增宽，无上睑下垂。眼睑未覆盖角膜，症状无波动。甲状腺功能检查显示亢进或减退，甲状腺相关抗体阳性，眼眶 CT 或 MRI 检查显示眼外肌肿胀。

11. 先天性上睑下垂和老年性上睑下垂　先天性上睑下垂的发病率低，在新生儿时期即可出现上睑下垂，通常为单侧，也可表现为双侧。老年性上睑下垂较为多见，上睑不同程度下垂，严重时可遮盖大部分瞳孔。临床表现无波动性的晨轻暮重，通过起病年龄可鉴别，且 RNS 无低频递减，新斯的明试验阴性。

12. 霍纳综合征　由于颈交感干受损导致病灶侧眼裂变小、瞳孔缩小、眼球凹陷，可伴有一侧面部无汗。霍纳综合征表现为眼裂变小而非上睑下垂，眼睑并没有覆盖角膜，症状无波动。而 MG 上睑下垂覆盖角膜。

13. 先天性肌无力综合征（congenital myasthenic syndrome，CMS）　属于罕见的遗传性疾病，通常是常染色体显性遗传病，由于编码神经肌肉接头结构及功能蛋白的基因突变，引起突触前膜、突触间隙及突触后膜功能缺陷，导致神经肌肉传递障碍。临床上极少见，发病率低于 1/50 万，且与 MG 的临床表现及电生理检查结果表现类似，易被误诊为 MG。常在新生儿期或 2 岁以前起病，出现上睑下垂、睁眼困难、喂养困难及运动发育迟滞等症状。也可成年后起病。对于所有的 CMS，注射腾喜龙后患者可出现一个短暂的好转，也可能出现误诊，因此应通过检测 AChR 抗体或 MuSK 抗体的方法来排除由自身免疫因素导致的 MG。主要依靠血清学抗体检测及全外显子测序以鉴别诊断。

（二）与全身型 MG 的鉴别诊断

1. Lambert-Eaton 肌无力综合征（LEMS）　属于神经系统副肿瘤综合征，是由免疫介导的累及神经肌肉接头突触前膜电压门控钙通道（voltage-gated calcium channel，VGCC）的疾病。50 岁以上的男性患者居多，多继发于肿瘤，特别是小细胞肺癌，表现为四肢近端对称性无力，下肢较重，腱反射减弱，但极少出现眼外肌受累，腱反射在运动后亦可短暂恢复，且脑神经支配的肌肉通常也不受累，也无明显的晨轻暮重。RNS 可鉴别。血清 VGCC 抗体多呈阳性，合并小细胞肺癌可同时出现 SOX-1 抗体阳性。血清 AChR 抗体不高，胆碱酯酶抑制剂无效。

2. 运动神经元病　进行性延髓麻痹需与 MuSK-MG 相鉴别，运动神经元病的病程较长，病程中出现延髓性麻痹、上睑下垂及复视。MuSK-MG 无上运动神经元损害，血清学抗体检测可鉴别。

3. 吉兰 - 巴雷综合征（Guillain-Barré syndrome，GBS）　为免疫介导的急性炎性脱髓鞘性的周围神经病，包括多种亚型，其中以急性炎症性脱髓鞘性多发性神经根神经病（acute inflammatory demyelinating polyneuropathy，AIDP）最多见，表现为弛缓性肢体无力、感觉丧失、腱反射减低或消失。MG 无肢体感觉异常。电生理检查及脑脊液检查可鉴别。据报道，有 27%～50% 的吉兰 - 巴雷综合征患者伴有面神经麻痹，这其中约 50% 的患者为双侧面神经麻痹，若此时以双侧面神经麻痹为首发表现，并且没有四肢肌力下降，其临床表现相对不典型，与面肌无力型 MG 的症状非常相似，容易误诊，但前者多以急性、亚急性起病，一般有前驱感染病史，且病程相对呈自限性，多于 2 周左右达高峰，4 周左右有自发缓解的趋势，最重要的是，患者多有特征性的脑脊液改变及电生理变化，而面肌无力型 MG 一般无自发缓解现象，实验室检查及电生理学检查亦不支持。

4. 慢性炎性脱髓鞘性多发性神经病　为免疫介导的慢性运动感觉周围神经病，表现为弛缓性四肢无力，四肢末梢性感觉减退，腱反射减弱或消失。电生理脑脊液检查可鉴别，周围神经活检有助于确诊。

5. 先天性肌无力综合征（CMS）　见 "（一）与眼肌型 MG 的鉴别诊断"。

6. 肉毒中毒　由肉毒毒素累及突触前膜所致，表现为上睑下垂、复视、瞳孔异常、吞咽困难、构音障碍、咀嚼无力及四肢进行性弛缓性瘫痪，并伴有全身症状。发病前可能摄入蜂蜜或受污染的食物及严重的恶心、呕吐。但肉毒中毒时出现瞳孔扩大和对光反射迟钝、腱反射消失及严重的自主神经症状，有助于与 MG 相鉴别。电生理检查结果与 LEMS 相似。

7. **炎性肌病** 以骨骼肌炎性病变和肌纤维变性为特征的综合征，表现为进行性加重的弛缓性四肢无力，以近端肌肉无力为主，通常与疼痛有关，可出现肌萎缩。若病变局限于肌肉，则称为多发性肌炎（polymyositis，PM），若病变同时累及皮肤称为皮肌炎（dermatomyositis，DM）。PM 发病年龄多在 30 ～ 60 岁（DM 在儿童和成人中均可发病），以女性多见，起病前多有感染或低热，DM 因有特征性皮肤改变，故易与四肢无力和呼吸肌无力的 MG 相鉴别，但 PM 在症状及起病方式上均同 MG 非常相似，并且一般感觉障碍不明显，腱反射通常不减低，上述诸多表现均容易与 MG 相混淆。与 MG 不同的是，PM 一般在肌无力的同时伴有肌肉、关节部位疼痛，肌萎缩，且肌电图示肌源性损害，血清肌酶明显升高，肌肉活检有助于诊断。糖皮质激素治疗有效。

8. **代谢性肌病** 如肌肉代谢酶、脂质代谢或线粒体受损所致的肌肉疾病，表现为弛缓性四肢无力，不耐受疲劳，腱反射减弱或消失，伴有其他器官损害。肌电图示肌源性损害。血清肌酶水平正常或轻微升高。肌肉活检及基因检测有助于确定诊断。

9. **脊髓病变** 引起四肢肌无力及呼吸肌无力的脊髓病变，临床上多同时伴有相应的感觉系统受累及自主神经功能受累表现，如神经根痛、感觉异常、感觉缺失/减退、大小便障碍等，且多有双侧病理征阳性表现，根据情况不同，可有不同的起病方式，如急性脊髓炎急性或亚急性起病，有前驱感染病史，而脊髓压迫可以慢性或亚急性起病，具有无明显波动性、病态疲劳性肌无力的特点，影像学上有相应改变，而四肢肌无力和呼吸肌无力的 MG 无上述表现。

10. **周期性瘫痪** 为常见的反复发作的骨骼肌弛缓性瘫痪性肌病。根据血钾水平，一般分为低钾型、高钾型及正常血钾型，其中以低钾型多见。任何年龄均可发病，20 ～ 40 岁多见，男性多于女性。诱发因素为剧烈运动、过度劳累、饱餐、寒冷、情绪激动、焦虑、月经、创伤、感染等，一般在夜间入睡后或清醒时发现肌无力，肌无力以肢体为主，近端重于远端，下肢重于上肢。患者常诉有患肢疼痛和麻木等异常感觉，但客观查体感觉正常。该病多急性突发起病，可反复发作，一般无呼吸肌受累表现，无症状波动性。

11. **进行性肌营养不良** 是 X 连锁隐性遗传病，基因定位于 Xp21，病理改变有肌纤维坏死和再生肌膜核内移。女性为致病基因携带者，可致后代男性的 50% 发病。患者 3 ～ 5 岁起病，走路慢，易跌倒；12 岁左右不能走路；20 ～ 30 岁死亡。该病特有的体征如下：鸭步、Gower 征、翼状肩胛、腓肠肌假性肥大，伴有心力衰竭、智能障碍，易于诊断。新斯的明试验阴性。

任何难以摆脱呼吸机的患者均应考虑 MG，其他可能的疾病如 Lambert-Eaton 综合征、食物中毒、吉兰 - 巴雷综合征、多发性肌炎、运动神经元病、重症肌病/多发性肌病、有机磷中毒。

（高洪梅）

第十一章

重症肌无力的治疗

既往所有有关重症肌无力（MG）治疗的基本原理都受到质疑，因为缺乏统计学支持下的精心试验设计，因此不能得出肯定的疗效。胆碱酯酶抑制剂（cholinesterase inhibitor，ChEI）治疗是最重要的对症治疗，但该药的使用是基于非对照的观察性研究、病例系列分析和医师的临床经验。

许多药物都与 MG 的恶化有关。美国重症肌无力基金会（Myasthenia Gravis Foundation of America，MGFA）在其网站上设有一个完整的、随时都有更新的药物名目（表 11-1）。报道的关联并不一定意味着这些药物不能被用于 MG 的治疗。当认为某种药物对患者的治疗很重要时，应从临床角度考虑药物的风险效益比。下面列出的是最常见的容易导致 MG 恶化的药物。

表 11-1　常见的加重重症肌无力症状的药物

药物	说明
泰利霉素（telethromycin）	治疗社区获得性肺炎的抗生素。与肝毒性和 QTc 间期延长的风险相关。导致 MG 严重恶化，通常是致命的恶化。美国 FDA 已经为 MG 药物指定了一个"黑盒"警告。已从国际上大多数市场撤回，禁用
氟喹诺酮类药物（fluoroqui-nolone）	如环丙沙星、莫西沙星和左氧氟沙星是临床中常见的与 MG 恶化相关的广谱抗生素。美国 FDA 已经为 MG 中的这些药物指定了一个"黑盒"警告。慎用
大环内酯类抗生素（macro-lide antibiotic）	如红霉素、阿奇霉素、克拉霉素，用于革兰氏阳性细菌感染。可谨慎使用
氨基糖苷类抗生素（aminoglycoside antibio-tic）	如庆大霉素、新霉素、妥布霉素，用于革兰氏阴性细菌感染。可能会使 MG 恶化。如果没有其他治疗方法，请谨慎使用
奎宁（quinine）	偶尔用于治疗腿部抽筋。除疟疾外，禁止使用
氯喹和羟基氯喹（chloroquine and hydroxychloroquine）	用于治疗 / 预防疟疾和某些自身免疫性疾病。可能导致新发 MG 或使原有 MG 恶化。仅在必要时使用，并观察是否恶化
普罗卡因胺（procainamid）	用于心律失常。可能使 MG 恶化。谨慎使用
β 受体阻滞剂（beta blocker）	通常用于高血压、心脏病和偏头痛，但对 MG 有潜在危险。可能使 MG 恶化。谨慎使用
他汀类药物（statins）	如阿托伐他汀、普伐他汀、瑞舒伐他汀、辛伐他汀，用于降低血清胆固醇。可能使 MG 恶化或加速进展。如果需要，谨慎使用最低剂量

续表

药物	说明
糖皮质激素（corticosteroids）	MG 的标准治疗方法，但可能会在前两周内导致短暂的恶化。请仔细观察这种可能性
免疫检查点抑制剂（immune checkpoint inhibitor）	如伊匹单抗、帕博利珠单抗、阿替利珠单抗、纳武单抗，用于某些肿瘤的治疗。可能导致新发 MG 或使原有 MG 恶化。根据肿瘤状态谨慎使用
D- 青霉胺（D-penicillamine）	用于肝豆状核变性，偶用于类风湿关节炎。与引起 MG 密切相关。禁用
肉毒毒素（botulinum toxin）	突触前膜神经肌肉接头阻滞剂，禁用
镁（magnesium）	如果静脉给药有潜在危险，如妊娠晚期子痫或低镁血症。仅绝对必要时使用并观察有无 MG 加重
去铁胺（desferrioxamine/deferoxamine）	血色素沉着症的螯合剂。可能使 MG 恶化
碘放射学造影剂（iodinated radiologic contrast agent）	很久以前的文献报道显示可导致 MG 加重，但现代造影剂似乎更安全。谨慎使用
减毒活疫苗（live attenuated vaccine）	如麻疹、腮腺炎、风疹、水痘带状疱疹、鼻流感、口服脊髓灰质炎、4 型和 7 型腺病毒、带状疱疹、轮状病毒、口腔伤寒、天花和黄热病等减毒活疫苗。不影响 MG，但在接受免疫抑制治疗的患者中禁用，因为减毒活病毒或细菌的不受抑制生长可能导致不良反应

引自：美国重症肌无力基金会官方网站（http：//n.neurology.org/content/87/4/419.long）

一、治疗目标及相关定义

（一）治疗目标

依据美国重症肌无力基金会（MGFA）对重症肌无力干预后状态（post-intervention status，PIS）进行分级（表 11-2），治疗目标为达到微小状态（minimal manifestation status，MMS）或更好状态，且治疗相关副作用（common terminology criteria for adverse event，CTCAE）≤ 1 级。

表 11-2　美国重症肌无力基金会干预后状态分级

分级	干预后症状描述
完全缓解（complete stable remission，CSR）	至少 1 年无肌无力的症状或体征，且在此期间未接受过任何 MG 的药物治疗；经专业的神经肌病医生检查未发现任何肌无力的证据，允许出现轻微眼睑闭合无力
药物缓解（pharmacologic remission，PR）	标准同 CSR，需通过服药达到上述状态（服用胆碱酯酶抑制剂除外）
微小状态（minimal manifestation status，MMS）	无任何因肌无力引起的功能受限，但经专业的神经肌病医生检查可发现某些肌无力
改善（improved）	与治疗前相比，肌无力临床症状明显减轻或 MG 治疗药物剂量明显减少
无变化（unchanged）	临床症状及 MG 治疗药物剂量与治疗前相比无明显变化

续表

分级	干预后症状描述
加重（worse）	与治疗前相比，MG 治疗药物剂量明显增加
恶化（exacerbation）	已经达到 CSR、PR 或 MMS，出现了新的临床症状
死亡（death）	死于 MG 或 MG 治疗的并发症，或者胸腺切除术后 30 天内死亡

引自：中国免疫学会神经免疫分会，常婷，李柱一，等，2021.中国重症肌无力诊断和治疗指南（2020 版）.中国神经免疫学和神经病学杂志，28（1）：2

（二）相关定义

1. 微小状态（MMS）　即患者没有任何 MG 的症状或因肌无力引起的功能受限，但是经专业的神经疾病医师检查可发现存在某些肌无力。此分类是为了区分未达到完全缓解标准的患者，这些患者存在轻微的无力。

2.CTCAE 1 级　治疗相关副作用 1 级，即该治疗未引起临床症状或症状轻微，不需要医疗干预。

3. 缓解（remission）　患者没有 MG 的症状或体征。允许出现眼睑闭合无力，但经专业的神经科医师仔细地检查，未发现任何肌无力的证据。因此，对于每天服用胆碱酯酶抑制剂并能明确减轻症状的患者被排除在这一类别之外。

4. 眼肌型 MG　可发生于任何年龄阶段。MGFA 分型为 I 型，眼肌无力，可伴闭眼无力，其他肌群肌力正常，包括其他面部肌、咽喉肌和肢体肌的力量是正常的。有部分患者力量测试结果正常，但患者本人自觉疲劳。在没有客观的非眼部无力的情况下，医师需要临床判断该疲劳是否源于全身型 MG。

5. 危象前状态（impending myasthenic crisis）　MG 病情快速恶化，依据临床医师的经验判断，短时间内（数天或数周内）可能发生肌无力危象。危象前状态的及时识别、干预可避免肌无力危象的发生。

6. 肌无力危象（manifest myasthenic crisis）　MG 病情快速恶化，需要立即开放气道，辅助通气；或者 MGFA 分型为 V 型。危机的概念侧重于临床意义：它代表了一种严重的、危及生命的、快速恶化的 MG 和由通气或球部功能障碍导致的潜在气道损害。

7. 难治性 MG（refractory MG）　对于难治性 MG，尚无统一的标准，基于现有研究证据将其定义为：传统的糖皮质激素或者至少 2 种免疫抑制剂（足量、足疗程）治疗无效，干预后状态（PIS）为无变化或者加重；不能耐受免疫抑制剂的副作用或有免疫抑制剂使用禁忌证，需要反复给予静脉注射人免疫球蛋白（intravenous immunoglobulin，IVIG）或行血浆置换（plasma exchange，PE）以缓解病情；或病程中反复出现肌无力危象。

（三）治疗原则

1. 个体化治疗，如单纯眼肌型 MG 可用糖皮质激素门诊治疗，全身型 MG 首选住院治疗，密切观察以预防窒息和呼吸困难的发生。

2. 系统药物治疗时首选胆碱酯酶抑制剂，增加神经肌肉接头处乙酰胆碱的释放及肌肉反应性。

3.胆碱酯酶抑制剂治疗缓解不充分者须开展免疫治疗，调节免疫紊乱，降低血清乙酰胆碱受体抗体水平，包括免疫抑制剂，如糖皮质激素或细胞毒药物和抗胸腺淋巴细胞血清等，以及应用免疫球蛋白静脉滴注、血浆置换等。

4.避免使用乙酰胆碱释放抑制剂，如肌肉松弛药；禁用神经肌肉接头传导阻滞剂，如吗啡等（见表11-1）。

5.危象患者应根据患者的情况合理选择上述治疗，同时包括抗感染、营养治疗和伴发的各种内科问题的处理。

二、重症肌无力的治疗方法

（一）MG 的症状性治疗

胆碱酯酶抑制剂是最重要的对症治疗药物，但它们在 MG 中的应用是基于观察性研究、病例分析和常见的临床经验。胆碱酯酶抑制剂通过抑制胆碱酯酶活性，增加神经肌肉接头突触间隙乙酰胆碱含量而改善症状，但不能影响疾病进展。胆碱酯酶抑制剂是 MG 治疗的一线药物，用于除 MuSK 抗体阳性以外的所有 MG 患者。对于 MuSK-MG 患者，即使是低剂量的胆碱酯酶抑制剂也可能使病情恶化，故需要关注病情变化。

溴吡斯的明是最常用的 MG 对症治疗的口服药物。溴吡斯的明应作为初始治疗的首选药物，依据病情选择与激素及其他非激素类免疫抑制剂联合使用。当口服剂量≤ 300mg/d 时，一般不会出现胆碱能过量症状。口服给药时最常见的不良反应是腹泻、腹部绞痛、唾液分泌过多、出汗增多、心动过缓和视物模糊。静脉给药可产生更明显的胆碱能中毒症状（肌无力增加、支气管分泌物过多和支气管痉挛、心脏传导阻滞和瞳孔缩小）。

中国的相关指南推荐剂量：成年人溴吡斯的明的起始剂量为每次 60mg 口服（儿童根据具体年龄使用），3 ～ 4 次 / 天，每天最大剂量为不超过 480mg。

美国重症肌无力基金会推荐剂量：一般成年人服用溴吡斯的明的首次剂量为 30 ～ 60mg，口服，3 次 / 天，维持剂量为 60 ～ 120mg，3 ～ 5 次 / 天，根据症状调整剂量，通常不超过 480mg/d。应进行个体化应用剂量，当达到治疗目标时可逐渐减量或停药。妊娠期使用溴吡斯的明亦是安全有效的。一般 15 ～ 30 分钟起效。

腾喜龙作用时间短，主要用于诊断。它还被用来确定是否存在胆碱能中毒及确定胆碱能中毒在多大程度上导致肌无力。

新斯的明可以经肠道外给药，因此可用于因吞咽困难而不能口服溴吡斯的明的患者。

胆碱酯酶抑制剂相对较安全，但是也可发生显著的不良反应。最常见的不良反应是恶心、呕吐、腹泻、腹部绞痛、心动过缓等，可应用阿托品等药物来改善症状，很少有因显著的心动过缓而停药的情况。肌肉抽搐、肌束震颤和痉挛是最困扰患者的不良反应，可通过肌肉的拉伸练习改善。需要注意的是，胆碱酯酶抑制剂往往不能明显改善咽喉部肌无力，反而可能因为多而浓稠的唾液进一步加重吞咽困难，尤其是在合用抗毒蕈碱样药物时，减少胆碱酯酶抑制剂可以改善症状。胆碱酯酶抑制剂也不能明显改善呼吸肌无力，气道分泌物的增加又使肺部疾病患者的治疗更为复杂，同时也加重了呼吸困难，减少或停止胆碱酯酶抑制剂的使用也可以改善呼吸道症状。

由于剂量的控制，胆碱酯酶抑制剂诱导的肌无力危象（胆碱能危象）已很少出现，若怀疑胆碱能危象，暂时停用胆碱酯酶抑制剂可获得改善。在肌无力危象时如果已行人工通气，则可以停用胆碱酯酶抑制剂，以减少气道分泌物。

（二）MG 的免疫抑制治疗

免疫抑制药物包括糖皮质激素和其他非激素类免疫抑制剂，如硫唑嘌呤（azathioprine，AZA）、他克莫司（tacrolimus，FK-506）、吗替麦考酚酯（mycophenolate mofetil，MMF）、环孢素（cyclosporin，CY）、甲氨蝶呤（methotrexate，MTX）及环磷酰胺（cyclophosphamide）。非激素类免疫抑制剂在糖皮质激素的减量过程及预防 MG 的复发中发挥重要作用。值得注意的是，目前尚无比较不同非激素类免疫抑制剂疗效的临床研究数据，因此药物选择尚无统一的标准，更多的是依赖于临床医师的经验。

免疫抑制治疗对全身型 MG 的治疗效果被普遍认可，然而，只有少数免疫抑制药物得到了来自随机对照试验（randomized controlled trial，RCT）的高水平证据的支持。MG 的治疗目标通常可以实现，但只有通过持续的免疫治疗才能维持。目前关于成功终止免疫抑制治疗的报道很少。对于病情不稳定的患者，应避免突然停用免疫抑制剂，因为它可能导致症状复发，甚至肌无力危象。在达到治疗目标并持续至少 6 个月后，应尝试缓慢停药。在某些情况下，免疫抑制必须无限期地维持下去。随着免疫抑制持续时间的延长，可能会发生机会性感染、淋巴瘤和其他严重的不良事件。因此，必须定期监测和调整治疗。

1. 糖皮质激素　泼尼松（prednisone）、泼尼松龙（prednisolone）和甲泼尼龙（methyl-prednisolone）是最常用的糖皮质激素药物。该药可使多达 80% 的 MG 患者症状在 2 周内得到明显缓解，通常在 2 周内开始起效，6 ～ 8 周效果最为显著。小样本随机对照试验结果提示，低剂量泼尼松对眼肌型 MG 的治疗是有效的。既往非随机和回顾性研究结果显示，接受皮质类固醇类激素或其他免疫抑制剂治疗的单纯眼肌型 MG 患者进展为全身型 MG 的可能性就更低。为了避免严重的药物副作用，糖皮质激素经常与另一种非激素类免疫抑制剂联用，最常见的是硫唑嘌呤（AZA）或吗替麦考酚酯（MMF）。

在应用大剂量激素治疗的患者中，约 50% 的患者在前 3 ～ 7 天可能出现短暂性病情加重，即使使用低剂量治疗也可能出现恶化，甚至出现肌无力危象，特别是球部肌无力的患者。因此，密切监测激素起始治疗的患者至关重要，且需要做好抢救准备。口服糖皮质激素采用两种不同的给药策略。

方案 1：从 10 ～ 20mg/d 泼尼松或等效剂量开始（糖皮质激素剂量换算关系：5mg 醋酸泼尼松＝ 4mg 甲泼尼龙），清晨顿服，每周增加 5mg，直到达到稳定缓解（目标剂量，1mg/kg）。此方案优点是诱发恶化可能性小，激素副作用更小。缺点是起效速度较慢，且起效时间难以预测。

方案 2：从 60 ～ 80mg/d 泼尼松或等效剂量开始。给药方式为隔日给药，并在症状开始改善后开始缓慢减量。此方案优点是起效速度更快。缺点是多达 50% 的患者出现早期症状恶化，除非预先使用静脉注射人免疫球蛋白（IVIG）或者血浆置换（PE）。此方案需要患者住院治疗。达到治疗目标后，逐渐减量。

中国指南推荐剂量：维持 6 ～ 8 周后逐渐减量，每 2 ～ 4 周减 5 ～ 10mg，减至 20mg 后每 4 ～ 8 周减 5mg，根据病情可隔日口服最低有效剂量，若过快减量可致病情复发。

美国重症肌无力基金会推荐剂量：达到治疗目标数日后，每隔日缓慢减量，每月减少 5mg/d 等效剂量。一旦 ≤ 10mg/d 等效剂量，降低减少速度。长期持续低剂量治疗有助于维持治疗目标。

对于维持治疗，治疗目标是最小有效激素剂量，这只能通过缓慢减少剂量（如每日减少剂量的 10% 或每 4 周 5mg/d 的等效剂量）的临床经验来决定每个患者的最小有效激素剂量，同时监测 MG 症状有无复发。在许多患者中，长期持续使用低剂量的激素可以有助于维持治疗目标。

静脉注射大剂量的激素冲击治疗被用于治疗严重的病情恶化。甲泼尼龙 500 ～ 2000mg 静脉注射，然后口服维持治疗。冲击治疗可每隔 5 天重复一次。这种高剂量的治疗可导致球部症状明显的患者迅速、短暂性恶化；急性糖皮质激素肌病（steroid myopathy）也有文献报道。因此，激素冲击治疗仅在即将或肌无力危象时推荐与 PE 或 IVIG 联合使用。药物相关不良事件的数量和严重程度与激素累计剂量有关，尤其有合并症特别是糖尿病的患者风险更高。妊娠期 MG 患者需要格外小心。治疗时间超过 3 个月，并且每日剂量大于 7.5mg 泼尼松等效剂量，患者应接受 1000 ～ 1500mg/d 钙剂和 400 ～ 800IU/d 维生素 D 的预防性治疗。对于绝经后妇女，双膦酸盐（如齐利膦酸、利塞膦酸、依替膦酸）和特立帕肽（一种合成甲状旁腺激素的药物）被用于治疗或预防激素诱发的骨质疏松。关于预防男性患者糖皮质激素诱导的骨质疏松发生骨折的资料有限。对不良事件的最佳预防措施是控制治疗时间，避免高剂量、长时程治疗。

糖皮质激素的使用注意事项：①使用前需详细告知患者及其家属激素应用的必要性及可能出现的不良反应，获得同意后方可使用。②早晨顿服。③部分患者在激素起始治疗短期内可出现病情加重，严重时可出现肌无力危象。因此，所有应用大剂量激素治疗者必须住院以密切观察，并做好随时开放气道的准备。对晚发型、病情严重或球部症状明显的患者应慎用，可先使用 IVIG 或 PE 使病情稳定后再使用糖皮质激素，且做好抢救准备。④一旦低于 10mg/d 等效剂量，药物减量速度应更慢。长期持续低剂量治疗有助于维持治疗目标。⑤长期服用激素可引起向心性肥胖、血压升高、血糖升高、白内障、青光眼、骨质疏松、股骨头坏死、消化道症状及精神障碍等，及时使用抑酸类药物可预防胃肠道并发症，补充钙剂和双膦酸盐类药物可预防或减轻骨质疏松。⑥在治疗初期糖皮质激素与其他非激素类免疫抑制剂联用可减少激素使用剂量，并可更快达到治疗目标。

2. 非激素类免疫抑制剂

（1）硫唑嘌呤（azathioprine，AZA）：是 MG 中应用最广泛的非激素类免疫抑制剂。硫唑嘌呤联合糖皮质激素治疗比单独使用激素更有效，并且有助于激素减量及防止疾病复发，是全身型 MG 及部分眼肌型 MG 的一线用药。

中国指南推荐剂量：从小剂量开始，50mg/d，每隔 2 ～ 4 周增加 50mg，至有效治疗剂量为止［按体重儿童 1 ～ 2mg/（kg·d），成人 2 ～ 3mg/（kg·d），分 2 ～ 3 次口服］。

美国重症肌无力基金会推荐剂量：从 50mg/d 开始，每隔 1 ～ 2 周增加 50mg，至有效治疗剂量为止［2.5 ～ 3mg/（kg·d）］。推荐如无严重和（或）不可耐受的不良反应，可长期服用。硫唑嘌呤单药治疗起效较慢，短则数月（多为 2 ～ 10 个月起效），长则 1 年。最长可长达两年方能达到最佳效果。在达到最佳效果后，剂量可缓慢减量至最小有效剂量，同时密切监测病情变化。部分患者可以维持低至每天 50mg 的剂量。

约 80% 接受硫唑嘌呤治疗的患者的平均红细胞体积增加。常与糖皮质激素联合使用，联合糖皮质激素治疗比单独使用糖皮质激素更有效，可使 70% ～ 90% MG 患者的症状得到明显改善，且缓解时间更长，副作用更少，对老年患者尤其有益。在 10% ～ 20% 的患者中，硫唑嘌呤联合糖皮质激素不能获得满意的疗效，在这种情况下应该换用其他药物。突然停用硫唑嘌呤可能会导致复发性症状，甚至肌无力危象。

硫唑嘌呤的主要副作用多发生在启动治疗的 6 周左右，包括骨髓抑制、肝损害、脱发、流感样症状及消化道症状等。肝损害通常是可逆的。硫代嘌呤甲基转移酶表型或基因型检测可用于预测服用硫唑嘌呤过程中出现白细胞减少的风险。若长期服用硫唑嘌呤，应密切监测血常规和肝肾功能：服药第 1 个月，应每周监测一次；服药 1 ～ 6 个月，应每个月监测一次；此后应每 3 个月常规监测一次。若白细胞计数低于 $4.0 \times 10^9/L$，则应将硫唑嘌呤减量；若白细胞计数低于 $3.0 \times 10^9/L$ 或肝功能指标超过正常值上限的 3 倍，应立即停止服用硫唑嘌呤。

如果与别嘌醇（allopurinol）等干扰黄嘌呤氧化酶并抑制硫唑嘌呤分解的药物一起服用，则应仅服用标准剂量的 1/4 [0.5 ～ 0.75mg/（kg·d）]，以避免骨髓毒性副作用。2% ～ 15% 的患者在服用硫唑嘌呤后数天内出现过敏反应，这将影响了硫唑嘌呤的继续使用，甚至可能引发肌无力危象。因此可以在开始硫唑嘌呤治疗前，单次口服 50mg 试验剂量以检测有无过敏反应。硫嘌呤甲基转移酶（thiopurine methyltransferase，TPMT）活性不足或缺失的患者在硫唑嘌呤开始使用后，会迅速发生严重的骨髓抑制。缺乏 TPMT 活性或已知 TPMT 突变纯合子的患者禁用硫唑嘌呤。这种表型非常罕见（约 0.5%）。如有条件，建议在开始使用硫唑嘌呤之前测定 TPMT 活性或 TPMT 基因型。TPMT 正常值范围内低值的患者可接受治疗，但建议使用试验剂量及缓慢滴定剂量。既往研究结果表明，使用硫唑嘌呤皮肤角化过度和皮肤癌的发病率显著增加，这是由于硫唑嘌呤造成紫外线光敏性增加。因此，长期服用硫唑嘌呤的患者建议定期进行皮肤科检查。当硫唑嘌呤使用少于 10 年时，目前研究显示不会增加患其他癌症的风险。服用硫唑嘌呤的 MG 患者很少出现淋巴瘤（lymphoma）、骨髓增生异常综合征（myelodysplastic syndrome）和严重机会性感染（opportunistic infection）。硫唑嘌呤是非激素免疫抑制剂，在欧洲该药是妊娠期 MG 的首选药物，但在美国该药被认为是高风险药物（见下文妊娠期 MG）。

（2）环孢素（cyclosporin，CY）：用于对糖皮质激素及硫唑嘌呤疗效差或不能耐受其副作用的患者，因其肾毒性较大及和其他药物存在相互作用，故不作为首选推荐。环孢素通过干扰钙调神经磷酸酶信号，抑制 IL-2 及 γ 干扰素等促炎性细胞因子的分泌，从而发挥免疫抑制作用。早期与激素联用时，该药可显著改善肌无力症状，并可降低血清 AChR 抗体的滴度，但需注意其肾毒性较大。起效相对较快，3 ～ 6 个月起效。一项安慰剂对照研究提供了环孢素作为 MG 单一疗法的有效证据，并且回顾性分析报道了大多数服用环孢素（无论是否服用糖皮质激素）的患者的症状得到改善。

中国指南推荐剂量：按体重 2 ～ 4mg/（kg·d）口服，在使用过程中应监测血药浓度，推荐血药浓度为 100 ～ 150ng/ml，并根据血药浓度调整剂量。

美国重症肌无力基金会推荐剂量：起始剂量为 100mg，一日两次口服，根据需要缓慢增加到每天 3 ～ 6mg/（kg·d），目标剂量常为 5 ～ 6mg/（kg·d），间隔 12 小时分为两次，单独使用或与激素联合使用。1 个月后检查血清药物水平，调整剂量以达到 75 ～ 150ng/ml 的血清水平。1 ～ 3 个月起效。

应每月监测血压和血清肌酐，并严密监测血压。调整剂量使肌酐维持在低于服药前水平的 1.5 倍。服用环孢素时，应至少每 2 ～ 3 个月复查一次血清肌酐。泼尼松可与环孢素同时开始使用，且在环孢素生效后剂量可逐渐减少或完全停止。然后，环孢素可逐渐减量至最低有效剂量，最低可低至 50mg/d。不良事件通常与剂量有关，较少使用微胶囊制剂。不良事件包括机会性感染、骨髓抑制、毛发增多、牙龈增生、胃肠道症状、中毒性肾损伤伴高钾血症和高血压。震颤、头痛、抽搐、感觉异常和罕见的可逆性后部白质脑病（reversible posterior leukoencephalopathy）也可出现。服用大环内酯类抗生素、钙通道阻滞剂、阿片类药物、西柚汁和糖皮质激素后，血清环孢素水平升高。许多药物与环孢素会产生相互作用，应避免或谨慎使用。

（3）吗替麦考酚酯（mycophenolate mofetil，MMF）：选择性地抑制 T 细胞和 B 细胞中嘌呤的从头合成途径。作用机制同硫唑嘌呤（AZA），但较硫唑嘌呤更安全、耐受性好，长期使用可使大多数患者达到 MMS 或更好状态。它被广泛用于 MG 作为单一疗法或与糖皮质激素合用以减少激素的用量，并于 2012 年在德国被批准为 MG 的超说明书治疗。一些队列研究结果显示，MMF 可改善 MG 的临床症状和减少激素的用量。然而，与泼尼松单药治疗相比，MMF 起始单药或联合泼尼松治疗有无优势，结果并不一致。

中国指南推荐剂量：起始剂量为 0.5 ～ 1.0g/d，分 2 次口服；维持剂量为 1.0 ～ 1.5g/d，待症状稳定后每年减量不超过 500mg/d，若突然停药或快速减量可导致病情复发及恶化。

美国重症肌无力基金会推荐剂量：起始剂量为 500mg，每天 2 次，维持剂量为 1000 ～ 1500mg，每天 2 次，但可使用高达 3000mg/d 的剂量。

不良反应通常较轻，常见的有胃肠道反应、白细胞计数减低、泌尿系统感染及病毒感染等。MMF 不可与硫唑嘌呤同时使用。MMF 在妊娠期禁忌使用，因为其致畸和自然流产的发生率很高，应该在计划妊娠前至少 4 个月停止使用。进行性多灶性白质脑病（progressive multifocal leukoencephalopathy，PML）在接受 MMF 治疗的罕见严重免疫抑制患者中已有报道，在接受 MMF 治疗的 MG 患者中也有报道原发性中枢神经系统淋巴瘤和 T 细胞增殖性疾病的孤立病例。在用药后的前 6 个月，须每个月监测血常规及肝肾功能，此后每 3 个月复查一次。

（4）他克莫司（tacrolimus）：与环孢素作用机制相似，他克莫司也是一种钙调神经磷酸酶抑制剂，可选择性抑制 T 淋巴细胞中促炎性细胞因子和 IL-2 的转录，从而发挥免疫抑制作用。本药的耐受性较好，肾毒性小。一些非对照研究和小样本病例系列报道了他克莫司可对难治性 MG 起治疗作用，一项单中心开放研究也报道了良好的效果。一项评论性综述得出结论，认为他克莫司在难治性或新发 MG 患者中发挥有益作用的证据有限，但前景广阔。他克莫司在日本被批准用于 MG。他克莫司引起的不良反应与环孢素类似，并且通过诱导或阻断 CYP3A4 代谢与许多药物发生相互作用，常可出现血钾水平升高表现。

他克莫司适用于对糖皮质激素和其他免疫抑制剂的疗效差或不能耐受其副作用的 MG 患者，特别是 RyR 抗体阳性者。起效快，一般在 2 周左右起效，其疗效呈剂量依赖性。

中国指南推荐剂量：3.0mg/d，或按体重 0.05 ～ 0.10mg/（kg·d），分 2 次空腹口服。建议可于服药或调整药物剂量 3 ～ 4 天后筛查血药浓度，理想血药浓度为 2 ～ 9ng/ml。研究表明，当他克莫司血药浓度 ≥ 4.8ng/ml 时，可使 92% 的患者达到 MMS 或更好状态。

美国重症肌无力基金会推荐剂量：3 ～ 5mg/d 或 0.1mg/（kg·d），根据血药浓度调整剂量，血药浓度为 8 ～ 9ng/ml 可能为有效血药浓度。

他克莫司的主要副作用是震颤、血糖升高、血镁降低、肝肾功能损害及罕见的骨髓抑制。

（5）甲氨蝶呤（methotrexate，MTX）：是治疗 MG 的三线用药，主要用于其他免疫抑制剂治疗无效的难治性或伴胸腺瘤的 MG。关于甲氨蝶呤在 MG 中应用的相关研究是有限的，现有的数据并不能提供令人信服的疗效证据。一项随机对照试验纳入了 50 例 AChR 抗体阳性且服用泼尼松 ≥ 10mg/d 的 MG 患者，患者随机 1∶1 分为甲氨蝶呤每周 20mg 或安慰剂，治疗 12 个月，结果组间无差异。因此，甲氨蝶呤仅被用作 MG 的后备治疗药物。

中国指南推荐使用剂量：每周 10mg 起始，口服，逐步加量至每周 20mg，若不能耐受口服制剂产生的消化道不良反应，也可选择甲氨蝶呤的肌内注射制剂，一般肌内注射可使患者耐受更高的剂量。

美国重症肌无力基金会推荐剂量：起始剂量每周 10mg，连续 2 周，每两周增加 5mg，最大剂量为每周 15 ～ 25mg。部分专家对老年 MG 更喜欢使用甲氨蝶呤而不是环孢素。

甲氨蝶呤的副作用主要是胃肠道反应、肝功能异常及骨髓抑制，可伴发口腔炎、皮疹、白细胞计数降低及肺纤维化。用药期间应检测血常规及肝功能。中国指南建议甲氨蝶呤治疗同时添加叶酸 1mg/d 预防口腔炎，而美国重症肌无力基金会推荐使用叶酸 5mg/d 来降低该药毒性。因甲氨蝶呤有生殖致畸性，故妊娠或备孕妇女禁用。

（6）环磷酰胺（cyclophosphamide）：是一种烷基化细胞毒性剂，在重度 MG 的标准治疗失败后使用，用于其他免疫抑制剂治疗无效的难治性及伴胸腺瘤的 MG。在小型非对照研究中使用了不同的环磷酰胺方案：第一种为口服初始剂量为 2mg/kg。第二种为每 4 周冲击静脉给药 500mg/m²，直至稳定。第三种方法同骨髓移植治疗，50mg/kg，14 天。

中国指南推荐使用方法：环磷酰胺与糖皮质激素联合使用可显著改善肌无力症状，并能在用药 6 ～ 12 个月时减少激素用量。使用方法：静脉滴注或口服，成人静脉滴注每周 400 ～ 800mg，或口服 100mg/d，分 2 次口服，直至总量达 10 ～ 20g，个别患者需要服用到 30g；儿童按体重 3 ～ 5mg/（kg·d）（不大于 100mg），分 2 次口服，好转后可减量至 2mg/（kg·d）。需注意儿童应慎用。

美国重症肌无力基金会推荐剂量：第一种口服初始剂量为 50mg/d，剂量每周增加 50mg，直至维持剂量为 2 ～ 3mg/（kg·d）。第二种为每 4 周冲击静脉给药 500mg/m²，直至稳定。2 ～ 6 个月起效。

环磷酰胺的副作用包括短期和晚期并发症，短期并发症有白细胞减少、脱发、恶心、呕吐、腹泻、出血性膀胱炎、骨髓抑制、致畸等；晚期并发症包括恶性肿瘤、肺纤维化、心肌损伤和皮肤纤维瘤等。每次使用环磷酰胺前均需要复查血常规和肝肾功能。

3. 靶向生物制剂　　目前临床上使用的靶向生物制剂包括已经通过美国 FDA 批准的靶向 B 细胞的利妥昔单抗（rituximab，RTX）及靶向补体的依库珠单抗（eculizumab）。此外，还有其他生物制剂仍在研究中。

（1）单克隆抗体（monoclonal antibody）：利妥昔单抗是通过靶向 B 细胞膜分子 CD20 特异性清除 B 细胞的单克隆抗体。本药适用于对糖皮质激素和免疫抑制剂疗效差的难治性全身型 MG，特别是 MuSK-MG，对部分 AChR-MG 也有效。利妥昔单抗用药方案目前尚无统一标准。

1）中国指南推荐剂量：包括标准方案及低剂量方案。①标准方案：诱导剂量按体表面积 375mg/m^2，间隔 1 周给药 1 次，连续给药 4 周，序贯给药 1g，间隔 2 周治疗 1 次，共 2 次；②低剂量方案：包括按体表面积 375mg/m^2，间隔 2 周给药 1 次，共 2 次或 100mg+500mg 单次治疗。维持剂量为按体表面积 375 ～ 750mg/m^2。

2）美国重症肌无力基金会推荐剂量：通常的剂量是基于治疗 B 细胞淋巴瘤的经验。方案一：每周给药按体表面积 375mg/m^2，共 4 次，然后接下来的 2 个月，每月 1 次。方案二：第一次剂量 1000mg 后 14 天重复 1000mg。

一项关于 MuSK-MG 的回顾性多中心研究显示，与两次 1g 输液间隔 2 周（80%）的方案相比，每周给予 375mg/m^2 的利妥昔单抗 4 周，然后在接下来的 2 个月内每月给予一次，复发率（18%）明显下降。

通常在给药后第 4 周时，患者外周血 B 细胞比例可降至 0，1 次给药为 1 个循环，作用可维持 6 ～ 9 个月，6 个月后 B 细胞数量开始上升。维持治疗更多为经验性治疗，有医生建议临床复发时追加利妥昔单抗治疗，也有医生建议每隔 6 个月给予一次利妥昔单抗治疗。CD27$^+$ 记忆 B 细胞的监测有助于判断疾病复发及指导利妥昔单抗追加给药。

利妥昔单抗的主要副作用包括发热、寒战、支气管痉挛、白细胞计数降低、血小板计数降低和发生进行性多灶性白质脑病等。鉴于最近严重不良事件的报道，包括进行性多灶性白质脑病，利妥昔单抗被认为是严重全身型 MG 且传统治疗方案失败患者的首选治疗，并被推荐为 MuSK-MG 的二线治疗。美国重症肌无力基金会推荐：①对于对初始免疫治疗反应不理想的 MuSK-MG 患者，利妥昔单抗应作为早期治疗的选择。②利妥昔单抗对难治性 AChR 抗体阳性 MG 的疗效尚不确定。如果患者其他免疫抑制剂治疗失败或不能耐受其他免疫抑制剂，则本药也是一种治疗选择。

（2）补体抑制剂

1）依库珠单抗（eculizumab）：补体在 AChR-MG 发病机制中发挥着重要作用。依库珠单抗靶向补体级联反应的关键组分补体 C5，可有效抑制 C5 激活。依库珠单抗可防止膜攻击复合物的形成，并减少补体固定 AChR 抗体造成的损害。一项Ⅲ期临床研究（REGAIN identifier：NCT01997229）及其开放性扩展研究显示，依库珠单抗对其他免疫抑制治疗无效的 AChR 抗体阳性的全身型 MG（AChR-GMG）有显著疗效，56% 的患者可达到 MMS 或药物缓解。依库珠单抗的耐受性良好。既往有一例使用依库珠单抗后诊断为脑膜炎球菌性脑膜炎的报道，此病例事前接种过疫苗，最后临床治愈。

在开始使用依库珠单抗治疗前，至少在治疗 2 周前，需要接种脑膜炎奈瑟菌疫苗（两种疫苗都需要接种：脑膜炎球菌结合物 Men ACWY 和血清群 B/Men B）。国际常用的 Men ACWY 疫苗包括 Menveo（1 剂，葛兰素史克生物制品有限公司）和 Menactra（1 剂，如需要，在初始剂量接种 4 年后，可接种单增剂，赛诺菲巴斯德有限公司）。Men B 疫苗的两个品牌是 Bexsero（2 剂系列，葛兰素史克生物制品有限公司）和 Trumenba（3 剂系列，辉瑞公司）。这些品牌是不能互换的，所有剂量的疫苗都应使用相同品牌的疫苗完成 1 个疗程。该疫苗不能绝对预防脑膜炎球菌性脑膜炎。如果在接种后 2 周之内开始使用依库珠单抗，建议在接种后使用抗生素至少 4 周。抗生素覆盖率的建议各不相同。青霉素 VK 每 12 小时给予 250 ～ 500mg，通常是一线药物预防。青霉素过敏患者的替代品：红霉素 500mg，每日 2 次，阿奇霉素每日 500mg 或环丙沙星每日 500mg。然而，氟喹诺酮类药物和大环内酯类药物均可加重 MG。因此，青霉素过敏患者脑膜炎球菌感染的药物预防具有挑战性，需要进行传染病咨询。

2017 年，美国 FDA 批准依库珠单抗用于成年 AChR-GMG 患者的治疗，但因其价格高，故建议用于中重度、难治性 MG。2021 年，美国重症肌无力基金会对依库珠单抗的建议：①在治疗严重、难治性 AChR 抗体阳性的全身型 MG 中，应考虑使用依库珠单抗。②依库珠单抗在 MG 治疗中的作用可能会随着时间的推移而演变。在获得进一步数据以便与其他治疗进行成本和疗效比较之前，在其他免疫治疗试验未能达到治疗目标后，应考虑使用依库珠单抗。③在使用依库珠单抗治疗前，应遵循免疫实践咨询委员会的建议或其他有关脑膜炎球菌性脑膜炎免疫接种的当地指南。④未来的研究应包括评估依库珠单抗达到和维持治疗目标所需的时间，以及其在其他 MG 人群（MG 伴胸腺瘤和血清阴性 MG）和其他疾病阶段（肌无力危象、恶化和非难治性 AChR 抗体阳性 MG 早期治疗）中的疗效。

2）zilucoplan：是另一类靶向补体 C5 的大环肽类新型抑制剂，它可特异性结合 C5，阻止 C5 裂解为 C5a 和 C5b，同时阻止 C5b 和 C6 的结合，双重作用可有效阻止补体级联反应。与依库珠单抗不同的是，zilucoplan 给药方便，是一种患者可以自我给药的皮下注射制剂。研究（NCT03315130）表明，zilucoplan 可使中重度 AChR-GMG 的症状得到快速且持续的缓解。

（三）症状性治疗及免疫抑制治疗的治疗原则

1. 溴吡斯的明（pyridostigmine）是大多数 MG 患者初始治疗的一部分。根据症状可调整剂量。所有经溴吡斯的明治疗评估后未达到治疗目标的 MG 患者均应使用糖皮质激素或免疫抑制剂治疗。

2. 当糖皮质激素有禁忌或患者拒绝应用激素时，应单独使用非激素类免疫抑制剂。当糖皮质激素副作用的风险较高时，非激素类的免疫抑制剂应在治疗起始时与糖皮质激素联合使用。当存在显著的糖皮质激素副作用，或者对糖皮质激素的标准治疗反应不充分，或者由于症状复发，糖皮质激素的剂量不能减量时，应在糖皮质激素中添加非激素类免疫抑制剂。

3. 可用于 MG 的非激素免疫抑制剂包括硫唑嘌呤、环孢素、吗替麦考酚酯、甲氨蝶呤和他克莫司。由于文献报道相对较少，因此在实践中存在着广泛的差异。专家共识和一些随机对照试验证据支持使用硫唑嘌呤作为 MG 的一线免疫抑制剂。来自 RCT 的证据支持在 MG 中使用环孢素，但潜在的严重不良反应和药物相互作用限制了其使用。虽然现有的随机对照试验证据不支持吗替麦考酚酯和他克莫司在 MG 中使用，但这两种药物都被广泛使用，并且在一些国家的 MG 治疗指南中推荐一种或两种。

4. 对于难治性 MG 患者，除前面提到的免疫抑制剂外，还可以使用的治疗药物和方法：①静脉注射免疫球蛋白和血浆置换；②环磷酰胺；③利妥昔单抗。

5. 免疫抑制剂的剂量及治疗时间：①对于糖皮质激素，一旦患者达到治疗目标，剂量应逐渐减少。许多患者长期持续使用低剂量的糖皮质激素可以有助于维持治疗目标。②对于非激素类免疫抑制剂，达到治疗目标后需要继续维持 6 个月至 2 年，免疫抑制剂的剂量应缓慢减少到最小有效剂量。剂量调整的频率不得超过每 3 ～ 6 个月一次。免疫抑制剂的减少与复发的风险相关，可能需要增大剂量。病情快速消退后的患者复发的风险较高。一些免疫抑制剂通常需要维持数年，有时需要终身服用。需要注意的是，必须监测患者的免疫抑制剂的潜在不良反应和并发症。如果不良反应和并发症较严重应考虑改用其他免疫抑制剂药物。

（四）静脉注射免疫球蛋白和血浆置换

1. 静脉注射免疫球蛋白（IVIG） 是从至少 1000 名献血者的血液中提取免疫球蛋白（Ig）部分而产生的。IVIG 通过多种途径影响体液免疫和细胞免疫，而不是单一的主要机制。IVIG 抑制抗体的产生，具有抗独特型活性，干扰包括细胞因子和趋化因子在内的共刺激分子，并抑制补体的激活和膜攻击复合物的形成。IVIG 还能调节巨噬细胞上 Fc 受体的表达和功能，并改变 T 细胞的激活、分化和效应功能。在 MG 中，IVIG 被认为可以抑制补体级联反应，并与自身抗体竞争突触后膜上的结合位点。

使用 IVIG 治疗 MG 的首次报道是于 1984 年，随后其被证明是有效减少肌无力危象机械通气时间的治疗药物。

（1）IVIG 对 MG 的治疗主要用于：①减少肌无力危象机械通气时间；②治疗严重的全身型 MG；③用于稳定 MG 术前病情，包括胸腺切除术；④在高剂量糖皮质激素疗法治疗之前，IVIG 可减少或避免激素引起的恶化；⑤对于儿童和青少年的中重度 MG，短期应用 IVIG 可代替激素及血浆置换治疗。

现在尚无随机对照试验（RCT）的数据支持 IVIG 作为 MG 的维持治疗，无论是单独治疗还是联合免疫抑制剂治疗，但在有些病例中 IVIG 已长期用于 MG 的维持治疗。

（2）中国指南推荐剂量：按体重 400mg/（kg·d）静脉注射 5 天。IVIG 多于使用后 5 ～ 10 天起效，作用可持续 2 个月左右。需注意的是，在稳定的中、重度 MG 患者中重复使用并不能增加疗效或减少糖皮质激素的用量。

（3）美国重症肌无力基金会推荐剂量：主要基于 IVIG 在特发性血小板减少性紫癜中的成功经验，IVIG 最初的每日剂量通常为 0.4mg/（kg·d）15 天或 1mg/（kg·d）12 天，具体取决于当地偏好、患者耐受性和 IVIG 剂型。不同的 IVIG 产品在 pH、IgA 含量、渗透压和钠含量上都有所不同，主要有液体和冻干剂型。

IVIG 常见的不良反应包括头痛、发冷和发热，如果输液速度减慢，这些症状通常会有所改善。严重的副作用很少见，包括肾毒性、血栓栓塞、白细胞计数降低、头痛、无菌性脑膜炎、流感样症状和肾功能损害等。冻干剂型的 IVIG 可能与神经肌肉疾病患者更频繁的不良事件有关。无蔗糖制剂与肾毒性风险降低相关。

皮下注射免疫球蛋白治疗 MG 的试验目前正在进行中。

2. 血浆置换（PE） 是通过血液离心或通过大型外周或中心静脉导管提供的血管通路分离去除非细胞的血液成分。PE 工作量较大，通常在重症监护病房、肾内或血液科进行。PE 自 1976 年开始用于治疗自身免疫性 MG。

（1）中国指南推荐剂量：剂量为 1.0 ～ 1.5 倍总血浆容量，在 10 ～ 14 天进行 3 ～ 6 次置换，置换液可用健康人血浆或白蛋白。

（2）美国重症肌无力基金会推荐剂量：标准的治疗方案为 6 ～ 8 次，每隔 1 天治疗一次，每次交换 1 ～ 1.5 倍，并持续达到临床稳定疗效。

多于首次或第 2 次 PE 后 2 天左右起效。临床效果只持续数周，除非同时给予免疫抑制剂药物，并可能会由于新抗体产生的增加而恶化。研究表明，PE 没有长期的免疫抑制作用。凝血因子的短期大量消耗限制了其治疗次数。合并多种疾病、老年患者特别是心脏病患者，在置换期间有容量变化的风险。

副作用包括血钙降低、低血压、继发性感染和出血等。伴有感染的患者慎用 PE，宜在感染控制后使用；如 PE 期间发生感染则要积极控制感染，并根据病情决定是否继续进行 PE。

3. 静脉注射免疫球蛋白与血浆置换的比较 IVIG 与 PE 在严重 MG 中的疗效相当，IVIG 与 PE 在 MG 恶化方面同样有效。IVIG 与 PE 在治疗肌无力危象前状态和肌无力危象中的疗效没有显著差异，两者都可以使用。观察性研究表明，这两种治疗方式之间没有显著差异，但专家一致认为 PE 更有效，作用也更快。IVIG 与 PE 之间的选择取决于患者的个体因素及可行性。需注意的是，使用 IVIG 治疗后 4 周内不建议进行 PE 治疗，因为这可能影响 IVIG 的效果。此外，IVIG 还可用于难治性 MG 患者或者免疫抑制剂治疗有禁忌的 MG 患者。但 IVIG 在轻型 MG 或眼肌型 MG 患者中的疗效不确定。对于 MuSK-MG 患者，PE 效果更佳，故推荐使用 PE。

4. 静脉注射免疫球蛋白和血浆置换治疗

（1）IVIG 与 PE 可用于有呼吸功能不全或吞咽困难等危及生命体征的 MG 患者的短期治疗；为有明显球部功能障碍的患者做术前准备；当对治疗有快速起效的要求时；当其他治疗效果不佳时；如果有必要使用糖皮质激素以预防或减少疾病恶化。

（2）IVIG 与 PE 之间的选择取决于患者的个体因素，如 PE 不能用于脓毒症患者，而 IVIG 不能用于高凝状态、肾衰竭或对免疫球蛋白过敏的患者。IVIG 与 PE 治疗严重的全身型 MG 时可能同样有效。但 IVIG 在轻型的 MG 或眼肌型 MG 中的疗效不太确定。在 MUSK-MG 治疗中，PE 可能比 IVIG 更有效。对于难治性 MG 患者或存在免疫抑制剂中有相对禁忌证的患者，可以考虑使用 IVIG 作为维持治疗。

5. 危象前状态和肌无力危象 IVIG 与 PE 是治疗肌无力危象的主要手段。患者一旦确诊为危象前状态或肌无力危象，应积极给予快速起效治疗（IVIG 与 PE），同时启用激素或其他免疫抑制剂治疗以稳定临床疗效。由于糖皮质激素可能导致肌无力的暂时恶化，因此在开始使用激素之前，等待 IVIG 与 PE 产生效果可能是合适的。在积极给予快速起效治疗（IVIG 与 PE）的同时评估患者呼吸功能，监测血气，判断肌无力危象的类型。一旦出现呼吸衰竭，应及时气管插管开放气道。同时筛查危象诱因，如感染、手术或使用加重肌无力的药物，并积极采取相应控制措施（如控制感染、停用加重病情的药物等）。若为肌无力危象，酌情增加胆碱酯酶抑制剂剂量，直到安全剂量范围内（全天量小于480mg）肌无力症状改善满意为止，不建议静脉给予胆碱酯酶抑制剂，此可增加呼吸道分泌物，导致气道管理困难；若为胆碱能危象，应停用胆碱酯酶抑制剂，酌情使用阿托品，一般5～7天后再次使用胆碱酯酶抑制剂，从小剂量开始逐渐加量，目前胆碱能危象已很少见。机械通气的患者需加强气道护理，定时翻身、拍背、吸痰及雾化，积极控制肺部感染，逐步调整呼吸机模式，尽早脱离呼吸机。

（五）胸腺手术

1. 非胸腺瘤全身型 MG

（1）对于年龄在18～50岁的非胸腺瘤、AChR抗体阳性的全身型MG（AChR-GMG）患者，推荐在疾病早期进行胸腺切除术，以改善临床结果，并减少其他免疫抑制剂的使用和因疾病恶化而住院的需要。

（2）对于AChR抗体阳性的全身型MG患者，如果他们对起始足量、足疗程的免疫治疗没有反应或对免疫治疗产生无法忍受的副作用，应强烈推荐行胸腺切除术。

（3）对于血清抗体阴性的诊断为全身型MG儿童，应考虑先天性肌无力综合征或其他神经肌肉疾病的可能性，在胸腺切除术前需要进行专门研究神经肌肉疾病中心的评估。

（4）胸腺切除术对MG是一种择期手术，应当在患者病情相对稳定，或通过安全评估，患者能够耐受手术的情况下进行。与开胸手术相比，微创手术创伤更小，住院时间更短，镇痛药物使用更少，创口外观处理效果更美观。因此，微创手术已成为胸腺切除的主流术式。起效时间为术后6～24个月。部分MG患者在胸腺切除后可达到完全治愈，也有部分患者胸腺切除后仍需继续给予长期免疫抑制治疗。

（5）对于未检测到AChR抗体的全身型MG患者，如果免疫抑制剂治疗效果不佳，或未能避免/尽量减少免疫抑制剂治疗的不可耐受的不良反应，则可考虑对其进行胸腺切除术。MuSK-MG不推荐行胸腺切除。目前的证据不支持对MuSK、LRP4或agrin抗体阳性的MG患者行胸腺切除术。

2. 非胸腺瘤眼肌型 MG　对其他治疗无效的眼肌型MG患者可行胸腺切除术，非胸腺瘤眼肌型MG患者可从胸腺切除术中获益，但需多中心随机对照研究进一步证实疗效。

3. 伴胸腺瘤 MG　切除胸腺瘤可能不会改善MG，但为了摆脱肿瘤，除极少数患者外，其他有胸腺瘤的MG患者都应该接受手术治疗。所有胸腺组织应与肿瘤一起切除。胸腺瘤的进一步治疗取决于肿瘤组织学分类和手术切除程度。未完全切除的胸腺瘤应在术后采用跨学科治疗方法（放疗、化疗）进行治疗。

（六）自体造血干细胞移植

自体造血干细胞移植（autologous hematopoietic stem cell transplantation，AHSCT）在MG中的治疗研究仅为小样本病例报道。研究结果显示患者远期疗效好，耐受性良好。一项单中心研究对7例行自体造血干细胞移植治疗的难治性MG患者进行了长达12年的随访，结果显示所有患者均达到完全缓解。

（七）不同类型 MG 患者的治疗

1. 儿童及青少年 MG（juvenile MG，JMG）　MG被任意定义为15～20岁之前发病，可进一步分为青春期前、围青春期和青春期后发病。在大多数系列中，青春期被人为定义为发生在 12 岁。JMG 在白种人中占 MG 的 10% ～ 15%，在亚洲人中占 MG 的 50%。治疗方案与成人 MG 相似，包括性别、发病年龄和种族在内的多个因素与临床表现和分布（眼部与全身）的差异、AChR 抗体检测的敏感性、对包括胸腺切除术在内的治疗反应及自发缓解的可能性有关。

青春期前 JMG 更可能是血清阴性、眼部症状或轻度全身症状，自发缓解率更高。青春期后 JMG 在以下方面与成人 MG 相似，包括全身型 MG 比例更高、女性占优势［女∶男为（2 ～ 4）∶1］、AChR 抗体阳性率更高，以及胸腺切除术后更高的缓解率。青春期后 JMG 的大多数胸腺切除后显示胸腺增生。

JMG 在亚洲人中可能表现为血清抗体阴性，通常为眼肌型 MG，青春期前发病（通常在 2 ～ 4 岁），自发缓解率更高。相反，患有 JMG 的非裔美国人的预后较差，自发缓解率较低，对胸腺切除术的反应较差。

考虑到青春期前发病的 JMG 血清抗体阴性可能性更大且难以与先天性肌无力综合征（congenitial myasthenic syndrome，CMS）或非肌无力性疾病相鉴别，因此做出准确诊断至关重要。对 IVIG、PE 或免疫抑制剂治疗有效时被视为支持 JMG 诊断的证据。支持 CMS 线索包括在子宫内（母亲无 MG 时出现多发性关节炎）、出生时或第 1 年内起病及阳性家族史。

中国 JMG 以眼肌型多见。获得性自身免疫性眼肌型 MG 患儿比成人更容易自发缓解。因此，只有 MG 眼部症状的儿童及青少年最初可以溴吡斯的明治疗为主。如果未达到治疗目标，可启动免疫抑制治疗，添加口服的激素及其他非激素类免疫抑制剂。

儿童特别容易发生激素副作用，包括生长抑制、骨矿化不良和易感染性。应避免长期使用，若需要长期使用，必须采用最低有效剂量维持以减少不良反应。小剂量糖皮质激素（按体重 0.25mg/kg）可有效缓解临床症状，且无相关治疗副作用。

在 JMG 中，可定期应用 IVIG 与 PE，作为免疫抑制剂的替代选择。胸腺切除在 JMG 治疗中证据不足，不作为常规推荐。

2. MG 合并妊娠　MG 并不禁止妊娠及分娩。MG 自然流产的概率没有增加。妊娠对 MG 的影响对于每个女性基本是不同的，MG 可能在妊娠期间改善、恶化或保持不变。妊娠开始时的临床状态不能可靠地预测妊娠期间的后续过程。妊娠期或产后开始出现 MG 的起始症状是很常见的。妊娠晚期可能出现完全缓解。患有 MG 的妇女发生妊娠并发症的风险增加。在 MG 刚起病时妊娠更难管理，患有 MG 的妇女应推迟妊娠，直至疾病稳定。

患有 MG 的妇女应提前制订妊娠计划。妊娠前胸腺切除术对新生儿 MG 有保护作用，但不推荐在妊娠期间行胸腺切除术。若计划妊娠，则应避免使用甲氨蝶呤和吗替麦考酚酯等有致畸性的药物，若正在使用上述药物，建议停药后方可妊娠。溴吡斯的明仍为妊娠期的一线治疗。静脉注射胆碱酯酶抑制剂可能会引起子宫收缩，在妊娠期不应使用。泼尼松是妊娠期可应用的免疫抑制剂。激素相对安全，可以使用。目前的研究表明，硫唑嘌呤和环孢素在使用激素效果不佳或不能耐受的孕妇中相对安全。但也有部分专家强烈反对在妊娠期使用硫唑嘌呤和环孢素。硫唑嘌呤是一种非甾体药物，在欧洲，该药是 MG 女性妊娠时的首选药物，但在美国，该药被认为是高风险药物。这种差异是基于少量的动物研究和病例报道。妊娠期需要快速起效时，PE 或 IVIG 是有用的，但需要仔细权衡妊娠期使用的这些治疗的风险与潜在益处。由于硫酸镁具有神经肌肉阻滞作用，因此不建议将其用于 MG 的子痫治疗，推荐使用巴比妥类药物或苯妥英钠。目前关于妊娠期使用利妥昔单抗的数据资料很少。

相关专家之间的多学科交流应在妊娠期、分娩期和产后进行。如果肌无力症状在妊娠前得到良好控制，大多数妇女可以放心，她们在整个妊娠期都会保持稳定。如果病情恶化，在分娩后的前几个月可能更容易出现。MG 患者妊娠后对症状有何影响目前尚无定论。多数患者的病情不会出现加重，也不会因 MG 影响分娩的时间和方式。提倡自然分娩；MG 母亲分娩的新生儿可出现短暂性肌无力，应严密观察，一旦发生立即转移至新生儿监护室。妊娠前胸腺切除术对新生儿 MG 有保护作用。新生儿 MG 可导致分娩期胎儿窘迫。母乳喂养对 MG 母亲来说不是问题，理论上母乳喂养存在将母体 AChR 抗体传递给新生儿的风险。剖宫产仅适用于产科指征。分娩或剖宫产首选区域局部麻醉。MG 不会影响子宫平滑肌，因此不会影响第一产程。在第二阶段，骨骼肌肌肉容易疲劳，可能需要使用出口钳或真空抽吸术。妊娠期可以安全地进行无对比的胸部 CT 检查，但需要仔细考虑对胎儿的辐射风险。最好将诊断性 CT 推迟到分娩后。

3. 成人眼肌型 MG 尤其是晚发型、合并胸腺瘤、AChR 抗体阳性及重复神经刺激异常的眼肌型 MG 患者，推荐早期使用激素及免疫抑制剂。尽管目前尚无大样本随机对照研究的证据，但多项回顾性研究及荟萃分析结果表明，早期使用泼尼松及其他免疫抑制剂不仅可改善眼肌型 MG 症状，还可防止眼肌型 MG 继发全身化。

一项小型随机对照试验比较了泼尼松组和安慰剂组在服用溴吡斯的明 4～6 周后仍未能达到微小状态（MMS）的 11 例眼肌型 MG 患者，泼尼松组的 6 例参与者中有 5 例（83%）在服用泼尼松中位数 14 周时达到持续 MMS 的主要终点（中位剂量为 15mg/d），而安慰剂组中 5 例均未达到 MMS。在 5 例安慰剂参与者中，有 3 例改用泼尼松（60mg/d）并迅速减量，其中 2 例获得持续性 MMS。一项前瞻性队列研究对 13 例眼肌型 MG 和 76 例全身型 MG 患者进行了评估，评估了免疫抑制剂对眼肌麻痹的影响。59% 的患者在开始使用免疫抑制剂后（12±2）个月内完全消除了眼肌麻痹。轻度眼肌麻痹患者在治疗的第 1 年症状缓解的概率更大。中位缓解时间为免疫抑制剂开始使用后 7 个月。

大多数已发表研究的回顾性设计限制了胸腺切除术治疗眼肌型 MG 的有效性。在一项对 47 例接受胸腺切除术的非胸腺瘤眼肌型 MG 患者与 67 例拒绝手术的患者进行的病例对照研究中，经 100～116 个月的中位时间随访，患者获得稳定缓解的比例没有差异。对 236 例胸腺瘤 MG 和非胸腺瘤 MG 患者的回顾性分析表明，25 例患者在胸腺切除术后随访 12 个月以上症状无改善，其中 17 例（68%）为眼肌型 MG 或主要为眼肌麻痹。在另一个 52 例 MG 患者的回顾性病例系列中，11 例眼肌型 MG 患者中只有 2 例（18%）在胸腺切除术后获得缓解，而全身型 MG 患者的缓解率为 28%～50%。

110 例接受扩大胸骨胸腺切除术的眼肌型 MG 患者的回顾性病例系列研究表明，在 33.5 个月的中位时间随访中，26% 的患者完全缓解（定义为 12 个月无症状、无药物治疗）。5 例患者患有胸腺瘤。一项回顾性病例研究分析了 49 例非胸腺瘤眼肌型 MG 患者和 12 例伴胸腺瘤眼肌型 MG 患者行胸腺切除术，平均随访 9 年，结果显示 51% 的患者治愈无症状，无须药物治疗。在 MG 患者经颈胸腺切除术的另一项回顾性病例研究中，12 例眼肌型 MG 患者中有

57%的患者在 5 年时达到完全稳定缓解（CSR）。在 12 例因 CT 平扫异常而接受胸腺切除术的眼肌型 MG 患者中，除一例外，所有患者在胸腺切除术后都需要额外的免疫抑制治疗。6 例在平均 81 个月的随访中获得缓解。对 50 例接受胸腺切除术的青少年 MG 患者进行了回顾性分析，其中 46% 的患者为眼部，50% 的患者在平均 3.5 年的随访中显示干预后状态改善。眼肌型 MG 与全身型 MG 之间无差异。在对 26 项非胸腺瘤 MG 胸腺切除研究的荟萃分析中，完全稳定缓解率为 51%。荟萃分析模型中存在高度异质性，表明纳入研究之间存在显著差异。

美国重症肌无力基金会对眼肌型 MG 治疗的建议如下：

（1）对抗胆碱酯酶药物治疗无反应的眼肌型 MG 患者的眼肌麻痹或上睑下垂，如果其症状导致患者功能受限或影响日常生活，应使用免疫抑制剂治疗。

（2）糖皮质激素应作为眼肌型 MG 的初始治疗药物。当单独使用糖皮质激素无效、存在禁忌证或不耐受不良反应时，可能需要免疫抑制剂。

（3）来自单个小规模随机对照试验的数据表明，低剂量糖皮质激素可能对眼肌型 MG 有效，且可避免因高剂量激素引起的副作用。

（4）对于乙酰胆碱酯酶治疗效果欠佳且不愿意接受免疫抑制剂治疗、对免疫抑制剂有禁忌证或对免疫抑制剂不耐受的眼肌型 MG 患者，可进行胸腺切除术。

4.MuSK 抗体阳性的 MG（MuSK-MG）　在治疗选择时存在不同，MuSK-MG 患者对胆碱酯酶抑制剂疗效差，但对血浆置换及多种免疫抑制剂包括激素反应良好，肌无力危象时使用 PE 治疗可迅速缓解肌无力症状，多项回顾性研究证实利妥昔单抗可显著改善 MuSK-MG 的临床症状，延长复发时间及降低激素用量。对于 MuSK-MG 患者，不推荐行胸腺切除术。

观察性研究表明，许多 MuSK-MG 患者对胆碱酯酶抑制剂反应不佳，常规剂量的溴吡斯的明经常诱发胆碱能副作用，临床症状（肌束震颤和痉挛运动）和神经刺激（重复放电）都很明显。此外，少数 MuSK-MG 患者对乙酰胆碱酯酶抑制剂会产生严重的超敏反应，且肌无力持续恶化，最终导致胆碱能危象。另外，在不同的研究报道中，13% ～ 32% 的 MuSK-MG 患者对溴吡斯的明的治疗剂量有效，并可耐受其不良反应。

目前尚没有关于 MuSK-MG 患者的肠外胆碱酯酶抑制剂治疗的报道。根据临床经验，新斯的明注射液不应用于 MuSK-MG 的诊断试验。

免疫抑制剂是 MuSK-MG 的主要治疗方法，95% ～ 100% 的患者需要使用免疫抑制剂。MuSK-MG 中免疫抑制剂的临床效果仅在回顾性研究中被评估。MuSK-MG 患者对激素反应效果良好，尽管常同时使用免疫抑制剂治疗，但仍倾向于依赖激素治疗。

MuSK-MG 患者出现呼吸危象时将高剂量泼尼松［1.5mg/（kg·d）］与 PE（共 5 ～ 6 次，隔日一次）合用是有效的。人们普遍认为，MuSK-MG 对 PE 的反应非常好，通常起效是迅速而戏剧性的。而 IVIG 似乎不太有效，反应率为 11% ～ 46%。一些呼吸危象的 MuSK-MG 患者在接受了大剂量环磷酰胺或利妥昔单抗治疗后呼吸危象缓解。糖皮质激素起始治疗后短期内的病情恶化在 MuSK-MG 患者中尚无报道。

MuSK-MG 患者使用硫唑嘌呤的疗效大多不理想，但对环孢素和霉酚酸酯都有良好的反应。

英国文献报道了 70 多例使用利妥昔单抗治疗进行的 MuSK-MG 患者，其中大多数患者患有难治性 MG。根据不同的方案进行治疗，63 例患者给予每次 375mg/m^2，每周 4 ～ 6 次；4 例患者给予每次 1000mg，共两次，间隔 2 ～ 4 周；3 例患者给予总剂量 1000mg，分两次低剂量治疗。重复治疗 1 ～ 6 个疗程，重复治疗的原因并不是很清楚。据报道，70 例患者中只有 3 例（4.3%）在接受利妥昔单抗治疗后没有改善，无严重副作用。利妥昔单抗可能在 MuSK-MG 中比在 AChR-MG 中维持治疗的效果更长。因此，有学者建议将利妥昔单抗作为对激素效果不佳的 MuSK-MG 患者的早期治疗选择。总的来说，尽管 MuSK-MG 患者通常需要长期服用多种免疫抑制剂，但 MuSK-MG 的长期疗效通常是不错的，并与 AChR-MG 患者的长期疗效相当。然而，一些 MuSK-MG 患者尽管接受了长期的免疫抑制剂治疗，但仍会出现持续的、非致残性的面肌和舌肌无力及萎缩。

美国重症肌无力基金会对 MuSK-MG 的治疗建议如下：

（1）许多 MuSK-MG 患者对胆碱酯酶抑制剂反应不佳，常规剂量的溴吡斯的明经常引起副作用。

（2）激素和免疫抑制剂对 MuSK-MG 患者效果良好，常需要联合治疗。

（3）MuSK-MG 对 PE 反应良好，而 IVIG 效果较差。

（4）对于初始免疫治疗效果不理想的 MuSK-MG 患者，治疗早期可选择利妥昔单抗。

5. 难治性 MG　可给予利妥昔单抗、依库珠单抗或大剂量环磷酰胺治疗，也可尝试胸腺切除及自体造血干细胞移植。

6. 免疫检查点抑制剂（immune checkpoint inhibitor，ICI）相关 MG（ICI-MG）　在使用 ICI 治疗肿瘤时，可引起既往 MG 病情加重或复发，以及 ICI 治疗后新发的 MG，可以同时合并肌炎及心肌炎。ICI 相关 MG 病情较重，肌无力危象的发生率高，故需要积极治疗，推荐大剂量甲泼尼龙冲击联合 IVIG 或 PE，是否需要停用 ICI 需根据肿瘤治疗情况决定。

免疫检查点（ICP）大多是 T 细胞表面表达的抑制性分子，调节免疫反应，防止宿主组织因对外来或自身抗原的不可控反应而受损伤。免疫抑制性细胞毒性 T 细胞相关蛋白 4（CTLA-4）、程序性死亡蛋白 1（programmed death protein 1，PD-1）和程序性死亡配体 1（PD-L1）是最具特征性的 ICP，在癌症免疫治疗中具有靶向性。CTLA-4 降低 T 细胞活化，与 CD28 竞争结合抗原呈递细胞上的 B7 分子（CD80 和 CD86）。PD-1 与其配体（PD-L1 和 PD-L2）结合，并通过抑制特定的磷酸化途径减少活化的 T 细胞增殖。抗 CTLA-4、PD-1 和 PD-L1 的单克隆抗体通过阻断这些抑制性 ICP 分子来刺激抗肿瘤免疫（免疫检查点抑制剂）。这些药物包括 CTLA-4 抑制剂伊匹单抗、PD-1 抑制剂帕博利珠单抗、纳武单抗和西米替利单抗，以及 PD-L1 抑制剂阿替利珠单抗、度伐利尤单抗及阿维鲁单抗。由于免疫反应的上调，在接受检查点抑制剂治疗的患者中出现了多系统免疫相关不良事件（IRAE），如皮疹、甲状腺功能障碍、肺炎、结肠炎、肝炎、肾炎、垂体炎和包括 MG 在内的神经系统疾病。

关于这些药物的不良反应的文献越来越多。据报道，在使用抗 CTLA-4 药物（ipilimumab）、PD-1 抑制剂（nivolumab 或 pembrolizumab），以及联合治疗（抗 CTLA-4 加抗 PD-1 或 PD-L1）的患者中出现了新发 MG。在使用 PD-1 抑制剂治疗的患者中，MG 的发病率为 0.12% ～ 0.2%，先前存在的 MG 和亚临床 AChR 抗体阳性的 MG 有可能加重。

出现 MG 发病或加重的严重程度因人而异，通常发生在免疫检查点抑制剂治疗的早期。

MG 可与其他免疫介导的外周和中枢神经系统症状重叠。在结合单中心治疗经验的文献回顾中，63 例由免疫检查点抑制剂所致的 MG 患者中，52 例为新发 MG，11 例为原发 MG 症状加重。这些患者中大多数接受 PD-1 治疗，其中 24 例（37%）并发肌炎，6 例（8%）并发心肌炎，2 例有 MG/ 肌炎 / 心肌炎三联征。从免疫检查点抑制剂治疗开始到 MG 发病的中位时间为 4 周（6 天至 16 周）。需要机械通气的呼吸衰竭患者 29 例（45%）。MG/ 肌炎 / 心肌炎患者发生呼吸衰竭的频率高于单纯 MG 患者（54% vs 42%）。在 37/56（66%）的受试患者中，AChR 抗体滴度升高。3 例患者在免疫检查点抑制剂治疗开始前检测到 AChR 抗体，免疫检查点抑制剂治疗开始后抗体滴度至少增加 2 倍。63 例患者中有 59 例静脉注射了糖皮质激素。38 例患者接受激素作为一线治疗，其中 24 例（63%）患者病情好转。4 例眼肌型 MG 患者在激素治疗后出现呼吸困难。MG 症状完全缓解的患者有 12 例（19%），好转的有 34 例（55%），恶化的有 16 例（26%）。

免疫检查点抑制剂相关 MG 的诊断具有挑战性。许多癌症患者本身就有疲劳或全身无力的症状，可能会因为对肿瘤疾病的关注而延迟对潜在神经肌肉疾病症状的识别。而并发肌炎可能使 MG 更难以诊断，尤其是与眼部和延髓性肌无力相关时。在这些患者中，血清阴性 MG 出现的频率更高，这使得诊断更具挑战性。多种并发疾病可导致疾病更严重，包括肌炎和心肌炎。中枢神经系统受累可能与 MG 或 MG 与肌炎重叠发生有关。激素治疗似乎会产生良好治疗效果。

美国重症肌无力基金会对免疫检查点抑制剂相关 MG 的治疗建议如下：

（1）应在免疫检查点抑制剂治疗之前充分向患者交代出现 MG 和其他免疫介导的神经系统疾病的风险。

（2）目前尚无证据支持或反对在免疫检查点抑制剂治疗之前检测 AChR 抗体。

（3）与免疫检查点抑制剂治疗相关的 MG 通常比较严重，呼吸危象的发生率高。

（4）在疾病控制良好（MMS 或更好）的患者中免疫检查点抑制剂治疗之前存在的 MG 并不是绝对禁忌证。然而，需要注意的是，尽量避免联合治疗（抗 CTLA-4 加抗 PD-1/PD-L1 单克隆抗体），因其更容易出现严重的不良反应，因此，必须进行密切的临床监测，尤其是对呼吸和延髓功能的监测。尽管接受免疫抑制剂治疗的患者对免疫检查点抑制剂的治疗反应欠佳，但在接受免疫检查点抑制剂治疗前 MG 病情缓解的患者中，应继续维持 MG 治疗，必要时重新开始 MG 治疗。

（5）在免疫检查点抑制剂治疗期间出现明显 MG 症状的患者可能需要早期进行积极治疗，使用大剂量激素联合 PE 或 IVIG。是否使用免疫检查点抑制剂取决于患者的肿瘤状态。

（申东方）

第十二章

肌无力危象的神经重症监护

肌无力危象被定义为重症肌无力（MG）急骤快速进展，延髓支配的肌肉、呼吸肌严重受累，以至呼吸肌麻痹，自主通气功能不能维持，诱发急性呼吸衰竭，需要建立机械通气（MV），是一种危及生命的状况，也是重症肌无力患者死亡的常见原因。对于该病患者，需要迅速判断并且在重症监护病房给患者提供护理。重症肌无力所致的肌无力加重和治疗重症肌无力的胆碱酯酶抑制剂过量，需要气管插管行呼吸机辅助呼吸的情况统称为危象。目前被普遍接受的肌无力危象定义是重症肌无力所致的肌无力严重到需要通过气管插管来支持通气、保护气道。其中有两个因素：①呼吸无力；②气道阻塞。这两个因素均可导致患者缺氧和（或）二氧化碳潴留。临床上还有很多其他原因可诱发肌无力危象，内科系统疾病如各种原因的感染、休克、贫血或者心、肺、肾等重要器官功能衰竭等，以及在其他严重疾病基础上重症肌无力的原有症状加重等混杂因素，使重症肌无力患者需要行气管插管、呼吸机辅助通气。

肌无力危象通常发生在重症肌无力发病的最初 2 年，接近 1/4 的重症肌无力患者至少会出现一次危象事件，从 20 世纪 60 年代初至今，重症肌无力危象的死亡率已经从 40% 下降至5%，这或许与重症监护情况下给予辅助通气，使患者的通气功能改善有关。尽管重症肌无力危象的死亡率下降，但重症肌无力危象的持续时间没有显著改变，持续时间平均 2 周左右。本章重点讨论重症肌无力危象的早期识别和处理。

一、诱因及病理生理学

（一）诱因

绝大多数发展为重症肌无力的患者具有诱因，但 30% ～ 40% 的重症肌无力患者可以没有明确诱因。

1. 感染　目前为止感染是最常见的诱发重症肌无力危象的因素，首位的是病毒、细菌所引起的呼吸道感染。约 10% 的重症肌无力危象患者伴发吸入性肺炎，在出现吞咽、咀嚼困难，以及面部表情改变的重症肌无力危象患者中，伴发吸入性肺炎的概率更大。

2. 药物　许多药物加重重症肌无力，并可能导致重症肌无力危象，应该避免使用或谨慎使用。值得注意的是，大环内酯类药物特利霉素在重症肌无力中绝对禁忌使用。初始治疗使用泼尼松导致近 50% 患者重症肌无力加重，而 9% ～ 18% 的患者发展为重症肌无力危象。免疫抑制的重症肌无力患者应避免接种活疫苗。造影剂和电解质改变（低钾、低磷血症）可加剧肌无力。甲状腺疾病可与重症肌无力共存，未经治疗时可加重或暴露重症肌无力，而过量替代左甲状腺素也可引起重症肌无力危象。接触抑制乙酰胆碱酯酶的药物（如神经毒气，农药、杀虫剂和除草剂中使用的有机磷化合物）可诱发胆碱能危象。如果重症肌无力患者需要全身麻醉，神经肌肉阻断药物应谨慎使用，因为它们对非去极化药物特别敏感，而对去极化药物的反应是可变的。使用新斯的明或溴吡斯的明治疗神经肌肉阻滞也会引发胆碱能危象。新斯的明是一种抑制乙酰胆碱酯酶的化合物，抑制乙酰胆碱酯酶可使乙酰胆碱酯酶在神经肌肉接头处累积，从而克服非去极化阻断剂的竞争性抑制。

3. 胸腺瘤　重症肌无力与胸腺瘤的关系是众所周知的，伴有胸腺瘤的重症肌无力临床表现可能更为严重，伴有胸腺瘤的患者重症肌无力危象发生的概率是无胸腺瘤患者的 2 倍。

4. 其他诱发重症肌无力危象的因素　包括情绪压力、药物治疗方案改变、手术或创伤、妊娠。

（二）病理生理学

1. 延髓（口咽部）肌无力及呼吸肌无力　延髓（口咽部）肌肉功能障碍可能是重症肌无力危象患者的主要特征。在 MuSK-MG 中，延髓肌无力总是先于呼吸衰竭。口咽部肌肉功能障碍改变了咳嗽、吞咽反射及叹息的机制。口咽部肌无力导致吞咽困难，鼻反流，鼻音和断音，下颌和舌头无力，以及双侧面部麻痹。声带麻痹时在呼吸过程中会随着气流向中线牵拉，无力的舌头阻碍口咽通畅，再加上气道机械阻塞，口咽部肌肉功能受损后，无法保证正常的呼吸运动，导致分泌物积累在口咽部，使上呼吸道开放不畅。AChR-MG 通常首先影响肋间肌和副肌，然后是膈肌，表现为吸气明显无力。这些改变增加了微误吸、肺不张、上呼吸道阻力、无效腔和呼吸功的可能性。

2. 呼吸功能异常　由于口咽部肌无力及呼吸肌无力的症状逐渐加重，肺扩张功能迅速减弱，咳嗽反射减弱甚至消失，从而气道清除能力下降，气道维护功能逐渐减弱甚至消失。患者的用力肺活量（FVC）渐渐地变小，导致肺不张的发生，最终导致呼吸衰竭。重症肌无力危象期间，呼吸衰竭可以是低氧血症、高碳酸血症或两者兼有。患者经历的一系列导致危象的过程都与 FVC 具有密切的关联：① FVC > 65ml/kg，呼吸功能处于正常状态；② FVC 为 30 ～ 65ml/kg，可以出现明显的咳嗽无力，伴有分泌物积聚；③ FVC 为 20 ～ 30ml/kg，呼吸功能受到明显抑制，出现肺不张和缺氧；④ FVC 为 15 ～ 20ml/kg，出现肺不张和分流；⑤ FVC 为 10 ～ 15ml/kg，出现肺通气不足；⑥ FVC 为 5 ～ 10ml/kg，出现高碳酸血症。

二、危象的临床表现及评估

（一）临床表现

传统教科书提出三种危象：肌无力危象、胆碱能危象和反拗危象。随着重症肌无力外科治疗的普及，手术后危象越来越被重视。

1. 肌无力危象　由于胆碱能递质相对不足所致，这已通过膈神经重复神经刺激后的递减现象而被证实。多种因素可以使神经肌接头突触前膜乙酰胆碱的释放变少；当存在自身免疫反应加重情况时，突触后膜的乙酰胆碱受体破坏增加和抗体所致的神经肌肉接头传导障碍加重，均可造成肌无力危象。肌无力危象发生时间多在重症肌无力发病后的 2 ～ 4 年（75% ～ 80%），常在重症肌无力病情加重时出现，或者感染、手术、应激反应、月经和药物等诱发了处于平稳期的病情。

2. 胆碱能危象（cholinergic crisis）　约占危象的 4%，如患者用胆碱酯酶抑制剂疗效不明显，加大药量症状不减轻，导致胆碱能递质相对增多，蓄积在神经肌肉接头，突触后膜出现持续性去极化、复极过程受阻、信号传递障碍，多见于长期使用大剂量或者抗胆碱酯酶药过量的患者。当重症肌无力病情加重时大量使用胆碱酯酶抑制剂，在这种情况下出现胆碱能危象的概率很大。临床上患者可以出现毒蕈碱样症状和烟碱样症状。如增加胆碱酯酶抑制剂，症状将明显加重，使呼吸道分泌物增加且黏稠，造成误吸、肺部感染及小灶肺不张，患者常同时出现二氧化碳潴留和缺氧。小灶肺不张不累及大的肺段，患者因肺血分流而出现低氧血症，难以早期发现，查体只发现呼吸音轻微减低、呼吸困难，增加呼吸做功，使呼吸肌疲劳更早出现。在不断增加胆碱酯酶抑制剂的剂量后呼吸困难加重，因为增加剂量后部分肌群的无力表现改善，而呼吸肌的无力表现加重，且分泌物增加，从而必须行气管插管。

3. 反拗危象（brittle crisis） 近年来在重症肌无力危象患者中广泛应用呼吸机，使重症肌无力危象中占比极小的反拗危象的发生率也越来越低。胆碱酯酶抑制剂治疗无反应，又称为无反应性危象。该危象的发病机制尚不明确，可能是对胆碱酯酶抑制剂失敏感所致。有研究发现，反拗危象可能是由于乙酰胆碱受体的敏感性降低。由于反拗危象的机制不明确且临床表现不典型，近来取消了这个类型。

4. 手术后危象（myasthenic crisis after extended thymectomy） 目前大部分学者认为，手术后危象是指手术后因为肌无力延迟脱机大于48小时至术后2周，并需要继续使用呼吸机维持呼吸，或者短暂脱机后再次插管行呼吸机辅助呼吸。胸腺扩大手术后发生危象是外科医师不愿见到的情况，其危险因素包括术前有危象病史、术前1个月内有感染史、术前评估发现重症肌无力评分高、术前评估发现延髓麻痹、术前肺功能检查发现通气能力差、术前AChR抗体水平高、术前评估发现合并用药（胆碱酯酶抑制剂、激素）剂量大、术中失血多和术后拔管困难等。这些因素中多数为即将手术时的评估，但也有术前病程特征，还有术中指标和术后指标。术前吞咽肌受累、术前感染史、术前危象史、术前溴吡斯的明用量大是术后发生危象的独立影响因素，有上述因素存在时需要经过必要的内科治疗，在病情稳定后再行手术。还有一些患者术前病情严重，仅通过PE或IVIG治疗后好转即手术，因其病情并不稳定，出现肌无力危象的风险仍然高于病情稳定改善者。因此，做好充分的术前准备可降低术后危象的发生。

（二）危象的评估

重症肌无力的恶化被认为是一个可能的前驱阶段的危机，重症肌无力危象可能出现于原来诊断过的患者，也可作为重症肌无力的突发状况。出现以下紧急危机的临床征兆时应高度警惕重症肌无力危象：①发热感染近两周，伴有抗生素使用；②反吸，吞咽时食物和饮料进入鼻腔；③吞咽不足，吞咽后咳嗽或清喉；④构音障碍，高鼻音言语；⑤头部下垂，头部尖端向前，头部伸肌固定麻痹；⑥下颌下垂：咀嚼后下颌下垂；⑦新出现的面肌无力；⑧肺活量<1500ml（男性），肺活量<1000ml（女性）。当确诊的重症肌无力患者主诉呼吸无力或气短时，需要评估其是否有吞咽困难、喘鸣和充分的通气。在评估时需要评估呼吸模式。快速、短浅的呼吸表示呼吸肌无力。呼吸严重无力时，腹部会出现反式呼吸运动，部和膈肌无力提示呼吸功能障碍。呼吸严重受限的患者需要检测各呼吸参数。吞咽困难、发作性呛咳或饮食咳嗽时需进行口咽肌的评估，有气过水声的呼吸音或喘鸣可能提示需要气道插管以保

持呼吸道通畅。由于声带麻痹，患者可能出现呼吸功能恶化。重症肌无力危象患者的调查统计数据显示，76% 的患者最初即表现为全身无力，19% 的患者出现延髓麻痹，5% 的患者出现呼吸肌无力。68% 的患者在肌无力进展的 1～3 天需要机械通气。有些患者甚至在没有任何征兆的情况下出现全身无力、呼吸衰竭。应密切监测重症肌无力危重患者的呼吸状态。除了检测用力肺活量（FVC，正常 > 60ml/kg）外，还应持续监测最大吸气压（MIP，正常 > 70cmH$_2$O）和呼气末正压（PEEP，正常 > 100cmH$_2$O）。动脉血气分析也很重要，不能以血氧饱和度来代替这一检查，患者呼吸衰竭伴有动脉血气的异常（提示缺氧和高碳酸血症），但血氧饱和度正常预示患者即将出现呼吸骤停。由于延髓和呼吸肌的迅速恶化，应该及时行气管插管。FVC < 1.0L（< 15ml/kg）、MIP < 20cmH$_2$O 和 PEEP < 40cmH$_2$O 需要给予机械通气支持。但是，应考虑患者的个体差异，评估其舒适程度，呼吸、心率、动脉血压情况和维持气道通畅的能力。呼吸衰竭进展迅速，必须及时诊断，一些独立因素决定了是否需要机械通气，包括住院期间并发的肺炎、肺不张、心律失常、需要输血的贫血，应及早进行机械通气以防止肺不张。对于 FVC 较低但未达到插管水平的患者，应将其转至重症监护病房并密切监测肺活量参数，心律失常在重症肌无力危象中很常见（14%～17%），并且是重症肌无力危象患者进行重症监护的额外适应证和提示重症肌无力危象即将发生的重要指征。

三、诊断及鉴别诊断

（一）诊断

确诊重症肌无力的患者出现以下临床特征，如进行性肌无力（手臂肌、四肢肌），上睑下垂，延髓累及，以及吞咽困难和呼吸困难（呼吸短促、呼吸急促、使用副肌）等，有助于识别重症肌无力危象的发生。本病的诊断主要根据重症肌无力患者的病史、用药史及剂量、伴发症状、腾喜龙试验等。正确鉴别危象是及时和有效救治的关键，应详细了解患者发生危象前是否存在用药过量或不足、感染和外伤等诱因。腾喜龙试验有助于鉴别，如用药后肌无力症状好转持续 2～4 分钟，则为肌无力危象，或者可肌内注射新斯的明 0.5～1.5mg，通常在注射后 20～60 分钟呼吸困难改善。用胆碱酯酶抑制剂使肌无力症状加重为胆碱能危象。阿托品试验时静脉注射阿托品 0.5～1.0mg，如肌无力和毒蕈碱样作用好转，则为胆碱能危象，反之则为肌无力危象。

对于没有确诊重症肌无力的患者，如果重症肌无力危象是疾病的第一表现，那么肌无力状态的特异性临床特征是不明显的。这些患者突然表现出严重的呼吸窘迫、面部虚弱、气道塌陷和肌肉衰竭。怀疑的临床诊断应通过电生理、药理学和实验室测试进行确认，这些测试通常在紧急情况下不能提供。

（二）鉴别诊断

1. 近端性肌病　肌无力危象发生后数月仍不能独自下床行走，呼吸功能不见改善，常见于中老年女性，多数合并有甲状腺功能异常的疾病，如甲状腺功能亢进、甲状腺功能减退。虽然眼肌、口咽肌无力有一定的好转，但是四肢近端肌、躯干肌的肌力不能恢复，其中包含膈肌的肌力也不能改善。多数见于使用皮质类固醇药物治疗的并发症，仔细进行肌电图检查可以鉴别。

2. 上呼吸道感染　患者发热、咳痰也表现出呼吸困难，严重时出现感染性休克，除伴有呼吸困难外，也可导致危象的迅速进展，需要与危象相鉴别。

3. 贫血　吞咽困难、进食减少或者感染导致的贫血，表现为红细胞或血红蛋白减少，从而携氧能力下降，使缺氧难以矫正；还有免疫抑制剂的使用，其使部分患者可能出现急性骨髓抑制，也增加缺氧和感染的风险并导致呼吸困难，需要与重症肌无力危象相鉴别。

4. 其他因素导致的呼吸困难　对于没有肌无力危象症状的患者，如果出现突发的呼吸困难，需要考虑重症肌无力危象以外的其他疾病，如胸腔积液、胸腔压力增高、心力衰竭、心肌梗死、心包积液、各种原因引起的休克，持续的低氧血症还应考虑到肺栓塞等。

5. 与呼吸困难有关的诱发因素　使用激素、感染、合并疾病（如心力衰竭或肺栓塞）或其他病理状态（如电解质紊乱、排痰不畅、术后虚弱），合并用药情况等都是判断肌无力危象的重要内容。已有学者提出不要区分肌无力危象和胆碱能危象而直接气管插管，目前认为这一观点在积极救治肌无力危象的患者时是可取的。

6. 任何难以摆脱呼吸机的患者　均应考虑重症肌无力，其他可能的疾病有 Lambert-Eaton 综合征、食物中毒、吉兰 - 巴雷综合征、多发性肌炎、运动神经元病、重症肌病 / 多发性肌病、有机磷中毒等。

四、危象处理

（一）一般处理

重症肌无力危象的管理应该遵循一个循序渐进的步骤、顺序和多学科协议，及时识别呼吸麻痹先兆是成功管理的关键。

多种因素可使重症肌无力患者的肌无力症状加重，首先要积极处理情绪紧张、感染、电解质紊乱（如低钾血症）等可使肌无力症状迅速加重的基本问题，经过一般处理，部分患者去除这些因素后的症状可以明显改善。

预防一切已知诱因的发生，对于已发生危象的患者，应该评估各项理化指标，如血液、尿液、痰液的检验和培养，避免使用任何不必要的抗生素，尤其是可能损伤神经肌肉接头传递功能的药物。纠正电解质紊乱、维持内环境稳定，因为离子紊乱和酸碱失衡会影响神经肌肉接头功能的发挥，因此，及早对重症肌无力危象患者进行营养状态的评估，如结合病情轻重、病程长短等情况，预计病程短的患者短期可使用鼻胃（肠）管鼻饲饮食治疗，恢复时间较长的患者可以选择外周（中心）静脉营养支持或胃造口术。抗组胺药物和（或）质子泵抑制剂可以预防应激性溃疡、消化道出血，重症肌无力危象患者可以酌情使用。卧床患者需要注意预防深静脉血栓，可以使用弹力袜、低分子肝素皮下注射。血浆置换治疗时，辅助使用的肝素会使凝血功能紊乱，给予静脉注射免疫球蛋白治疗时患者容易出现血液高凝，需要密切监测凝血功能指标。随着重症肌无力严重程度的进展，低白蛋白血症发生的可能性增加。低蛋白血症不能作为重症肌无力危象的诊断依据，但很常见，所以需要监测及干预。患者如果已行气管插管或已存在呼吸道感染，给予间歇性正压通气可以预防肺不张事件的发生，同时应该给予有创性肺泡灌洗治疗。在对患者进行的各项治疗中也应该包括对患者和家属的心理支持或心理治疗。

（二）神经重症监护室中肌无力危象的管理

重症肌无力危象在神经重症监护室（NICU）的管理应该由具有重症肌无力相关经验的医生和护理团队进行。下面我们将从呼吸和通气管理、吞咽评估和治疗，以及谵妄的处理这三个方面介绍重症肌无力危象的神经重症监护。

1. 呼吸和通气管理

（1）插管和呼吸机支持

1）重症肌无力所致的呼吸困难气管插管的主要原因：①口咽部肌无力导致的咽部气道闭塞、吞咽困难、误吸所致窒息；②声带肌无力造成喉部气道闭塞；③膈肌和肋间肌无力，不能保证足够通气换气，出现低氧血症和（或）二氧化碳潴留；④合并的吞咽困难造成误吸，但没有窒息表现，分泌物刺激造成反复咳嗽，使呼吸肌无力以致不能有效排痰，造成肺不张和肺部感染，肺顺应性下降。前两个原因可造成阻塞性通气障碍，需要及时气管插管，而后两个原因造成限制性通气障碍，不一定需要立即气管插管，可以先使用胆碱酯酶抑制剂增强呼吸肌的力量和排痰，或加强吸痰，可以使一些患者避免气管插管。但上述方法不能阻止病情发展时，必须果断行气管插管。

神经肌肉疾病所致的呼吸衰竭有一个最佳观察指标，即肺活量，每 4 小时检测 1 次，有助于及早发现呼吸衰竭。肺活量持续下降则高度提示重症肌无力患者可能很快发生呼吸衰竭。

2）重症肌无力患者气管插管的指征：①患者出现的前述肌无力危象早期的症状和体征有持续性恶化的趋势；②临床上需要注射新斯的明，有所改善或注射后无改善；③有误吸危险或监测发现血氧饱和度下降明显伴有头痛和烦躁；④低氧血症和二氧化碳结合率明显升高，患者意识程度下降，尽管部分患者由于慢性二氧化碳潴留 $PaCO_2$ 达到 90mmHg 仍无意识障碍，但原则上 > 60mmHg 时应准备随时插管；⑤持续不退的高热和低血压；⑥急性中度或中度以上的贫血或骨髓抑制等应行气管插管。除上述指征，强调临床症状与辅助检查结果的综合判断非常重要，达到呼吸衰竭的血气标准时要及时行气管插管。目前在大多数神经肌肉疾病中仍然可以选择 20/30/40 规则（FCV < 20ml/kg；MIP < 30cmH$_2$O；PEEP < 40cmH$_2$O）作为气管插管的指征。

机械通气最初的目标是保证肌肉休息和肺扩张，因为肌肉易疲劳和肺扩张性差是重症肌无力危象的主要决定因素。呼吸机支持方式的选择应根据临床判断。仔细观察和床边测量（肺活量、峰值流量、脉搏率和血压）比反复监测血气更重要。然而，某些通气测试可以进行，包括用力肺活量（FVC）、最大负吸气压（MIP）、呼气末正压（PEEP）和动脉血气。危及生命的低氧血症（PaO_2 < 60mmHg）发生在神经肌肉呼吸衰竭的晚期，通过增加氧合通常可以改善。在这种情况下，我们可以尝试使用双相气道正压通气（BiPAP），此有助于承受上呼吸道增加的阻力，以防止肺泡塌陷和肺不张。非侵入性双相气道正压通气对重症肌无力患者造成的急性通气不足有效，该方法可以让大部分的重症肌无力患者免于行气管插管。支气管肺泡灌洗有助于改善误吸造成的肺不张。BiPAP 在症状轻微的呼吸肌无力时可代替气管插管，BiPAP 亦可改善夜间呼吸困难。在低氧血症改善不佳，考虑可能有肺泡不能有效扩张时可给予 4 ~ 8cmH$_2$O 的呼气末正压，维持 $PaCO_2$ > 40mmHg，可以预防过度换气导致呼吸性碱中毒事件发生。

严重的高碳酸血症（$PaCO_2 > 50mmHg$）预示 BiPAP 失败，预示肌无力即将发生。具有明确呼吸通气障碍和延髓麻痹的患者，需要行气管插管。进行气管插管后，选择通气模式，辅助-控制通气（AC）和同步间歇指令通气（SIMV）这两种模式应用相对较多，虽然这两种模式各有利弊、不尽相同，但是临床上尚没有固定的、最佳的通气模式，所以需要临床医师结合实际情况和根据经验进行选择。肌无力危象患者完全没有自主呼吸的情况非常少，因此可采用同步间歇指令通气模式，可合用压力支持通气（PSV）模式。初始通气支持可以改善肌肉疲劳和维持肺扩张。笔者建议使用初始模式辅助-控制通气，低潮气量（$6 \sim 8ml/kg$），呼吸频率 $12 \sim 16$ 次/分，PEEP 为 $5cmH_2O$。需要调整吸入氧气浓度（FiO_2）以达到动脉血氧饱和度（SaO_2）> 92% 或 $PaO_2 > 70mmHg$。压力支持保持 $5 \sim 15cmH_2O$。对于慢性高碳酸血症患者，PaO_2 应保持在 45mmHg 以上，以避免碱中毒和碳酸氢盐消耗。同时，建立多个静脉通路，持续血压监测，SaO_2 达 97% 以上，静脉给予镇静药物。通常情况下不建议使用肌肉松弛药，若必须使用，可以选择非去极化短效肌肉松弛药。支气管扩张剂在维持气道通畅和克服支气管痉挛方面是有用的。吸入异丙托溴铵可以减少支气管分泌物。特布他林可以减少支气管痉挛。同时，应进行积极的胸部物理治疗（叩诊、振动、体位引流）和气道清除（严重者定期抽吸并行纤维支气管镜检查）。

（2）撤除呼吸机和拔管：为重症肌无力危象患者撤除呼吸机前，需要认真、客观地进行查体，判断患者全身肌肉的强度已提高，这是能撤除呼吸机的一个重要指标。呼吸浅快指数增高是典型的呼吸肌疲劳的表现，呼吸浅快指数也是预测撤机成功与否的最好指标，呼吸浅快指数计算方法为，暂时关闭呼吸机时，患者的呼吸速率（次/分）除以潮气量（L），若数值大于 100，提示患者不能耐受脱机，无法撤除呼吸机，应重新实施辅助通气。

撤除呼吸机时可以参考以下参数指标：$FVC > 15ml/kg$，$MIP \leqslant 30cmH_2O$，$PEF \geqslant 40cmH_2O$，每分通气量 $< 15L/min$。然而，这些参数的预测能力有限。撤除呼吸机之前，尚需要符合的一般条件：①患者氧气供应必须充分，$PaO_2 > 60mmHg$、$PaO_2/FiO_2 \geqslant 200mmHg$，$PEEP < 5cmH_2O$，$FiO_2$ 达到 40%。②虽然在重症肌无力患者中呼吸驱动力没有损害，但是也要保证并且评估患者有完好的呼吸驱动力，具有良好的咳嗽反射，能够很好地保护患者的气道。③吸痰的次数 $< 2 \sim 3$ 次/小时。④意识状态良好，内环境稳态平衡，电解质水平正常，营养状况良好，血流动力学稳定。⑤无感染及其他明显的并发症。患者应转变为自发通气模式。

同步间歇指令通气模式是一种撤机的方法。调整呼吸频率，使其渐渐降低，如果患者表现为耐受较好时，可以渐渐地降低压力支持（每天 $2cmH_2O$）。重新给予胆碱酯酶抑制剂有助于脱机，这时先从小剂量开始。若患者仅能脱机持续数小时，则只有在准备脱机前给予一次溴吡斯的明 60mg。若患者能够在上午和下午均脱机达到 $2 \sim 3$ 小时，可以给予溴吡斯的明 $30 \sim 60mg$，每 6 小时 1 次，尝试 24 小时脱机。颈部肌无力改善提示呼吸肌力量增强，持续抬头超过 10 秒时，多数患者可以脱机。

绝大多数肌无力危象患者数天之后可以撤呼吸机，故而可选择使用经鼻气管插管，如果预计患者插管可能超过 20 天，或者痰液黏稠不易吸痰时再进行气管切开。危象的死亡率在 $3\% \sim 25\%$，最常见的死亡原因是进行性呼吸衰竭。为出现过上部气道阻塞的患者拔管时一定要谨慎，应该严格评估气道功能。如果肺活量 $\geqslant 15ml/kg$、$PI_{max} \leqslant -20cmH_2O$、$PE_{max} >$

$40cmH_2O$，潮气量 $\geq 5ml/kg$，患者通常可以拔管。但是如果患者主诉乏力或呼吸短促，即使这些指标符合且血气分析正常，也不应拔管。

患者达到拔管的各项条件后，医师可以依据患者具体情况及自身的临床经验选择不同的撤机方法。建议在早上进行拔管操作；患者可能在拔管最初的数小时内出现喘鸣症状，给予消旋肾上腺素雾化吸入治疗可能有效，但也有可能在必要时再次给予气管插管；喉部痉挛症状不经常发生，若出现，则患者将会有生命危险，因此拔管前数分钟可给予利多卡因（2mg/kg）静脉注射，此可以起到明显减少喉部痉挛发生的作用。

（3）无创正压通气（NIPV）：双相气道正压通气（BiPAP）在呼吸周期的两个阶段都施加正压，增强气流，吸气时减轻呼吸功，呼气时防止气道塌陷和肺不张。2002 年报道了关于延髓损伤的患者在重症肌无力危象期间应用无创正压通气的研究，显示 NIPV 耐受性良好，住院时间明显少于未使用 NIPV 的患者［平均（7±5）天 vs（23±16）天］，但是 $PaCO_2 >$ 50mmHg 预示 BiPAP 无效。无创通气可用于预防插管或再次插管。一些研究表明，NIPV 预防了 70% 的患者再插管。最近的前瞻性研究表明，NIPV 结合拔管后辅助咳嗽，可避免患者重新插管或气管切开术，并缩短其在 ICU 的时间。早期拔管后应用 NIPV 可降低高碳酸血症患者呼吸衰竭风险，降低死亡率。对于这些拔管后呼吸衰竭风险高的患者，使用 NIPV 应纳入常规方法。

2. 吞咽的评估和治疗　吞咽困难是重症肌无力延髓受累的常见表现，在 MuSK-MG 患者中，构音障碍通常是最初的症状，随后出现吞咽困难和咀嚼肌无力。肌无力的鉴别诊断有助于评估吞咽困难的原因。吞咽困难为最初症状的发生率为 17%，在随后的病程中，吞咽困难的发生率为 53%。严重吞咽困难始终是神经重症患者需要监测的指征，吞咽困难增加了并发症的发生风险，特别是肺炎的发生风险，由于有误吸的风险，故而气管插管和有创通气的可能性增加。在重症监护室，FEES 检查（"内镜吞咽评估"）为吞咽困难评估增加了有价值的信息，可以识别无症状误吸，提示是否需要插鼻饲管。在严重而持久的吞咽困难的情况下，体重减轻往往是突出的症状，鼻饲管可以确保营养，同时需要调整食物结构，稠化的液体或糊状食物更易吞咽或喂食。同样，重症监护患者的饮食方案应在多学科团队之间进行协调，应在医疗过程中及时进行调整。由于不同的症状与某些病理生理表现相关，需要不同的治疗策略，同样，与言语治疗师合作建立个体化治疗程序是必要的。

3. 谵妄的处理　谵妄是在神经重症监护室中常见的问题。肌无力危象患者可以出现明显的高运动障碍性谵妄状态，其可能与肌无力相关的病理生理有关，如停用和重新引入胆碱酯酶抑制剂后导致的胆碱能系统失调。大剂量使用溴吡斯的明、长期通气、延迟使用血浆置换和免疫吸附，以及高剂量使用可的松等均可以导致谵妄发生。谵妄往往发生在肌无力危象前，不幸的是患者在谵妄发生的未来数小时内需要机械通气。在脱机阶段，谵妄会妨碍与患者可靠的沟通，使评估咳嗽冲动、呼吸和吞咽更加困难。这时谵妄会限制治疗的进程，延长通气时间，以及在重症监护病房的时间。苯二氮䓬类和吩噻嗪类抗精神病药可以用于本病的治疗，但应以尽可能小的剂量给药，以避免药物诱发肌无力的风险。未在插管状态的谵妄和焦虑不安患者通常对劳拉西泮反应良好。一些低效的神经抑制剂，如匹泮哌隆和美哌隆已被证明在这种情况下有用，但也只能肠内使用。总之，治疗肌无力危象患者的谵妄是困难的、漫长的，需要个性化的治疗方案。及早开始安排白天活动，建立昼夜节律，给予非药物措施，如物理和运动疗法及康复治疗，有助于谵妄的恢复。

4. 并发症的处理　发热是最常见的与重症肌无力危象相关的并发症。感染性并发症包括肺炎、支气管炎、尿路感染、抗生素相关性结肠炎、菌血症和败血症等。需要积极抗感染治疗。充足的营养对于避免肌无力恶化非常重要。所有患者应尽可能通过肠内途径获得充足的营养支持（25 ～ 35cal/kg）。对于高碳酸血症和撤机困难的患者，低碳水化合物饮食是首选的解决方案。钾、镁、磷的耗尽会加重重症肌无力危象，应补充电解质。贫血也会增加虚弱，当红细胞比容低于 30% 时需要进行输血。此外，还要注意预防深静脉血栓形成，维持血流动力学稳定及控制血糖。

（三）神经肌肉接头功能障碍的药物治疗

神经肌肉接头功能障碍的治疗可以分为两类：一是迅速提高肌力，但是作用持续时间短；二是缓慢提高肌力，但更持久。在第一类治疗方法中，包括使用胆碱酯酶抑制剂、血浆置换、静脉注射免疫球蛋白（IVIG）（详见第十一章）。第二类包括免疫抑制剂，如糖皮质激素、硫唑嘌呤、环磷酰胺、环孢素、吗替麦考酚酯和他克莫司。免疫抑制剂在重症肌无力危象抢救中是不会使用的，主要用于长期治疗。皮质类固醇激素治疗重症肌无力危象存在争议。

胆碱酯酶抑制剂通过降低神经肌肉接头处乙酰胆碱的降解改善症状。在重症肌无力危象期间连续静脉滴注溴吡斯的明是一种有效的治疗方法。据报道，该药物治疗的患者死亡率、机械通气时间、预后都比血浆置换术要好。由感染引发的重症肌无力危象使用胆碱酯酶抑制剂已经被明确。然而，抗胆碱酯酶治疗应在建立机械通气支持后立即暂时停用，在这种情况下，抗胆碱酯酶治疗是不必要的，并且可能使呼吸管理复杂化，因为其可促进呼吸道分泌物分泌和黏液堵塞而导致呼吸衰竭。另一个值得关注的问题是，重症肌无力危象患者可发生心律失常，包括那些接受静脉注射溴吡斯的明的患者，胆碱酯酶抑制剂增加心脏毒蕈碱突触胆碱能活性，可能导致心律失常和心肌梗死的发生。

血浆置换和免疫吸附（PLEX/IA）是治疗肌无力危象的首选方法，其疗效达 75%。它的作用机制是去除血浆中的乙酰胆碱受体（AChR）抗体、补体及免疫复合物等，虽然乙酰胆碱受体抗体滴度与重症肌无力临床症状的严重程度并不完全一致，但减少乙酰胆碱受体抗体滴度，患者的临床症状会有明显改善。目前没有标准的血浆置换方案。通常的方案是每次交换 1 ～ 1.5 倍血浆容量，每日或隔日一次，5 ～ 6 次为 1 个疗程。最早可以在 24 小时后观察到临床症状的改善，但大多数患者临床症状改善出现在 2 ～ 3 次置换后。有些患者可能初期会看到一个恶化的过程，被认为是由于血浆中胆碱酯酶的浓度降低所致。如果没有其他免疫治疗辅助，血浆置换的效果持续时间通常不超过 10 周。与血浆置换相比，免疫吸附的优点是循环负荷低，不需要供体血浆或人白蛋白，经 5 ～ 6 次治疗已经被证明是有效的。

血浆置换最常见的并发症是低血压、电解质紊乱（低钙、低钾和低镁）、凝血因子消耗、血小板缺乏。在建立静脉通路时可能并发气胸、血栓形成、感染。当大量血浆被去除时，需要使用含有白蛋白的生理盐水溶液予以替换。任何电解质紊乱都应及时纠正，以防止肌无力症状加剧。凝血功能障碍通常不严重，给予肝素皮下注射，预防深静脉血栓形成，术前减少降压药剂量及合理的静脉输液管理有助于避免低血压发生。

IVIG 是重症肌无力危象针对性治疗的另一种选择。一个标准的疗程是 IVIG 400mg/（kg·d），连用 5 天。IVIG 的效果通常可在首次治疗 5 天后观察到。有文献报道 IVIG 与血浆置换有类似的疗效和并发症发生率。一些患者可能对 IVIG 没有反应，但症状在随后的血浆置换后有所改善。对于血流动力学不稳定、血管通路问题或血浆置换效果不佳的患者，IVIG 可能是一个更好的选择。低于 10% 的患者会出现不良反应，其中最常见的是头痛、寒战和发热、容量超负荷及极少的肾衰竭。发生过敏反应可能与 IgA 缺乏症患者的 IgA 组分相关。具有一般重症肌无力及口咽或呼吸肌无力术前症状的患者，或通过使用胆碱酯酶抑制剂控制症状的患者，提倡术前血浆置换，以防止延迟拔管及重新插管的发生。IVIG 也被用于术前，但应切记其达到最大疗效的可变性（3 ～ 19 天）。

五、预后

重症肌无力危象是严重的、危及生命的神经系统疾病，以全身肌无力伴呼吸肌或延髓损伤为特征，大多数需要通气支持。它可能是重症肌无力的首发形式，所以应该根据标准化方案进行诊断，需要评估延髓和呼吸肌功能。治疗的基础是进行正确的通气管理，查找和纠正易感因素，给予特异性免疫治疗（如 PE、IVIG），避免全身并发症，并进行长期治疗（如使用免疫抑制剂）。在现代重症室监护下，治疗结果非常好，患者死亡率接近 5%，死亡原因主要是心脏并发症或肺栓塞等并发症。

（陆云婷）

第十三章

重症肌无力非胸腺瘤胸腺切除术

目前认为，胸腺切除术是治疗重症肌无力（MG）的有效方法，关于外科治疗重症肌无力有效的证据可以追溯到 1901 年，Weigert 首次提出了胸腺与重症肌无力之间的病因关系。

有证据表明，在重症肌无力的治疗中，由于胸腺在重症肌无力中所起的关键作用及现在对重症肌无力缺乏高效药物治疗方法，因此胸腺切除术的应用在重症肌无力的治疗过程中有所增加。美国杜克大学医学中心把胸腺切除作为重症肌无力治疗的首选方法，重症肌无力患者一旦发展为全身型重症肌无力应尽快考虑行胸腺切除术。如果患者有明显的肌无力，则在胸腺切除术前应使用血浆置换以尽量改善患者的全身状态，在此期间应逐渐撤除抗胆碱酯酶药物。应用血浆置换时很少有患者不能撤除抗胆碱酯酶药物，目的是使患者在手术时不需要用支持药物并且减少围手术期的相关复杂性。正在接受泼尼松治疗的患者在整个围手术期都应维持用药，以防止肾上腺功能不全，围手术期后则逐渐减少至最低维持剂量。

进行胸腺切除术时必须有神经学家、麻醉学家、外科医生及 ICU 工作人员密切合作，在这种多学科团队合作的条件下做胸腺切除术，其手术死亡率明显降低，死亡仅仅发生于重症肌无力的高危患者。术前可以适当使用镇静类药物，但应用剂量应低于无重症肌无力的患者，术前应避免使用阿托品。大部分麻醉学家使用短效巴比妥盐作为麻醉诱导剂，使用吸入性药物来维持麻醉。很少使用琥珀胆碱和筒箭毒碱，并应尽量避免使用这些药物。手术前曾有呼吸困难或重度肌无力的患者，一般应行气管插管。

一、全胸腺切除的概念

全胸腺切除为改变重症肌无力的病程提供了最佳的机会，研究重症肌无力领域的许多学者都对此观点表示认同。在相关动物模型中，用实验兔子分别实施完整切除胸腺和部分切除胸腺，结果对比发现完整切除胸腺的幼兔能够预防实验性自身免疫性重症肌无力，而部分切除胸腺的幼兔则无预防作用。胸腺的大体解剖变异发生率比较高，颈部脂肪组织和纵隔脂肪中均可能广泛存在异常的胸腺组织，行胸腺切除时需要"全"胸腺切除，尽可能清除所有可疑的异位胸腺组织。因为颈部脂肪组织及纵隔脂肪组织内异位胸腺的发生率比较高，所以无论是经颈还是经胸进行部分胸腺切除术的患者术后仍可能存在相关症状，如果再次手术将残留的胸腺切除，相关症状均能得到缓解。

近年来，许多临床研究都在全胸腺切除的基础上探讨不同手术方式及手术入路切除胸腺对重症肌无力的疗效，其结论显示全胸腺切除治疗重症肌无力在临床上有显著效果，但是胸腺切除的范围、发病率及患者的耐受程度与结果之间的权衡方式仍存在一定的争议。

二、胸腺的外科解剖

胸腺外科解剖的知识始于对胸腺胚胎分化的理解。人的胸腺始基最初起源于第三鳃囊，与下位甲状旁腺毗邻，而甲状旁腺位于甲状腺后，胸腺在下位甲状旁腺处下降至胸腔，胸腺始基的一部分也可以起源于上甲状旁腺相毗邻的第四鳃囊。在鳃复合期，咽鳃管闭合，咽和胸腺之间的连接变疏松。最后，胸腺叶从甲状旁腺分离并下降至胸腔。这些胸腺组织也可起源于甲状旁腺组织相邻的第四鳃囊，另外，有假说认为这些胸腺组织起源于第三鳃囊，但在下降进入胸腔时出现分裂而脱离出来。胸腺的这种复杂移动关系被认为与异位胸腺有关，如异位胸腺可见于左支气管、肺实质、后纵隔及肺门。在鳃复合期内，胸腺下降至胸腔之前与颈窦的关系密切，并发生于第三鳃裂，在围绕颈窦外胚层细胞形成腺体之前出现。在确定形态期，胸腺组织从第三鳃间隙移动后发生了胸腺组织的分离，残余的胸腺可见于上位甲状旁腺附近（图 13-1）。

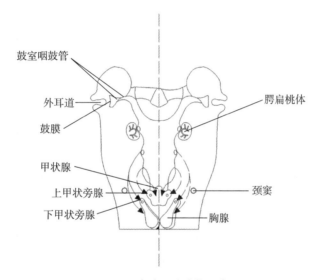

图 13-1　胸腺胚胎分化示意图

胸腺进入纵隔后便与纵隔内的主要结构相关联。胸腺横跨心脏基底部的心包和大血管并与左无名静脉（左头臂静脉）密切相邻。胸腺外形如"H"形，其左右叶在腺体中部相连接，腺体的上极比下极薄，腺体上部变细进入甲状胸腺韧带，借此带胸腺连于甲状腺上。胸腺局部解剖变异较多，可位于左无名静脉的前方或后方，腺体上极可沿气管前筋膜伸入颈根部。在腺体侧面有较完整的包膜将胸腺和胸膜及胸膜周围纵隔脂肪隔开，此处的纵隔脂肪位于膈神经的近侧。胸腺的动脉来源于胸廓内动脉心包膈动脉，静脉通过 1～2 支大静脉回流至左无名静脉前部，如果胸腺位于左无名静脉后方，则静脉回流至左无名静脉后部。1～2 岁时腺体体积最大，可达其最大重量的 50%，青春期胸腺重量最大，可达 25～50g。青春期后，胸腺内包裹的淋巴细胞结构逐渐被脂肪取代，成年人或老年人的胸腺在显微镜下才可被辨认。正常时胸腺有明显的包膜使其与纵隔周围组织及颈部结构分隔开。

胸腺由许多分叶组成，每个分叶都有完整的包膜结构，而这些叶并不一定相互紧密连接。

胸腺的非囊状叶及微型胸腺可能广泛地隐藏在远离甲状腺层面的气管前和前纵隔脂肪中，其中前纵隔两叶结构或两叶及峡部结构占98%，胸腺组织存在于主肺动脉窗的可能性为24%，无名静脉后方为3%，颈下部为22%，心包前间隙为32%，两侧至膈神经间隙为72%，隆突脂肪中偶尔也存在异位胸腺。

三、胸腺切除的适应证

非胸腺瘤眼肌型重症肌无力（OMG）：非手术治疗无效的非胸腺瘤 OMG 的患者可考虑行胸腺切除，相关报道显示手术切除后症状缓解率为6%～50%，一项研究回顾性分析了110 例有胸腺手术史的 OMG 患者，其中位随访时间为 33.5 个月，结果显示 84.6% 的患者达到了完全缓解。相关研究表明，胸腺切除能够使非胸腺瘤 OMG 患者获益，仍需多中心随机对照研究来进一步证实其疗效。

非胸腺瘤全身型重症肌无力（GMG）：对于非胸腺瘤 AChR-GMG 患者，建议在疾病的早期行胸腺切除，可减少其他免疫抑制剂的使用。一项首个全球多中心的随机对照研究（MGTX）发现，胸腺切除可长期改善 AChR-GMG 的临床症状，有助于激素减量和减少合并使用硫唑嘌呤等免疫抑制剂。MuSK-MG 不建议行胸腺切除术，胸腺切除术的起效时间为6～24 个月。部分重症肌无力患者经胸腺切除后可完全治愈，也有部分重症肌无力患者胸腺切除后仍需长期免疫抑制治疗。

四、重症肌无力外科治疗的手术时机

早在 1901 年，Weigert 便提出胸腺肿瘤与重症肌无力之间存在关联，1911 年 Sauerbrach 发现切除胸腺后可以改善重症肌无力的临床症状。1936 年 Blalock 为一例重症肌无力女性患者进行了手术，采用了经胸骨正中劈开术式，行胸腺囊肿切除，术后患者的症状得到了明显缓解，这在重症肌无力的外科治疗发展中起到重要作用。随着胸腺在重症肌无力发病中的作用逐渐被发现，许多学者专家们认为，切除胸腺可以去除胸腺内的 AChR 抗原并且能够清除自身反应性 T 细胞，减少胸腺和外周淋巴细胞产生 AChR 抗体，从而达到治疗重症肌无力的目的。《中国重症肌无力诊断和治疗专家共识》（中华医学会神经病学分会神经免疫学组，中国免疫学会神经免疫学分会，2011）指出，对于 MGFA Ⅱ型以上的患者应该给予早期手术治疗，然后继续进行系统的内科药物治疗。

重症肌无力病情的发展与患者本身的免疫状态相关，随着机体全身免疫状态的变化，症状也可出现相应的变化，所以手术的时机应该选择在患者病情稳定、症状相对较轻、服药量相对较少或不服药时进行。研究表明，病程越长的患者术后的恢复相对越差，病程在 6 个月以内患者的术后症状缓解率明显比病程在 1 年以上患者的术后症状缓解率要高，这说明病程长短也是影响手术效果的重要因素。因此，重症肌无力患者一经确诊，应尽可能早期（病程6 个月以内）进行手术治疗。而对于重症肌无力危象患者，全身一般情况较差，应积极使用药物治疗，待病情改善后再进行手术。对药物治疗效果不满意的患者，可以选择血浆置换疗法作为术前准备，从而提高患者对手术的耐受性，减少围手术期的并发症。

目前关于非胸腺瘤 OMG 是否手术切除仍有争议。大部分专家认为，对于 OMG 患者不

推荐胸腺切除治疗，也有一些研究认为胸腺切除是治疗 OMG 的一种有效方法，尤其是患者行非手术治疗效果不佳时，在发病早期行手术治疗效果更好。胸腺在免疫系统中起到重要的作用，而青少年重症肌无力患者自发缓解率比较高，目前对于青少年 OMG 患者是否应手术切除胸腺仍有不少争议。有研究认为，伴有胸腺增生的 OMG 患者行手术治疗的效果不佳，对于非胸腺瘤 OMG 患者，如果非手术治疗效果不佳或无法耐受药物的副作用，也可考虑行手术治疗。

五、重症肌无力的胸腺切除术及手术技巧

胚胎时期胸腺从颈咽部第三咽囊区域下降至纵隔内，通过这条途径在纵隔内留下胸腺组织残余，甚至下降至纵隔深部留下组织岛或包埋于纵隔脂肪内。在单纯胸腺切除术中可能留下胸腺组织残余，造成肌无力症状的持续和加重，使患者仍处于临床难治状态。目前，"扩大"胸腺切除是最大限度地将胸腺组织、脂肪和淋巴样组织切除的方法，在临床胸腺切除时有多种术式及方法。手术方式的选择在很大限度上取决于外科医师的手术习惯及医师对胸腺切除在治疗重症肌无力中重要程度的认识。

（一）经颈胸腺切除术

1938 年，Crotti 首次提出了经颈胸腺切除技术，后被 Crile、Kark 和 Kirschner 发展并推广。一些外科医师之所以选择该技术是因为其有切口美观、死亡率低及住院天数少的特点。该术式尤其适用于有胸闷、气短症状但未做气管切开的患者。经颈部切口进行胸腺切除术时，应消毒、铺单，做好纵劈胸骨的准备，以便必要时处理胸内并发症或不能完整切除胸腺时联合纵劈胸骨进行手术。手术开始时在胸骨上窝 2cm 处做弧形切口，然后延长此切口至带状肌平面，带状肌牵开后，即进入覆盖胸腺的颈筋膜，同时胸骨柄被提向前方。已有特殊设计的牵开器可将胸骨牵向前方以便解剖。从无名静脉方向游离胸腺，将胸腺静脉钳夹后切断。牵引腺体上极继续游离胸腺，用电灼法离断供应腺体的动脉。切除范围局限于胸腺包膜内。如果伤口渗出不多则一般不留置引流。手术不慎进入胸膜腔可于过度膨肺时闭合胸膜裂口。如手术结束时伤口仍有渗血，可于上纵隔留置小引流管数小时至一天以便引流积血、积液。经颈手术的 60% 患者可有纵隔胸腺残留，与残余胸腺有关的复发性重症肌无力可见于经颈胸腺切除术后。虽然经颈胸腺切除术切口美观，但是许多研究表明对经颈部胸腺切除后重症肌无力进展的患者再手术时发现胸腺组织残留，无论是在颈部还是在纵隔都没有达到完全切除的标准。

（二）纵劈胸骨胸腺切除术

最初用纵劈胸骨切除胸腺时多采用胸部大切口，此会损伤通气功能，经胸骨途径手术的缺点包括胸廓不稳定，膈神经损伤，纵隔感染，疼痛频繁，需大量镇痛药物，切口不美观，术后肺部损伤如肺不张、肺炎，以及伤口并发症和胸骨裂开等，但有些因素已经改变了这种情况。例如，患者接受手术较以往早，因此病情较轻。如在胸腺切除术之前进行血浆置换，患者临床状态常有明显的改善，即使患者有呼吸困难，在施行胸腺切除术时患者也能有良好的通气能力。术前患者良好的临床状态使患者术后能尽早下床活动，从而减少了肺部并发症。对于需气管切开的患者，纵劈胸骨切口可与气管造口分开，从而减少了污染和纵隔感染的危险。利用皮肤拉钩和电凝，尽可能使解剖层面少出血，并且使上至胸骨窝、下达剑突下均被

显露，然后用胸骨锯由胸骨中线纵行锯开，该入路可使胸腺及其血管获得良好显露，而且外形美观易被患者接受。同时该入路有利于胸腺周围组织和纵隔脂肪的清除。钝性分离胸腺旁的胸膜反折并将其推向外侧，暴露胸腺下方和心包前方平面，由中线开始向胸腔方向沿其浅层心包附着处游离出下部胸腺的各叶，当腺体渐渐暴露后轻轻牵拉即可将其与胸膜分离。术中应尽量避免进入胸膜腔，一旦出现也不是严重的并发症。牵住腺体向头侧游离，注意从左无名静脉处辨认胸腺静脉及胸腺后表面上走行的静脉，将静脉分别结扎并把腺体和无名静脉分开，然后从周围脂肪筋膜组织中游离胸腺的两上极直到每个上极成为细纤维索状为止，最后横断两纤维索去除胸腺。将热盐水纱布垫放于前纵隔数分钟有利于创面止血，止血后在纵隔内留置胸引管，缝合胸骨，如胸膜腔已破裂，则将纵隔引流管末端伸向破裂的胸膜腔内，无须另置胸腔引流管。术后出血一般很少，因此术后数小时即可拔除引流管。

为了减少创伤，减轻术后疼痛，有的术者采用部分胸骨劈开方式进行胸腺切除术，为了更好地显露视野，术中使用纵隔镜辅助，这种术式相比全部胸骨劈开，对患者的创伤更小，患者的术后疼痛也较轻，有利于患者术后早期活动及咳嗽排痰，同时纵隔镜辅助可以保证视野良好，从而更完整地切除胸腺，由于切口小、术后疼痛轻，患者更容易接受此术式。

然而，劈开胸骨行扩大范围胸腺切除术是否能够完全切除异位胸腺曾有争议，不论是完全胸骨劈开还是部分胸骨切开，切除的范围都比当前描述的范围小，按照当前的清扫范围标准，经胸骨胸腺切除不能有效清扫异位胸腺，许多重症肌无力研究中心都认为这种手术方式已经不符合全切除的标准。

（三）经颈部 - 胸骨联合胸腺切除术

经颈部 - 胸骨联合胸腺切除术是目前采用较多的能最大范围切除胸腺的方法，单纯经颈部或胸部切口不能切除全部胸腺组织，结合胸腺的外科解剖，同时考虑到颈部和前纵隔内肉眼看不到的异位胸腺组织，只有在颈部和胸骨劈开下才能有更良好的视野。手术技术方面要求最大范围和完整切除，完整切除避免细小破碎的胸腺在切口及其他部位种植，最大范围切除是避免异位胸腺残留。手术时钝性剥离可能会出现残留，需要锐性剥离心包和胸膜表面，确保最大范围将整个胸腺、可疑异位胸腺组织及周围脂肪组织完整切除，确保无异位胸腺残留。手术时需要小心操作，避免损伤喉返神经、迷走神经及膈神经。

（四）电视胸腔镜辅助胸腺切除

胸腺切除术的切除范围包括双侧膈神经之间的前纵隔血管前平面的所有软组织，手术成功控制肌无力症状和影响胸腺瘤患者生存的重要因素取决于胸腺组织的完全清除。目前有一种观点认为，正中胸骨切开入路可以更好地观察胸腺及周围脂肪组织。随着外科技术的发展，以视频技术为依托的微创手术技术不断进步，电视胸腔镜外科手术（VATS）及机器人辅助电视胸腔镜外科手术（R-VATS）凭借其创伤小、切口美观、术野清晰、对血液制品的需求少、术后呼吸和心脏相关的并发症风险低、炎症细胞因子反应少、恢复快等优点，日益广泛应用于胸腺外科中。尽管仍存在争议，但 VATS 胸腺切除术在小胸腺瘤和重症肌无力患者中越来越受欢迎。视频胸腔镜为术者提供了良好的照明和放大作用，特别是具有可变角度的先进的摄像机，能更好地显露手术区域。三维手术成像技术的应用也彻底改变了视频胸腔镜技术。一项研究统计全球 3500 例 R-VATS 胸腺切除的患者，其术后完全缓解率为 57%。

国内外学者对选择右胸还是左胸径路存在争议，VATS 仅经单侧（左侧或右侧）胸腔显露前纵隔，镜下操作切除肉眼可见的整个胸腺和纵隔脂肪组织，锐性分离至心包表面，显露膈神经并避免损伤，向上清扫颈部胸腺及周围脂肪，通过打开对侧胸膜，单侧入路同样可以良好地显露双侧膈神经及主肺动脉窗内的脂肪。

电视胸腔镜辅助扩大范围的胸腺切除术需双侧胸腔镜显露双侧胸腔，从双侧暴露纵隔，扩大手术视野，清除纵隔内胸腺及周围脂肪组织，如果联合颈部切口清除颈部胸腺和气管前脂肪，能够清楚地显露颈部周围神经及血管，此术式虽然创伤相对较大，但是能够更彻底切除胸腺及异位胸腺组织。

胸腔镜微创手术一般采用三孔法，一个作为观察孔，另外两个为操作孔，目前我国一些专家进行技术改良，采用两孔法或单孔法，单操作孔胸腔镜与常规胸腔镜手术的区别在于所有操作器械均由一个操作孔进出，单操作孔胸腔镜手术创伤更小，且术后疗效与开胸手术的疗效基本相同。单操作孔胸腔镜手术更加微创，切口更加隐匿、美观，能够进一步减轻患者术后疼痛及胸壁感觉异常，相比开胸手术及多孔手术，患者更愿意选择此手术方式，尤其是年轻女性患者。

剑突下入路胸腔镜手术的观察孔切口应选择在剑突下缘 1.5cm 处，切口 2 ~ 3cm，以防止切口愈合不良，然后外科医师用手指或器械钝性游离胸骨后间隙，以及剑突左、右侧软组织间隙，剑突下切口内放置戳卡或能封闭的切口保护器，建立人工气胸，扩大前纵隔间隙，在双侧锁骨中线肋弓下缘各创建一个 0.5cm 切口，此切口作为操作孔。此术式切口不经过肋间隙，对肋间神经没有形成卡压损伤，不需要单肺通气，减轻了肺水肿，能够进一步减轻术后疼痛、肺炎等并发症。

近些年逐渐兴起的达芬奇机器人系统与传统胸腔镜相比具有更大的优势，可以提供放大 20 倍的高清三维立体视野，主刀医师自己控制视野及调整角度，该系统为外科医师提供了良好的手术视野。达芬奇机器人的每个机械手臂可以 7 个方向和 360° 全方位活动，灵活度堪比人的手腕。在操作过程中可有效过滤人手的轻微颤动，使术者能够进行精确的组织游离、解剖、止血、缝合等操作。达芬奇机器人的这些优点使操作者即使在狭小空间里也能根据手术需要，充分地显露手术区域，灵活操作，可以更精确地游离组织、显露重要血管及神经，从而进一步提高手术的安全性。

尽管有许多学者对微创胸腺切除（minimally invasive thymectomy，MIT）的手术完整性、清扫彻底性及手术的效果提出质疑，但随着微创手术的日益流行，越来越多的研究表明 MIT 能够达到与开胸手术相当的效果，Friedant 及 Hess 等分别总结了 2000 余例因重症肌无力或胸腺瘤手术的患者，MIT 不仅能减轻疼痛、减少出血量、免管或尽早拔除引流管，以及缩短住院时间，而且在手术完整切除率、术后并发症及重症肌无力疾病缓解率等方面均能达到与开胸术式相同的效果。

六、外科手术方法分类及选择

美国重症肌无力基金会（MGFA）在 2000 年对重症肌无力的外科手术方法及其切除范围进行了统一的临床分类，推荐了评估患者的计量方法、治疗状况的分类，以及手术分类和切除范围。

由于缺乏前瞻性随机对照研究，医师和患者仍然很难明确哪种手术方式最理想，只能凭借手术经验及参考一些较高质量的文献研究决定手术方式。

目前大部分专家认为，胸腺切除越完整，残留胸腺组织越少，患者的预后越好。因此，从胸腺的解剖结构来讲，经颈部 - 胸骨联合胸腺切除术能最大限度地切除胸腺组织及异位胸腺组织，也是最适合的外科治疗方式。

近年来，随着微创外科的发展及电视胸腔镜和机器人技术的进步，越来越多的临床医师应用 VATS、R-VATS，有相关研究表明，胸腔镜辅助下微创胸腺切除术可达到与开放手术同样或接近的治疗效果。微创手术能否取代开放手术，这仍需要大样本的前瞻性随机对照研究的结论支持，不论选择哪种手术方式，都尽可能做到完整切除胸腺，尽可能避免胸腺组织的残留。

七、外科治疗的围手术期

（一）手术前处理

重症肌无力患者在手术治疗前需要经验丰富的医疗团队对患者进行合理的评估，医疗团队需由神经内科专家、胸外科专家、呼吸内科专家、重症监护专家及麻醉师组成，不管采用何种手术方式，医疗团队都应对重症肌无力胸腺切除的手术原则、预后及术后可能出现的相关并发症等围手术期相关问题比较了解，对患者的病情做到全面分析，制订个体化治疗措施，能够应对各种围手术期出现的情况。这种团队合作模式已经被证实能够明显改善重症肌无力患者胸腺切除术的预后。

1. 术前诊断　在实施胸腺切除手术前必须明确重症肌无力的诊断，医师需要通过患者的症状、体征、肌电图、抗体检测及胸部增强 CT 的结果或磁共振成像结果，全面分析，做出准确诊断及临床分型，术前对患者及家属进行宣教，让患者对所患疾病有所了解，如目前非手术治疗及手术治疗方案的选择，以及术后的预期及术后复发率等情况。

2. 术前肌无力症状的控制　术前首先应该评估患者肌无力程度，积极改善肌无力的症状，患者术后由于麻醉、气管插管、单肺通气、感染等导致口腔分泌物及痰液增多，如果术后口咽和呼吸肌群无力症状逐渐加重，患者无法有效咳嗽和吞咽而可能会导致肺感染甚至呼吸衰竭等严重并发症。术前合理服用乙酰胆碱酯酶抑制剂，以达到肌无力症状完全消失或最轻状态为目的，用量越少越好，单用乙酰胆碱酯酶抑制剂疗效不佳的患者可以加用激素控制症状，若症状仍不缓解或不稳定，可以考虑使用丙种球蛋白、血浆置换和免疫抑制剂等进行治疗。

糖皮质激素是重症肌无力患者免疫抑制治疗的一线药物，其治疗效果已得到肯定，欧洲神经病学协会联盟（EFNS）指出，当重症肌无力患者口服胆碱酯酶抑制剂效果不佳而需要加用免疫抑制剂时一般首选泼尼松。一般情况下，对于单纯口服胆碱酯酶抑制剂就可以很好控制症状的患者，术前一般不建议再追服糖皮质激素类药物；而单纯口服胆碱酯酶抑制剂效果不能稳定病情时，则应当考虑术前给予糖皮质激素治疗。口服糖皮质激素治疗的早期可出现抑制突触前膜乙酰胆碱的释放，导致部分患者可能会出现肌无力症状加重的情况，甚至诱发肌无力危象而危及患者生命；此外，术前使用糖皮质激素还会引起多种副作用，如术后易发感染、延长切口愈合时间、糖耐量受损、消化性溃疡、股骨头坏死、精神症状和血栓形成等。因此，不推荐围手术期使用糖皮质激素，必须使用激素时应尽量口服低剂量的治疗量。有学者指出，围手术期服用激素剂量应该低于 25mg/d。术前还应避免影响病情进展的危险因素，如上呼吸道感染、女性生理期、失眠及患者情绪等。术前准备是否充分是决定手术成败的关键，如果患者症状严重，且处于疾病进展期，不能很好地控制症状则不应该立刻安排手术，应积极控制患者症状，改善患者身体条件，待患者症状稳定且身体条件允许时选择手术治疗。

3. 术前肺功能评估　术前对重症肌无力患者的肺功能评估是必要的，如果患者正在使用胆碱酯酶抑制剂，并且能够耐受停药，应该测试胆碱酯酶抑制剂使用前后的肺功能，测试肺功能之前至少 24 小时不接受抗胆碱酯酶药物治疗；首次检查后平静休息至少 30 分钟，然后肌内注射新斯的明 1mg，30 分钟后再次检测肺功能。最大呼气流速（MEF）是评估患者咳嗽效率的重要指标，其敏感性和可靠度往往比肺活量高，术前、术后早期都应该关注 MEF 的变化，当 MEF 低于 40 ～ 50cmH$_2$O 则表明可能存在呼吸肌无力，这时需要高度关注患者的呼吸状态，患者可能会出现呼吸道相关并发症甚至呼吸衰竭，在临床中该指标也通常被用来评估机械通气患者的拔管时间。

（二）手术中处理

重症肌无力患者胸腺切除手术过程中的主要危险是呼吸衰竭，麻醉恢复期重症肌无力患者出现呼吸无力、呼吸衰竭的概率较一般手术患者要高，其发生原因包括全身麻醉手术可能造成肌无力，残留的麻醉药物也可能产生呼吸抑制。在重症肌无力患者麻醉过程中避免使用非去极化肌肉松弛药，因为重症肌无力患者对此类药物非常敏感，起效快、肌肉松弛作用强、恢复慢。使用咪达唑仑、丙泊酚、舒芬太尼及琥珀胆碱进行麻醉诱导，使用氧气、异氟烷及氧化亚氮予以麻醉维持，能够改善气管插管条件，减少诱导时静脉麻醉药物的剂量，减少麻醉中低血压等不良反应，并且能降低术后需要机械通气的发生率。然而，对琥珀胆碱的使用也存在一些争议，有专家认为使用 10% 筒箭毒碱的效果更好一些，也有相关研究不推荐使用肌肉松弛药。也有相关研究使用喉罩麻醉代替气管插管，认为采用喉罩控制呼吸能够减少阿片类镇痛药和镇静药（丙泊酚）的用量，置入喉罩对患者刺激小，所需要的麻醉深度浅，但是对于术前需要口服大剂量胆碱酯酶抑制剂的患者，由于患者分泌物较多，因此对其不宜采用喉罩麻醉。

（三）手术后处理

如果能够积极进行术前准备和术中处理，且术后患者情况允许，手术结束即可拔除气管插管，尽可能不带气管插管回病房或 ICU。MEF 测定在决定能不能拔管、何时拔管中起重要作用。术后康复训练，如呼吸和上肢肌肉康复、腹式呼吸、胸部振动排痰、咳嗽、祛痰药物的使用及鼓励患者适当活动，能够促进快速康复，预防术后并发症。在病情允许的情况下，引流管尽早拔除，减轻患者疼痛。术后当天以肌内注射新斯的明代替口服药物，术后第一天即开始规律服药，根据病情变化适时调整药物的用法用量。

对于术后出现呼吸浅快、胸闷或乏力、进行性肌无力等症状，且高度怀疑发生呼吸衰竭或重症肌无力危象的患者，应尽早进行气管插管、机械通气，改善患者通气状态，加强抗炎，避免呼吸道感染加重及耐药菌的发生。患者术后病情可能迅速变化，随时需要行气管插管，所以术后配备专业的医疗团队和经验丰富的临床医生及护理人员是很有必要的。对于行气管插管机械通气时间较长且无法脱机的患者应考虑行气管切开，为了避免感染，气管切开的手术切口原则上应该不与手术切口贯通。

术后疼痛也不利于患者术后病情恢复，微创手术虽然避免了胸骨劈开带来的疼痛，但是术后肋间疼痛及引流管刺激的疼痛也不能忽视，手术过程中尤其是机器人辅助手术时应尽量避免对肋间神经的卡压等损伤。

八、手术治疗的其他问题

（一）再次手术

对于进行了胸腺切除术，且术后重症肌无力缓解效果不满意的患者，特别是进行了标准的经颈胸腺切除术或标准的纵劈胸骨胸腺切除术后，需要多次反复住院治疗或需要长期重症监护的患者，建议再次行胸腺扩大切除术，术中增加切除范围。但是对于术后重症肌无力症状不太严重的患者或者第一次手术就是扩大范围切除的患者，很难决定是否需要再次手术治疗。目前尚无有效的检查手段确定是否有残余胸腺存在，所以是否再次手术，何时再次手术问题给我们带来了很大的困扰。目前的观点表明，如果第一次手术方法是单纯胸腺切除，术后仍有重症肌无力的患者观察 3 ～ 5 年仍无改善，则建议再次手术行扩大范围的胸腺切除术，一般建议采用经颈部 - 胸骨联合胸腺切除术，尽可能地充分暴露颈部和纵隔，尽量做到无胸腺残留。

（二）发病率和死亡率

重症肌无力患者围手术期进行充分准备，那么胸腺切除手术也是一个相对安全的手术，其术后死亡率与重症肌无力未手术患者相似。

目前手术方式还是倾向于最大化胸腺切除，尽量避免胸腺残留，也有一些专家仍坚持以微创的方式进行手术，目前仍没有研究明确支持某一种特定手术方法，因此我们需要大样本前瞻性研究来指导以何种方式进行手术治疗才能给患者带来最大的益处。

（路　贝）

第十四章

重症肌无力对认知功能及情绪的影响

重症肌无力（MG）在传统上一直被定义为仅具有运动表现的疾病，但近年来研究发现，MG 患者有非运动症状，如头痛、睡眠障碍及认知和社会心理问题。MG 患者中经常能见到情绪障碍、认知功能障碍等一系列临床常见的精神症状，这些症状可加重患者的病情，影响患者和家属的生活质量。关于 MG 与认知功能及情绪的关联的研究并不多，现有的研究表明，MG 和情绪障碍之间存在关联。尽管在过去的一个世纪中针对 MG 的躯体症状的治疗得到不断发展，但尚无 MG 对心理影响的研究，原因是多方面的。首先，MG 的发病率低，患者少；其次，MG 的典型表现为病态疲劳，病情波动，当出现情绪障碍时，难以与疾病症状的波动性及治疗药物的副作用相鉴别；另外，即使观察到患者有情绪障碍，临床上因为 MG 疾病的特殊性，很多药物存在使用禁忌，这让医师很难抉择是否需要治疗，这是国内外神经科临床中普遍存在的现象。

现如今，慢性疾病患者的数量在逐渐增加，依靠先进的医疗科学技术，使许多疾病的诊断和治疗水平得到大大提高，可是对很多疾病仍然不能达到完全治愈，由此也引起了很多学者或医师对疾病引起的心理影响产生了越来越多的关注，包括 MG。许多 MG 患者经过全面的治疗，生存时间明显延长，可是患者的心理状态却没有得到改善。生存期的延长对患者可能意味着要接受更多的治疗，同时也面临着更长久的疾病负担；而对医生而言，则预示着需要更多地关心 MG 患者的心理健康问题。

MG 患者的心理状态在广义上可大致分为两部分：①MG 患者的心理健康状况对本身疾病的影响，如焦虑、抑郁等心理活动加重了本身病情。有部分证据表明，心理状况可以直接影响疾病，虽然某种程度上 MG 疾病并没有发生任何变化，但是情绪焦虑、心理健康状况异常的患者可能会使 MG 疾病趋向加重。②MG 会影响患者心理健康状况，如患者出现肌无力、胸闷、呼吸困难等症状，会引起情绪不稳、认知改变等。MG 对患者的生活质量及心理健康可能均存在严重的影响。

一、流行病学

约 41% 的 MG 患者出现情绪障碍，情绪障碍是神经系统疾病中最常见的合并症。MG 的精神类合并症在患者中很常见，特别是抑郁症和焦虑症。一些研究表明，焦虑症的患病率可能高达 45%，抑郁症的患病率高达 58%。我国相关研究表明 MG 患者中抑郁、焦虑的发生率高达 52.83%。然而，焦虑和抑郁经常被误诊和疏于治疗。由于 MG 和原发性精神疾病均可使患者出现情绪变化、疲劳、呼吸短促、社交退缩、焦虑和抑郁，因此对患者可能产生误诊、治疗不当或延误治疗。因为情绪障碍的加剧会加重 MG，所以寻找心理症状的病因有助于确定适当的治疗方法，而且对预防 MG 的恶化至关重要。

尽管情绪障碍是 MG 常见的合并症，但目前已知的有关 MG 如何影响患者心理健康的相关研究很少。

二、病因与发病机制

（一）抑郁症

高达 1/3 的 MG 患者患有抑郁症。沙特阿拉伯的一项横向研究表明，MG 患者患抑郁症的概率是初级诊所患者患抑郁症概率的 2 倍。在 MG 患者中，疾病的持续时间、疾病的严重程度和 MG 诱导的呼吸衰竭与抑郁症的发生率增加相关。

目前认为抑郁症状与 MG 的关系存在 2 个方面可能：①内源性抑郁，具有解剖学或者生物学上的损害基础。②外源性抑郁，属于反应性，它是个体对疾病的一种精神上的应激反应。目前认为，脑内单胺类神经递质的代谢紊乱是导致内源性抑郁的原因；中枢性去甲肾上腺素能递质减少和 5- 羟色胺递质减少可能是引起抑郁的病理生理学基础。

抑郁症是 MG 患者健康相关生活质量（health-related quality of life，HRQoL）较差的一个具有统计学意义的预后指标。抑郁症与 MG 患者自我护理动机的降低、身体能力的显著限制及死亡率的增加有关。同样，抑郁症也与躯体疾病和医疗费用的增加相关，所有这些都可能导致 MG 患者的 HRQoL 较差。

（二）焦虑症

MG 患者被诊断为焦虑症的比例高达 46.3%。与抑郁症一样，焦虑也是 MG 患者 HRQoL 较差的一个有统计学意义的预后指标。焦虑症的病因尚不清楚，许多研究认为遗传、发育、内分泌因素、药物使用、人格、社会心理等因素可能与焦虑有密切关系。由于 MG 是一种慢性且症状波动性的疾病，重复运动后会出现肌肉疲劳和无力，而且身体和情绪的应激源可能会诱发肌无力加重，MG 患者的行为模式通常是过度超前规划，避免社交场合，以保持肌肉力量和逃避尴尬。特别是球部功能障碍导致的构音障碍、吞咽困难和发音困难的患者由于语言、交流、面部表情和吞咽能力受损，语言和非语言交流受损而产生社交焦虑。社会交往的限制可能与较低的生活满意度有关。由于增加呼吸运动的体力需求和规避社会焦虑的预期计划的情绪困扰，MG 直接导致呼吸衰竭的患者比无呼吸症状的患者经历更大的情感异常。来自领先研究的专家假设，焦虑障碍（包括广泛性焦虑、惊恐障碍和广场恐怖症）的较高发病率归因于呼吸功能障碍的不可预测的波动性质，这可因身体或情绪压力而加剧。因此，在伴有呼吸窘迫的 MG 患者中，焦虑发生率较高的原因是存在预判性，因为存在不稳定的、可能危及生命的严重呼吸窘迫发作，以及对机械通气治疗的担忧。

（三）睡眠障碍及认知功能

MG 出现睡眠障碍的主要原因有以下方面：①睡眠调节机制的完整性遭到破坏，MG 患者神经递质分泌紊乱，而维持正常的睡眠则需要多种神经递质参与，因此会引起睡眠障碍。②呼吸困难是导致 MG 患者失眠的相关因素，MG 的骨骼肌乏力（如呼吸肌乏力导致脑部缺氧或二氧化碳潴留，兴奋脑细胞，肢体乏力引起全身不适感等）和其他精神症状（如并发焦虑、抑郁）诱发睡眠障碍的发生。③药物原因导致睡眠障碍，如 MG 的治疗中通常需要使用糖皮质激素，此药物有可能对睡眠产生影响。

关于 MG 与中枢神经系统关系的争论已经持续数十年，尽管至今仍没有明确证据证明 MG 存在中枢神经系统损伤，但临床上许多 MG 患者存在睡眠或记忆障碍。

近 60% 的 MG 患者抱怨记忆困难。既往研究表明，MG 患者认知功能障碍的结果并不一致。一些研究表明，MG 患者记忆力、注意力、执行功能、语言流利度和计划任务的认知能力下降。然而，还有其他研究发现 MG 患者认知表现与健康对照相比没有差异。一项荟萃分析研究纳入了 274 例 MG 患者和 211 例健康对照者，并进行了 8 项研究。MG 与记忆力之间存在显著关联。与健康对照组相比，MG 患者表现出较低的记忆能力，在即时回忆和延迟回忆方面表现得更差。但 MG 的严重程度与记忆力之间没有关联。

1. MG 中枢胆碱能系统受损的假设　烟碱型乙酰胆碱受体（nicotinic acetylcholinergic receptors，nAChR）分布在大脑皮质下和皮质区域，它们参与特定的认知和非认知过程。外周 AChR 抗体可以与中枢受体结合，这一发现导致了 MG 中枢和外周功能可能受损假设的出现，该假设认为治疗 MG 的乙酰胆碱酯酶抑制剂，或患者本身的致病自身抗体对中枢神经系统中肌肉 nAChR 产生作用，导致 MG 中枢的胆碱能作用。因肌肉 nAChR 和神经 nAChR 之间存在抗原性差异，而且肌肉 nAChR 抗体在脑脊液中的浓度非常低，因此中枢神经系统胆碱能系统受到这些肌肉抗体影响的可能性很低。

2. 夜间呼吸问题　呼吸肌无力引起的缺氧和高碳酸血症可能导致 MG 的认知缺陷。在睡眠过程中，特别是在快速眼动（REM）睡眠中，与呼吸有关的骨骼肌（如口咽肌、肋间肌和膈肌等）乏力引起缺氧，这种缺氧可能会导致一些 MG 患者出现脑电图异常。

3. 身体和精神疲劳增加　认知疲劳的定义是持续的认知努力下降，但迄今为止，研究发现疲劳是最有可能的病因，MG 患者身体和精神知觉的疲劳是共同存在、相互影响的，随着疲劳感增加，认知能力逐渐下降。另外有研究认为，MG 患者的一些认知功能受损应解释为肌肉疲劳所致，而不是中枢神经系统受累。

4. 非特异性免疫过程的可能影响　MG 药物治疗对认知功能也有一定的影响，有研究发现，糖皮质激素可影响海马区功能，引起认知损伤。

总而言之，MG 的睡眠障碍、认知功能障碍问题仍没有最终得到解决。基于现有的数据，虽然"自身免疫性疾病损害中枢神经系统影响认知"这一说法似乎成立的可能性较小，但周围性原因导致睡眠障碍和认知功能障碍的理论还需要更多证据支持。

（四）中枢神经系统、内分泌系统、免疫系统之间的关系

这三个系统之间存在相互影响的功能性调节环路，主要是通过下丘脑 - 垂体 - 肾上腺轴（HPA 轴）的神经肽、激素和细胞因子来相互作用、相互制约。中枢神经系统、内分泌系统、免疫系统三者都与心理因素相互影响，三者之间相互调节和制约。这三个系统之间的平衡遭到破坏可能导致情感障碍或 MG 病情加重。

（五）MG 与心理的相互作用

1. 心理对 MG 的影响　心理应激与疾病是一系列连锁的反应过程，心理健康状况可以直接影响疾病的转归。情绪激动激活交感神经系统，从而启动心理和免疫系统的相互作用。大量证据显示，应激可使下丘脑的促肾上腺皮质激素释放因子（CRF）激活，CRF 能刺激 B 细胞增生，其间有很多细胞因子和激素作用其中，持续增多的细胞因子可诱导下丘脑合成并释放 CRF，致皮质醇增多，过高的皮质醇水平则会抑制细胞因子的合成和分泌，从而抑制免疫功能。细胞因子又可以增强应激并直接诱发 MG 症状，如 IFN、IL-1、IL-5、IL-6、TNF-α 等增多可以加重 MG 症状并直接导致睡眠障碍。细胞因子影响 2，3- 双加氧酶（IDO），使 5- 羟色胺（5-HT）合成减少及 5-HT 受体和 CA 受体功能被抑制，从而加重患者抑郁。细胞因子不仅自身加重应激反应，同时可以通过激活 HPA 轴（直接激活和抑制皮质激素对 HPA 轴的负反馈），造成 HPA 轴持久功能亢进和促进皮质醇分泌增多，再次增强应激反应。

随着个人的情绪状态、压力和应激机制的改变，MG 症状可能出现波动。焦虑和愤怒可能诱发 MG，这提示压力、情绪紧张，尤其是愤怒，可引起病情加重。对我国 541 例 MG 患者进行的回顾性配对研究发现，通过多因素线性回归分析，胸腺切除术前焦虑与术后肌无力危象间具有统计学意义的独立相关性。另外，研究发现病情好转病例的生活事件明显比病情无变化或持续加重的病例少，这提示 MG 病情与生活事件有相关性。人格因素与 MG 病情的严重程度可能存在相关性。个性外向与疾病的积极方向相关，而个性具有侵略性和对健康状况的担忧，与病程的消极方向相关。

2. MG 本身对患者心理的影响　随着医疗技术的发展，MG 患者的平均寿命得到了延长。然而，在疾病不能完全治愈的情况下，患者寿命的延长意味着需要面对更多伴随慢性疾病状态的不良事件，如疾病对患者心理的影响。首先 MG 患者常存在免疫功能紊乱，这可以破坏神经、免疫、内分泌系统之间的平衡，对心理产生影响。其次与 MG 相关的疲劳有可能对心理健康产生影响，MG 患者骨骼肌的易疲劳性减弱了患者的活动能力，并在一定程度上限制了其社会活动功能。对于存在构音障碍、吞咽困难的患者，疲劳感更容易使其在社会活动中出现尴尬的情况，产生心理压力，导致行为退缩，与社会产生隔阂。在与他人进行交流时，语言表达能力可能退化，甚至达到无法让人正确理解的程度；有的患者因为面部肌肉无力、疲劳，无法做到变化表情，这种症状让患者在社交场中会感觉到非常尴尬、内心无力感；还有的患者咀嚼肌无力，进食困难，这会让患者在公共场所进食时有明显的不自在感觉。

然而，有研究发现血浆置换后，尽管患者身体功能和力量得到改善，但是 HRQoL 的平均心理得分仍然很低，表明抑郁和焦虑可能是 MG 相关的身体残疾在慢性过程中进展的情绪反应，在身体恢复过程的早期阶段仍然难以解决。自身免疫过程（如乙酰胆碱受体抗体）是否对中枢神经系统有任何直接作用，从而导致心理疾病，这可能是一个值得科学研究的有趣课题。

MG 的慢性病程也是导致其精神症状的原因之一。MG 是一种慢性的、波动性的、逐步衰弱的疾病，这导致其进程具有不可预见性。对可能出现肌无力危象的担心及长期依赖药物治疗降低了患者的生活质量，导致患者有明显的心理压力。MG 患者长期处于不良心理状态的环境中，存在急躁、悲观、绝望等情绪；经济条件差和家庭人际关系紧张的患者考虑问题更为复杂，这些因素容易诱发 MG 患者出现心理应激反应。同时，MG 患者由于外观的改变和个人能力的减退，出现不合群、社交退缩的性格弱点和存在病情加重的可能，这些均可加重心理压力，甚至有可能误诊为精神疾病。

除 MG 本身特点以外，疾病的治疗也可能导致精神症状，如使用糖皮质激素治疗 MG 现已成为胆碱酯酶抑制剂治疗效果欠佳的患者的标准疗法，糖皮质激素成为免疫抑制治疗的首选药物，但糖皮质激素有可能诱发抑郁、焦虑及精神错乱。一项回顾性研究分析发现，在使用糖皮质激素的 MG 患者中，约 6% 的患者出现严重的情绪反应，约 28% 的患者存在轻 - 中度反应。与血浆置换相比，糖皮质激素作为通过抑制致病性自身抗体的产生来缓解症状的一线药物，可引起精神疾病。这进一步导致 MG 和情绪障碍之间的关系复杂化。MG 患者长期使用糖皮质激素也与抑郁、焦虑等精神疾病有关。几项独立研究得出结论，较高剂量的糖皮质激素可诱发 MG 抑郁状态，10mg/d 泼尼松或泼尼松龙可出现精神合并症。糖皮质激素也会导致失眠，而失眠是抑郁和焦虑的一个基本特征，这进一步模糊了糖皮质激素治疗导致的 MG 患者情绪障碍的病因。一项有限的观察性研究已经证实氟西汀和心理疗法在治疗 MG 患者精神功能障碍方面的潜在效用，且没有严重的不良反应。相比之下，三环类抗抑郁药（阿米替林）和抗精神病药（氟哌啶醇）通过损害神经肌肉接头的传导而加重 MG。地西泮会引起 MG 的呼吸应激，而碳酸锂则会引起 MG 的发生。

缺乏社会支持及应对机制、对疾病的接受能力差、发病年龄大、受教育程度低、体力劳动相关的职业、因 MG 导致的职业改变及疾病恶化与 HRQoL 降低的独立统计显著相关，相反，受教育程度高和仅需要少量体力消耗的脑力劳动与 HRQoL 的增加相关，由于疾病对工作的影响较少，患者对生活的满意度和目标感及收入的稳定也可能有助于改善情绪和提高整体的生活质量。

MG 患者发病与病情缓解之间的平均间隔为 4 年，大多数患者在此期间都会经历一次或多次症状恶化，治疗 MG 的费用高于许多其他慢性神经系统疾病的费用。在个人层面上，职业损失不仅导致财务状况恶化和获得医疗保健的机会减少，而且对自尊和自我价值感产生不利影响，这是阻碍疾病康复过程的另一个情绪压力源。

三、临床表现

（一）抑郁

抑郁是一种心理疾病和情绪障碍，表现为兴趣下降甚至缺失、记忆力和注意力下降、思维迟缓、反应迟钝、持续的心境低落、意志活动减退、认知功能损害等，常伴随睡眠障碍、食欲缺乏、体重下降、躯体不适感等躯体症状。轻度抑郁症患者生活质量、社交能力下降，甚至加重原有躯体疾病。严重抑郁症患者甚至出现自杀念头或自杀行为。临床表现与抑郁发作或者内源性抑郁表现基本相同。抑郁发作的三类临床表现如下：

1. 核心症状　主要包括情绪低落，后期可表现为持续性情绪低落、兴趣缺乏甚至乐趣丧失。

（1）情绪低落：经常表现为心情沉重，认为病情严重，难以治愈，对治疗失去信心；自我评价低，对生活、前途感到绝望，重者可以有自杀的想法。

（2）兴趣缺乏：患者不愿关注任何事物，原来有的很多爱好和业余活动都缺少应有的兴趣，甚至不愿意与人沟通交流。

（3）乐趣丧失：患者从生活、工作、家庭等任何活动中都无法体验到乐趣，也称快感缺失。

这三个核心症状可以同时出现，也可只表现其一，三者互相联系。有研究发现 MG 患者病程越长、病情越严重及 MG 诱发的呼吸衰竭时间越长，抑郁的发生率就越高。在欧洲国家和澳大利亚 MG 患者样本的研究中，线性回归分析发现抑郁症是可预示 MG 患者情绪和 HRQoL 较差的指标。抑郁与自我护理动机的减少、身体能力的显著限制及死亡率的增加有关。同样，抑郁也与躯体症状、门诊就诊和医疗费用增加相关，所有这些都可能导致 MG 患者的 HRQoL 较差。

2. 心理症状

（1）焦虑：多数情况下焦虑和抑郁共存。

（2）认知症状：抑郁的患者群体经常伴有认知障碍，但症状通常可逆，随着抑郁好转可渐渐缓解。临床可表现为记忆力下降、注意力不集中等。

（3）自罪自责：常有自我责备，对既往的一些错误或过失痛悔不已，或认为自己连累了家人，严重时甚至可达到妄想的程度。

（4）自杀观念或行为：抑郁患者常情绪低落，出现自杀观念；病情严重者甚至制订自杀计划并付诸实施。

（5）妄想或幻觉：妄想的内容与抑郁状态可以不匹配，但不符合精神分裂症特点，如不具有怪诞性、荒谬性、原发性等特点。可能的特征是被害妄想、幻听（但不具有情感成分）。

（6）自知力：抑郁患者的自知力与其意识障碍的程度相关。

（7）精神活动迟滞或激越：抑郁患者精神活动呈两极化。部分患者表现为思维缓慢、反应迟钝、记忆力和注意力下降。部分患者表现为紧张不安、烦躁、激惹、思维跳跃等。

3. 躯体症状

（1）晨重夜轻：多数患者抑郁症状多在清晨较严重，午后或傍晚才逐渐减轻。

（2）睡眠紊乱：主观可诉说早醒、入睡困难、夜间多梦。但也有部分患者表现为睡眠增多。

（3）精力丧失：患者可以表现为懒惰、活力不足，疲倦、不愿讲话、与人沟通的意愿明显减少。

（4）性功能减退：性欲减退甚至完全丧失，或者可以勉强有性行为，但是无法体验乐趣。

（5）食欲紊乱：轻者可以没有食欲，进食量逐渐减少，体重逐渐减轻，严重时甚至可以出现营养不良。

（6）非特异性躯体症状：这一类症状较多，如头晕头痛、胸闷心悸、多汗心烦、全身不适、多处不明原因疼痛等。

（二）焦虑

焦虑也是一种心理现象，紧张、担心、忧虑、恐惧等多种复杂感觉交汇成一种复杂的心理情绪，包含精神、生理和行为 3 个方面的症状。

1. 精神症状 主要表现为对客观并不存在或不可能发生的危险过分担心、紧张和恐惧。虽然患者明知道担心是不必要的，但却难以自控。虽然这主要是心理上的感受，但患者却常常因为这些担心而感到烦躁不安，甚至易激惹或睡眠障碍。

2. 生理症状 多以交感神经兴奋的自主神经症状为主，以呼吸、心血管、神经系统症状较常见，如心悸胸闷、气促乏力、窒息感；全身或局部的各种不可名状的疼痛、头晕、头痛、记忆力减退、入睡困难等。虽然表现多种多样，但缺少阳性体征，有的患者可伴有泌尿生殖系统症状，如尿频、尿急；月经紊乱、勃起功能障碍、早泄、性冷淡等；消化系统症状，如食欲减退、腹泻；皮肤血管症状，如颜面潮红、手足发冷、皮肤出汗等。

3. 行为症状 外显情绪和躯体运动症状综合在一起的一种表现，也是患者心理痛苦而在生理上外在反映出来的表现：坐立不安、表情紧张、情绪易激动、来回走动、注意力不集中、语言表达结巴、肌肉会出现不自主震颤等，甚至还可出现回避行为。

（三）睡眠障碍

睡眠障碍是一种持续相当长时间睡眠的质和（或）量令人不满意的状况，常表现为难以入睡、维持睡眠困难或早醒和醒后再入睡困难，可引起躯体功能障碍。它既可以是一种原发性病理生理障碍，也可以是躯体疾病或精神科疾病共存的障碍。睡眠障碍的患者可出现精神疲倦、焦虑、全身不适等症状，严重时甚至出现自主神经症状，如心率增快等。失眠可分为以下两种：

1. 短暂失眠 持续时间短，一般在数日左右，多见于突发事件产生的应激反应或中枢性兴奋药物所致。

2. 长期失眠 持续时间长，多在 3 周以上，常见于慢性神经系统疾病。MG 患者的失眠属于该类型。

其他类型睡眠障碍，如发作性睡病、创伤后过度睡眠、不安腿综合征、梦魇等，MG 患者少见。

四、辅助检查

（一）抑郁

通过各种抑郁评定量表，如汉密尔顿抑郁量表（HAMD）、抑郁自评量表（SDS）等，可初步评估患者的抑郁情况。另外，神经系统影像学检查也有排除和筛查的作用，如 CT、MRI 等可以排除颅内其他病变；SPECT、PET 等可用于抑郁症的筛查诊断。虽然检测中枢分布的 5- 羟色胺、去甲肾上腺素水平对评估抑郁非常有帮助，但是现今还无法在临床上常规进行。

（二）焦虑

目前已经有很多成熟的焦虑评定量表，并且在临床中的使用已经非常成熟。例如，汉密尔顿焦虑量表（HAMA），主要用于评定神经症及其他精神疾病患者的焦虑症状的严重程度，是精神科中由医师评定的应用较为广泛的量表之一。焦虑状态 - 特质问卷（STAI）具有广泛的适应性，分为评定状态焦虑的前 20 项和评定特质焦虑的后 20 项。焦虑自评量表（SAS）能评定焦虑患者的主观感受。贝克焦虑量表（BAI）测定患者主观感受到的焦虑程度，适用于有焦虑症状的成年人。

（三）睡眠障碍

睡眠障碍的辅助检查主要为多导睡眠图（polysomnography，PSG）。匹兹堡睡眠质量指数（PSQI）与多导联睡眠脑电图测试结果可相互参照，并且简单易行，信度和效度较高，已成为国外睡眠研究和精神科临床评定的常用量表。该量表也可以评定睡眠质量并推断造成失眠的可能原因。

五、诊断

精神疾病的治疗可能会加重MG。因此，必须明确诊断以优化治疗。

（一）抑郁

患者有MG病史，出现抑郁核心症状；伴随出现其他心理或躯体症状，病程持续至少2周，即可做出诊断。根据病情的严重程度，分为轻度、中度、重度三种类型。

1. 轻度　至少具备2个核心症状，至少伴有2个其他症状，患者在日常工作和社交活动中出现困难，影响社会活动能力。

2. 中度　至少具备2个核心症状，至少伴有3个其他症状，工作、社交活动出现相当程度的困难。

3. 重度　核心症状都具备（情绪低落、兴趣缺乏、乐趣丧失），至少伴有4个其他症状。患者几乎不能从事家务活动、工作、社交活动。

诊断时还需要排除器质性精神障碍或非成瘾物质和精神活性物质所致的精神障碍。但部分患者虽然主诉多种躯体症状，但并不表现出明显的悲伤情绪。如果这些躯体症状在疾病过程中逐渐明显，也需要高度怀疑存在抑郁的可能。

（二）焦虑

MG伴发的焦虑多属于焦虑综合征，包括情绪体验、自主神经系统及行为特征的表现。患者可以出现无固定内容或者无明确对象的担心、恐惧，而且这种担心和恐惧会经常甚至持续出现，同时伴有自主神经功能异常的症状；症状至少持续3个月；排除各种精神疾病所伴发的焦虑症状。

需要全面掌握患者病史及临床症状、体征，收集病史应注意关注患者的主观感受，仔细观察患者的语言、行为、思维、智能及患者自身对疾病的认识、社会能力等，并选择合适的测评量表来评定焦虑状况。基于以上全面而细致的综合分析，可以给予正确的诊断。

（三）睡眠障碍

一般每周失眠次数达3次，持续1个月以上，损害了社会活动能力或失眠引起明显的精神活动效率下降即可诊断。根据患者的主诉、家属的观察及多导睡眠图结果，诊断不难确定。

六、鉴别诊断

MG典型的临床表现是波动性肌无力，因此可能与精神疾病重叠。疲劳或呼吸困难的MG症状在精神疾病中也很常见，导致MG的误诊。而合并症的精神症状又可能被误诊为真正的肌无力症状。与存在眼肌或延髓症状的患者相比较，仅有躯体症状伴有焦虑的患者更容易被误诊。20%～30%的MG患者最初被诊断为精神疾病。一项针对200例MG患者的回顾性研究发现,其中20%最初被诊断为精神疾病。年轻女性MG患者容易被误诊为精神疾病,而男性患者则常被误诊为躯体疾病。精神症状的治疗可能会加重MG,因此必须明确诊断以优化治疗。

(一)抑郁

抑郁主要区别于内源性抑郁。内源性抑郁查体未发现阳性体征,患者没有神经系统疾病的病史;另外,内源性抑郁不会随着MG病情变化而波动。特别注意的是,抑郁症也可以表现为易疲劳性,与MG的临床特点相似,容易忽略,导致漏诊,需要详细询问患者病史。

(二)焦虑

MG伴发焦虑主要与精神疾病伴发的焦虑症状相鉴别。精神疾病伴有焦虑症状时,患者有相应的精神疾病表现,如思维紊乱、幻觉、妄想和行为怪异等精神病症状。焦虑与抑郁往往同时存在,详细询问病史、客观评估症状,选择适用的测评量表评分,有助于鉴别。另外还要排除其他躯体疾病或神经症所导致的焦虑症状,如甲状腺功能亢进、强迫症、癔症、神经衰弱等。

(三)睡眠障碍

MG伴发睡眠障碍需要排除原发病及其他用药所致。MG患者出现呼吸肌乏力,导致缺氧、二氧化碳潴留,早期表现为烦躁不安、睡眠障碍等,后期患者处于抑制状态,查血气分析可以鉴别。另外,糖皮质激素作为MG的重要治疗药物之一,可影响睡眠质量。

七、治疗

虽然MG伴发情感障碍已经是公认的事实,伴有心理压力的MG患者在疾病早期有更多的抑郁、不安全感和易兴奋性,这使他们在疾病早期可能更容易受伤害,但在以情感为中心的治疗过程中,他们的心理状态也许可以达到稳定水平。但其"骨骼肌易疲劳性"的临床特点使其在情感障碍治疗方案的选择上受到一定限制,不像其他慢性病那样容易选择。有关治疗MG伴发情感障碍的治疗的资料十分有限。

(一)心理治疗

人际心理治疗、认知治疗是目前较为有效的心理治疗方法,近年来应用心理学方法治疗情感障碍已经取得了很大进展,支持性心理治疗可以帮助患者正确认识和对待自身疾病,主动配合治疗,通常采取的方法是倾听、解释、指导、鼓励、安慰等。行为治疗、认知治疗、婚姻和家庭治疗、人际心理治疗等一系列的心理治疗技术可帮助患者改善人际交往能力、改变认知、提高患者家庭和婚姻生活的满意度,从而改善患者的情感障碍症状,提高其应对处理应激事件的能力。有相关报道显示,对MG患者进行心理干预治疗,经治疗后发现4例患者的症状明显改善甚至完全缓解,故认为通过心理治疗有可能影响MG的病程。曾有与MG无关的神经质症状而接受心理治疗的患者,在心理治疗结束时,他们的肌无力症状大大改善或消失,因此有学者认为心理治疗技术可能对神经质或反应性精神病症状的MG患者有益。

(二)电休克治疗

电休克治疗(ECT)是治疗情感障碍、紧张性精神分裂症、抑郁、躁狂、轻躁狂发作的另一个选择。有少数病例报道 MG 患者使用 ECT。有关研究结果认为，ECT 对于 MG 继发精神障碍或不适宜使用精神药物者是一种可行的治疗选择；同时在适当预防措施下，ECT 的肌肉松弛作用是安全的。但也有一例 MG 患者使用电休克治疗抑郁时出现心搏骤停的报道，虽然该病例最后认为心搏骤停可能与溴吡斯的明有关，但 MG 患者使用电休克治疗情感障碍的资料仍然十分缺乏，其安全性需要进一步探讨。

（三）药物治疗

目前，关于 MG 精神病合并症药物治疗的现有文献资料非常有限。国内外对 MG 伴发情感障碍的研究多停留于发病率或危险因素分析上。虽然也提出对其情感障碍需要进行干预，但可能是因为一些治疗抑郁、焦虑、失眠的药物存在加重 MG 病情的潜在危险，故很少有情感障碍药物治疗的相关研究。仅有的已公布的 MG 患者使用精神药物的数据也均为多年前数据，且不是随机或安慰剂对照试验，仅仅是一些病例报道，对现阶段 MG 伴发情感障碍的治疗仅供参考。

1. 焦虑及抑郁　MG 患者需要谨慎选择精神药物。三环类抗抑郁药（TCA）如阿米替林和其他具有抗胆碱作用的药物如氟哌啶醇、氯丙嗪、氟哌利多等，可能会损害神经肌肉传递，加重 MG 病情。此外，氯丙嗪或苯乙肼具有去极化神经肌肉阻滞作用，可能会导致长期神经肌肉阻滞。

在一项对 13 例因长期接受糖皮质激素治疗而超重的 MG 患者进行氟西汀减肥效果的开放性临床研究中，没有发现氟西汀产生严重不良反应或导致 MG 病情恶化的报道。曾有研究报道使用西酞普兰对 20 例伴有抑郁的 MG 患者进行 12 周开放式前瞻性研究，每名患者服用西酞普兰 20 ～ 30mg/d，每周进行 1 次神经科及精神科评估。12 周后评估发现 MG 患者的抑郁症状明显改善，而且没有出现药物的不良作用和加重 MG 病情的情况。

情绪稳定剂可用于周期性抑郁发作和预防躁郁症。然而，有碳酸锂可诱发或加重 MG 症状的报道，其机制可能是乙酰胆碱受体数量减少或药物在突触前运动神经终端内累积并竞争钙运输的阳离子，从而减少乙酰胆碱的合成和电压门控释放的神经递质。同时锂也可以延长神经肌肉阻滞剂的效果。

α_1 受体阻滞剂如哌唑嗪和多沙唑嗪是用于治疗焦虑及创伤后应激障碍的交感神经阻滞剂。对于 MG 患者，该药物可引起自主神经不良反应，如头晕和（或）咳嗽、低血压，而自主神经功能紊乱是重症肌无力的一个已知问题。

2. 睡眠障碍　长效苯二氮䓬类药物，如地西泮，可能导致夜间过度镇静或呼吸抑制，从而对有呼吸肌肉受累的 MG 患者产生严重影响。虽然苯二氮䓬类具有高效的抗焦虑特性，但它们也有可能在易感个体中产生呼吸抑制。苯二氮䓬类药物通常被认为是 MG 患者的禁忌证。

非苯二氮䓬催眠药包括扎来普隆、艾司佐匹克隆和唑吡坦，常用于短期治疗失眠症。但唑吡坦可导致呼吸功能不全患者出现呼吸功能障碍，因此 MG 患者禁用非苯二氮䓬类催眠药。

抗组胺药 H_1 受体拮抗剂如苯海拉明等常用于镇静。虽然已知这类药物会引起 AChR 拮抗作用，但是这些药物主要是选择性拮抗毒蕈碱性 AChR，而不是烟碱型 AChR。因此，虽然它们可能会引起抗毒蕈碱作用（如口干、视物模糊、便秘、尿潴留、嗜睡），但是它们理论上不应产生神经肌肉阻滞或骨骼肌无力，但仍有研究发现西替利嗪似乎会引起先前完全稳定缓解的 MG 症状（吞咽困难和面肌无力）复发。机制尚不清楚，可能与抗胆碱能特性有关。因此，尽管抗组胺药在 MG 患者中通常无禁忌，但依然需要谨慎使用。一般来说，抗组胺药不是治疗焦虑和失眠的最佳选择，因为可以获得更安全和更有效的替代品。

喹硫平是一种非典型抗精神病药物，可以超说明书低剂量用于治疗失眠。然而，其不良反应相当广泛。有许多病例报道显示喹硫平及其他抗精神病药物（包括奥氮平和利培酮）导致 MG 患者肌无力症状加重，其抗胆碱能特性是潜在的机制。喹硫平还可能引起直立性低血压，因此不建议 MG 患者使用喹硫平。

褪黑素（melatonin）可作为非处方助眠剂使用。现有文献所报道的不良反应似乎对 MG 患者并不特别重要，因此在 MG 患者中褪黑素可能是相当安全的药剂。褪黑素受体激动剂如雷美替胺被批准用于治疗失眠症。尽管其耐受性良好，但现有研究无法明确了解呼吸系统的影响。在一项研究中，3 例 MG 患者在接受褪黑素治疗数天至数周后病情恶化。然而，其中 2 例患者在停用褪黑素后症状并没有改善，因此，褪黑素与症状恶化的因果关系并不确定。治疗 MG 患者睡眠障碍时，褪黑素及褪黑素受体激动剂可以谨慎使用。

曲唑酮是一种 5- 羟色胺拮抗剂和再摄取抑制剂，可超说明书用于治疗睡眠障碍。病例报道表明它已成功用于 MG 患者。值得注意的是，需考虑的曲唑酮 α_1 受体阻滞特性，其还可引起直立性低血压。

综上所述，在 MG 相关的心理状态研究中，目前的数据表明大部分 MG 患者可以较好地适应该疾病，且可以保持较好的生活质量。目前还没有经验性的证据支持心理困扰对 MG 的发病和发展过程的影响，其具体机制及对 MG 患者认知功能和情感变化的影响尚不清晰，尽管如此，MG 患者的心理健康水平整体趋于良好，但是也有可能存在更大的心理问题，而且出现这种问题的临床患者尚未列入研究范围，所以想更好地分析 MG 患者的心理健康情况还需要进行更全面的研究。近半个世纪以来的研究结果表明，MG 和情绪障碍之间存在联系。因此，仍然需要努力主动发现和治疗情感性共病。尽管在过去的一个世纪里，MG 躯体症状的治疗已经有了明显的发展，但临床实践还未能充分、有效地管理心理方面的问题。更复杂化的是，糖皮质激素治疗 MG 可能诱发器质性情感综合征，加剧抑郁和焦虑的影响，导致不良的健康结果和生活质量下降。需要进一步的随机对照试验来阐明 MG 和心理障碍之间的因果关系。乙酰胆碱受体抗体等自身免疫是否对中枢神经系统有直接作用，从而导致心理疾病仍需进一步研究。作为一种长期残疾的慢性疾病，MG 对个人和公共健康都有重大影响。在过去的 70 年里，MG 的死亡率已经急剧下降，发达国家死亡率为 0.06 ～ 0.89/100 万人·年。呼吸重症监护的改善和免疫抑制药物的引入已经将这种一度致命的疾病转变为一种复杂的慢性疾病，从神经肌肉接头延伸到情感领域。临床实践的模式转变是必要的，纳入多学科的方法，处理整个 MG 疾病过程中的躯体和情感的后遗症。

有相关文献报道揭示了患者自身对身体状况的控制、患者对疾病的管理及社会支持等，这些都可以调整慢性疾病患者的心理健康问题。MG 患者在确诊之初，首先开始学习控制自身的可控制状况，让自身增加应对这些状况能力的同时，又可以提高生活质量；此外，社会支持是心理健康的重要决定因素，这些支持可以来自家庭、朋友、社会服务，足够的社会支持可以培养适合的应对方法，这些应对方法又可以反过来增加心理幸福感、提高生活满意度、提升患者的生活质量。在 MG 患者心理健康影响方面，临床医师处于特殊的具有积极影响力的地位。医师可以为患者提供了解病情、临床护理问题和提供社会功能最新知识的机会，这些可以让患者感觉自己参与了自己的医疗保健。各项措施的主要关注点是维持患者的心理健康，使患者可以获得很好的生活质量。

（孙 玲）

第十五章

重症肌无力的护理及营养

一、重症肌无力的护理

在重症肌无力的治疗过程中，正确及全面精细的护理也对患者的恢复起到至关重要的作用。在护理过程中既要对患者做到按医嘱给药，严格掌握给药剂量及时间，观察药物副作用，使用人工通气呼吸机辅助呼吸，时刻保持呼吸机管路通畅，以及严密观察生命体征等常规护理，还要对患者进行人性化护理。由于重症肌无力的疾病特点，患者病程较长，在治疗过程中护理人员更应加强与患者的沟通，并在心理上给予安慰，鼓励患者家属共同参与，用娴熟的操作和耐心的解释缓解患者不安的情绪，满足患者的需求，对患者的进步给予鼓励，并在饮食等方面对患者及家属进行指导。

（一）一般护理

部分眼肌型重症肌无力患者在疾病初期出现上睑下垂、复视等较轻症状时大多不需要住院治疗；而对于全身型重症肌无力患者，疾病发展至四肢肌、口咽肌而出现肢体无力、行走困难，以及构音障碍、吞咽困难甚至呼吸困难时，就需要住院行进一步治疗。当累及呼吸肌导致呼吸衰竭时，患者需要转入重症监护病房进行治疗，同时需要医院和家庭的良好配合，力求给予患者完善全面的护理。而更为重要的是多数患者病情迁延数年甚至数十年，病程中长期的药物治疗和护理需要形成医师-护士-患者-照顾者互相协助的合作性护理模式。护理人员需要仔细观察病情变化，给予恰当适时的护理，提高患者的自我护理意识，提高照顾者的护理能力，严防误吸、窒息等并发症的发生。

1.病情的观察和护理

（1）眼肌麻痹的病情观察及护理：对于存在上睑下垂、复视或眼球活动障碍的患者，指导其活动时注意安全，防止跌倒发生。有复视的患者可以通过转头或侧一下脸，进而用相对较好的角度来视物。如果眼球向上看受限，患者可以尝试把头后仰来视物。在日常生活中尽量减少阅读及看电子产品的时间。注意避免强光照射，必要时可使用眼罩，或在眼镜片上贴一张避光纸，从而让眼舒服些。防止眼的过度疲劳，以免加重复视。眼睑闭合无力时，应该加强眼部的护理，需要保持眼部湿润，休息时可佩戴眼罩，避免角膜损伤。

（2）面肌和口咽肌麻痹的病情观察和护理：对有口咽肌无力的患者，要观察患者口腔、咽部及喉部肌肉是否无力或易疲劳。症状轻的患者常主诉咽喉部有异物感、鼻咽部有分泌物，并因无力而不能自行清理。部分患者主诉下颌咬合无力，进食过程中需要反复休息才能完成进食，会有连续咀嚼时乏力、吞咽固体食物困难、饮水时会发生呛咳等情况。此类患者应选择在肌肉最有力气时进食，如服用溴吡斯的明 30 分钟后，药物起效后患者坐直进食，食物黏稠度要适当，如含有足够肉末汁的软烂饭和蛋羹、菜或菜泥等，尽量少食多餐，充分休息后细嚼慢咽。同时监测患者的吞咽功能，可以在患者进食和喝水时触摸其喉部的运动情况来评估口腔肌肉的运动和力量；监测每餐进食量、所需要的时间和进食有无呛咳的发生。对进食有明显吞咽困难的患者应给予留置胃管鼻饲饮食。在喂食时应抬高床头 30° ～ 45°，有效预防食物反流、误吸和窒息的发生。口腔、咽部及喉部肌无力严重的患者常表现为口涎聚积，不能自行清理，发音困难、鼻音重、声音嘶哑、言语含糊不清，进食时易发生呛咳，甚至食物可从鼻腔反流。此类患者发生误吸、窒息的风险较大，应尽早留置胃管，给予流质饮食。

（3）呼吸肌麻痹的病情观察和护理：伴有呼吸肌麻痹症状的患者其病情波动大、变化快，应警惕肌无力危象的发生。患者发生呼吸困难时还会伴有以下症状，如焦虑、失眠、心律失常、吞咽困难、构音障碍等。发生缺氧时，头痛多见，可出现发绀、高血压、意识模糊和扑翼样震颤，血气分析 $PaO_2 < 60mmHg$；当 $PCO_2 > 50mmHg$ 时，患者表现为安静和嗜睡，逐渐进展为昏迷。因此，在患者出现呼吸衰竭之前监测呼吸功能尤为重要。如患者常主诉气短、呼吸不畅时，应密切观察患者的呼吸频率、节律及幅度，听诊双肺部呼吸音的强弱，观察有无异常呼吸音。给予胸部 X 线检查可判断有无肺不张，给予肺功能检查、血气分析可及时了解患者的呼吸功能。此时应遵医嘱吸氧，及时准确给药，如肌内注射新斯的明、给予手法叩背排痰、鼓励咳嗽，必要时吸痰，保持呼吸道通畅。对于呼吸肌无力加重并出现呼吸衰竭的患者，应密切观察病情变化，警惕呼吸心搏骤停、肺性脑病、误吸、窒息等事件的发生，随时做好急救准备，配合医师行气管插管连接呼吸机辅助通气等。

（4）全身肌无力的病情观察和护理：病情恶化时患者会出现全身肌无力，此类患者常因四肢无力被迫卧床，取被动体位，伴有眼肌、口咽肌、呼吸肌无力，但是单纯出现肢体或膈肌无力者极为少见。有条件应收治于重症监护病房，给予心电监护、建立人工气道、给予呼吸机辅助通气，以及保持静脉输液通路及各管路通畅。密切观察生命体征、血气分析等情况，准确记录出入量。定时翻身拍背，适时吸痰，预防压疮、肺部感染、泌尿系统感染等一系列并发症的发生。

（5）皮肤的护理：由于患者免疫力低下或免疫功能紊乱，重症肌无力患者常有皮肤真菌感染、皮疹或带状疱疹，或者伴发其他自身免疫性皮肤病，如剥脱性皮炎等。

2. 人工气道的护理　对于短时间机械通气的患者，常选择经鼻或经口行气管插管。如果患者病情需要超过 2 周及以上的机械通气或气道保护，一般考虑进行气管切开。气管插管或气管切开均会产生一系列的并发症，因此人工气道的护理质量直接影响机械通气的效果。

（1）人工气道的固定：用扁带固定好气管导管，松紧以能放入一指为宜，在给患者翻身时要避免牵拉管路，防止导管滑脱，时刻保持呼吸机管路的通畅。气管插管的深度要做好记录及交班。气管插管患者意识不清时，给予牙垫固定气管导管，防止患者双齿咬合时夹闭气管导管。患者清醒可配合时，去除牙垫，固定气管导管的扁带不能打活结，以免自行松开导致气管导管固定不牢而脱出。对意识清楚的患者应讲解呼吸机管路的重要性，必要时可征求患者同意后使用约束带。

（2）人工气道的湿化：机械通气增加了通气量，致使呼吸道大量失水、分泌物干结，易产生气道阻塞，导致肺不张和继发感染的发生，故合理的呼吸道湿化非常必要。气道的湿化以全身不失水为前提，每日液体摄入量应保持在 2500 ～ 3000ml。气道湿化的方法主要有：①蒸汽加温加湿，用多功能呼吸机上的电热恒温蒸汽发生器进行湿化，一般温度控制在 32 ～ 35℃，压力能控制在 20 ～ 40Pa。②气管内直接注药，用 0.9% 或 0.45% 氯化钠溶液或其他药液在气道内持续或间歇滴注湿化。③雾化吸入，雾化液一般选择蒸馏水或 0.9% 氯化钠溶液，或根据病情需要加入化痰和抗菌药物。

气道湿化理想效果为分泌物稀薄、能顺利通过吸引管、导管内没有结痂。而湿化不足则表现为气道分泌物黏稠、吸引困难。湿化过度则可因分泌物过分稀薄而咳嗽频繁，需要不断吸引。

（3）吸痰：重症肌无力患者咳嗽无力导致呼吸道分泌物滞留，定时翻身叩背或吸痰前翻身叩背均有利于痰液的吸引和排出。吸痰时注意动作要轻、稳、快，勿反复抽吸，以免损伤气道黏膜。一次吸不净时，应先退管后再吸，以免造成低氧血症的发生。吸痰时严格遵守无菌操作，每次更换吸痰管，先吸气管内的痰，然后吸口腔或鼻腔内的分泌物。

3. 机械通气的病情观察及护理

（1）一般情况观察：密切观察患者的意识、血压、脉搏、呼吸和皮肤黏膜颜色，注意呼吸机的运转情况及各参数，注意观察自主呼吸与机械呼吸是否同步，通气是否得当，监测血氧饱和度和血气分析并根据其结果调整呼吸机工作参数和判断治疗结果。

（2）常见并发症的观察和预防：患者接受呼吸机治疗后，由于长期卧床，持续呼吸机辅助呼吸，呼吸道分泌物增多且不能自行排出，不能讲话，咳嗽、咳痰的反射和动作受到抑制，再加上痰液的堵塞等原因，极易导致并发症的发生，要时刻观察和预防。常见并发症如下：①肺部感染，主要通过痰液的外观，包括颜色和黏稠度，结合体温、血象、胸部 CT、痰培养等观察分析。痰液的外观改变最常见，如黄色、绿色脓痰，或者气管切开处的白色固定布带呈黄色或绿色，均提示肺部感染。对于长期机械通气和使用广谱抗生素的患者，如发现白色分泌物迅速增多，应警惕真菌感染。护理上应采取针对性的措施，如加强呼吸道管理，严格无菌操作，保持良好的气道湿化，定时翻身叩背排痰，及时排出气道内分泌物。加强口腔护理，通过鼻饲增加营养素的摄入，从而提高机体免疫力。②肺不张，是指全肺或部分肺叶呈收缩和无气状态，常见原因是分泌物引流不畅或痰栓堵塞。肺叩诊患侧有浊音，呼吸音明显减低或消失。一旦明确有肺不张时应立即采取必要的措施，除翻身、叩背、吸痰外，还应该向气管内注水充分湿化气道，按照气管解剖角度分步深入左、右支气管，耐心、多次抽吸，尽可能解除肺叶支气管的阻塞。③呼吸机相关性肺炎（ventilator associated pneumonia，VAP），是指机械通气 48 小时后至拔管后 48 小时内出现的肺炎，患者一旦发生 VAP，易造成脱机困难，从而延长住院时间，增加住院费用，严重者甚至危及生命。对神志清醒的患者，应告知病情以消除患者的恐惧，多加鼓励，帮助患者树立信心。定时雾化以保持呼吸道湿化，注意吸痰以减少呼吸机相关性肺炎的发生。病情许可时应鼓励患者间断脱机，加强呼吸肌训练，配合医师制订撤机时间表，尽早撤机。④应激性溃疡，观察胃管抽出的胃内容物的颜色及粪便的颜色，及时发现病情变化。一般应用抑酸药物来预防和治疗。

（3）脱机初期的病情观察和护理：当患者恢复自主呼吸且病情相对稳定后，经过医生评定后遵医嘱脱机，撤机时应从辅助 - 控制通气到同步间歇指令通气加压力支持，呼吸次数和送气压力的设定逐渐减少。在此过程中要对患者进行心理护理，告知其脱机的重要性及必要性，争取患者的配合，安抚其恐惧的心理，鼓励患者帮助其消除因依赖呼吸机而产生的紧张恐惧感。停机最好选择在早餐后和午休后进行，停机前充分吸净呼吸道的分泌物，患者取端坐卧位。在脱机前后要密切观察患者的生命体征及一般状态，若无异常才可逐渐增加停用呼吸机的次数及停机时间，直至完全停用呼吸机 24 ～ 48 小时，且此过程中患者生命体征平稳，自主呼吸良好并能自行咳痰，方可遵医嘱拔除气管插管。

（4）拔管后的病情观察和护理：拔管后要鼓励患者咳嗽，观察患者咳嗽是否有力，能否自行排出分泌物。观察患者的呼吸、吞咽、发音等有无异常。重症肌无力患者拔管后出现呼吸困难的情况很常见，早期表现为焦虑、心悸、气促、端坐呼吸、明显疲劳、恐惧感，若呼吸频率增加并大汗淋漓，随即减慢并变浅，心率加快明显，应及时通知医师，复查血气等，密切监护，进一步区分是肌无力危象还是胆碱能危象。单纯肌无力危象时唾液分泌不增加，如果有唾液增加并出现吞咽困难，要与胆碱能危象相鉴别；大量使用胆碱酯酶抑制剂的患者如果出现胆碱能危象，唾液、泪液和鼻腔分泌物均会增加，还会出现瞳孔缩小、肠鸣音亢进、肌肉颤动和大量出汗等情况，这些症状有助于鉴别是何种危象。明确是肌无力危象时，遵医嘱给予胆碱酯酶抑制剂；如果是胆碱能危象，应及时清理呼吸道，遵医嘱肌内注射阿托品等，减少气道分泌物，并做好气管插管的准备。

4. 用药观察和护理

（1）胆碱酯酶抑制剂：溴吡斯的明是临床上最常用的胆碱酯酶抑制剂，用于改善重症肌无力的临床症状，是重症肌无力所有类型的一线用药。遵医嘱从小剂量开始逐渐递增，当剂量不足时应缓慢加量，指导患者切勿擅自更改剂量、用法或停药，以免药量不足导致肌无力危象或药物过量而导致胆碱能危象的发生。餐前 30 ～ 40 分钟服药，服药后 30 分钟肌无力症状好转时进食，这样可减少呛咳或误吸的发生，必要时可通过鼻饲给药。对于服用后易出现胃肠道反应且无吞咽困难的患者，可在进食 30 分钟后服药以降低胃肠道症状。肌无力症状加重时，可肌内注射新斯的明 5 ～ 10mg，15 分钟起效，可快速改善无力症状，但用药后支气管分泌物会增多，应及时叩背、吸痰，保持呼吸道通畅。如患者出现明显恶心、呕吐、流涎和腹泻、腹痛、肌肉抽搐等不良反应，要提醒医师注射阿托品，可减轻药物的副作用。护士要严格遵守给药时间和剂量。在患者出院时要认真做好出院后的卫生宣教工作，使患者及照顾者认识到按时、按量、长期坚持服药的重要性。任何一次给药时间及剂量的不准确都有可能诱发肌无力危象的发生，从而危及生命。

（2）糖皮质激素：常选用泼尼松晨服，症状持续好转后应逐渐减量并维持。对于部分患者，近年来采用大剂量冲击疗法，应用甲泼尼龙每天 1000mg 静脉滴注，短程冲击 3 ～ 5 天，病情稳定后改口服逐渐减量。大剂量激素冲击疗法可能会出现一过性病情加重，诱发重型患者出现肌无力危象的，还可能诱发感染和应激性溃疡，应做好病情观察和急救措施。长期服用糖皮质激素会出现免疫力下降，注意观察有无类固醇精神病、类固醇糖尿病、类固醇肌病和股骨头缺血坏死等严重副作用。指导患者均衡饮食［高蛋白质、高钙、高钾（如水果、果汁）、低盐、低糖和低脂〕，尽可能地进行体育锻炼，预防骨质疏松。

（3）免疫抑制剂：常用的有硫唑嘌呤、环磷酰胺或环孢素，使用免疫抑制剂可能出现的副作用包括骨髓抑制、感染、出血性膀胱炎、脱发及恶心、呕吐等。其中最严重的是出血性膀胱炎，通过观察患者尿液来判断，采集尿标本查红细胞，此外要及时监测血常规及生化系列，观察患者有无白细胞计数减少、贫血及肝肾功能的损害，并及时做出处理。

（4）免疫球蛋白：静脉注射免疫球蛋白可在乙酰胆碱受体（AChR）的位点上取代AChR抗体而保护AChR免遭抗体的损害，大剂量免疫球蛋白静脉滴注还可抑制AChR抗体的合成，从而使肌无力症状迅速改善。本药适用于各种危象，常用剂量为0.4g/（kg·d），静脉滴注，每天1次，5日为1个疗程。使用免疫球蛋白的副作用少，偶尔可见红斑、荨麻疹、心动过速、高黏血症、寒战、发热及休克等。

5.心理护理　重症肌无力的疾病特点是病程长，症状波动大，上睑下垂会影响美观，复视会导致活动不便，吞咽、发音困难使表达受限等都易使患者产生不良情绪，不能适应疾病给生活、学习、工作带来的各种改变和影响，患者容易产生焦虑、抑郁、失眠等情感障碍。在患病初期，因对疾病的认识还不够，心理反应常以焦虑为主。随着病程的延长、病情的反复，病程中出现不同程度的呼吸肌麻痹和生活不能自理等情况，以及周围病友病情的加重或死亡等恶性刺激，越来越多的治疗费用和长期服药的副作用，这些都常导致患者自信心和自我价值感的丧失，情绪以悲观绝望、抑郁为主，甚至出现恐惧等情绪。

目前普遍认为，重症肌无力患者这些心理障碍与重症肌无力病情相互影响。Grigoreva等认为至少60%的重症肌无力患者的病情发展和失代偿是由心理压力造成的，甚至有误诊为焦虑症和抑郁症的重症肌无力的患者，经单纯抗焦虑、抗抑郁治疗无效，后经重症肌无力规范治疗，在重症肌无力症状缓解的同时，长期的精神症状也得以缓解。因此，做好心理护理有利于疏导患者的不良情绪，增强患者战胜疾病的信心，提高患者的依从性。积极配合治疗和护理，对患者的预后具有重要的积极意义。具体护理如下：患者入院治疗期间给予患者人性化、个体化的心理护理尤为重要，患者入院后首先准确评估患者的心理状态，了解患者的年龄、职业、文化程度和对疾病的认识程度、经济状况、社会支持系统等。多与患者交流和沟通，耐心倾听患者的心理感受和诉求。在交流过程中，多鼓励，少指责，注意语气，态度和蔼，采取通俗易懂的语言。每个人对生活事件的应对方式和反应都不尽相同，这些差异可能影响生理反应，通过与患者的交谈，分析出有价值的个体信息，准确评估患者的心理状态，必要时使用心理量表评定患者的心理状态。

（1）针对不同类型患者制订个体化护理计划：如对老年、躯体症状较重者应侧重于生活能力上的帮助，对年轻患者则应侧重于互动和情感交流。对需要进行胸腺切除的患者侧重于消除疑虑，由于患者术前的期盼心理较强，认为做过手术就好了，因此术前医师应告知患者手术只能缓解疾病，不能彻底治愈，还需要患者在手术后接受正规的内科治疗等。提前告知可使患者对自己的疾病治疗效果有预期和心理准备。最大限度地减轻患者的心理压力，使其乐观、主动地接受治疗，避免术后产生失望和焦虑情绪，进而影响治疗效果。

（2）调动家庭社会支持力量：重症肌无力的疾病特点导致其病程的长期性、反复性，在治疗的漫长过程中从生活、经济等各方面都需要家人的关心和帮助，这对患者的治疗及心理都有重要意义。因此，医护人员应该与患者家属多沟通，使其认识到社会支持对患者心理的影响，鼓励他们在生活上多关心、体贴患者，在感情上多支持、理解患者，充分调动患者亲属、工作单位等各种社会关系，最大限度地发挥各方主客观的支持作用，使患者感受到亲情的温暖和社会的关爱。

6. 健康指导

（1）饮食指导：均衡饮食，给予高热量、高蛋白、高维生素、高热量、富含钾、富含钙的饮食。对于咀嚼无力或吞咽困难的患者，在药物发挥疗效后进食，以软食及半流质、糊状或流质饮食为宜。吞咽困难者勿勉强进食，应留置胃管，给予全流质饮食。

（2）作息指导：患者应建立健康的生活方式，生活规律，保证充足的休息。避免去人多的公共场所。季节变化时注意防寒保暖，预防上呼吸道感染。经期妇女和孕妇尤其要特别注意。症状轻者可做一些力所能及的家务和散步。症状明显者应在室内活动或卧床休息。

（3）服药指导：遵医嘱按时服药，避免漏服、自行停药和更改药量。坚持长期专科门诊复诊，规律治疗，出现不适时尽早就医，避免病情加重。

（4）照顾者指导：家属应给予患者精神支持和生活照顾。熟悉重症肌无力的症状，能及时发现肌无力病情加重的情况。如发现患者可能出现了肌无力危象或胆碱能危象时应立即就医。

（二）术后护理

重症肌无力患者在接受外科手术治疗后应严密观察患者生命体征的变化，术后床旁常规备气管切开包及简易呼吸气囊，给予心电监护、氧气吸入等。对于术后患者，应对呼吸道加强护理，鼓励患者有效咳嗽及排痰，必要时进行雾化吸入，要勤翻身、勤叩背，帮助患者排出痰液。对于术后使用呼吸机辅助呼吸治疗的患者，应做到及时吸痰，湿化气道，保持患者呼吸道通畅。

1. 术后早期拔管　有学者主张重症肌无力患者术后应继续给予呼吸支持，尤其术后72小时较重要。如果能够进行积极的术前准备和严格的术中处理，患者多能早期拔管。最大呼气量测量法在决定拔管时间中担负着重要角色，如果患者在充分的术前准备下术前最大呼气量脱离胆碱酯酶抑制剂能达到满意值，那么无论是经胸骨、经颈部还是微创手术，拔管都可以在术后立即进行。

2. 术后抗胆碱酯酶类药物的使用　以往认为重症肌无力患者术后对抗胆碱酯酶药的敏感性可能改变，因此应该重新制订用药方案以降低或防止肌无力危象的发生。手术后清醒时口服与术前剂量相同的抗胆碱酯酶药，如果有腹痛，需调整减少用药量；对于重症患者需要呼吸辅助时，不主张从胃管注入胆碱酯酶抑制剂，而是让患者充分休息。当患者术后出现呼吸乏力和低氧血症等危象表现时，多数为应激性肌无力危象，不管是肌无力危象或胆碱能危象，处理上都应该果断给予气管插管辅助通气，改善患者通气功能，不急于给予免疫抑制治疗，因为激素等药物可能影响术后切口的恢复，应加强抗感染治疗以控制呼吸道感染，必要时给予小量免疫球蛋白辅助治疗。

3. 外科治疗围手术期气管切开问题　在重症肌无力治疗过程中，气管切开并非常规治疗措施，但却是许多重症患者围手术期的重要疗法。一般而言，为了预防细菌污染，气管切开术的伤口必须与胸腺的手术切口完全分离。如果患者已经接受气管切开，那么胸部手术的麻醉可以通过经口气管插管进行麻醉，胸骨伤口必须与气管切开伤口间隔开缝合。如果要实施经颈部 - 胸骨联合胸腺切除术，最好等待气管切开的插管被移除且伤口愈合后才进行。如果气管切开后呼吸机辅助和插管由于病情危重很难被去除，那么胸部手术与颈部手术可以分期进行，间隔至少 4 ~ 5 天。

4. 术后合并症的处理　如果重症肌无力患者在术前做好充分的准备，那么接受外科治疗将会非常安全，据报道手术风险仅为 2%，与非重症肌无力患者的手术风险相似。关于重症肌无力外科治疗合并症的问题，术后明显的表现是伤口疼痛，传统的经胸骨扩大范围的胸腺切除尤为明显。经颈部胸腺切除术后疼痛程度一般较轻。胸腔镜微创手术虽然避免了胸骨切开的疼痛，但也带来了术后肋间疼痛的问题。其次，术后肌无力危象问题也值得注意。术后早期应特别重视各型危象的处理，对危象性质难以分清者，应首先行气管插管，并暂停应用胆碱酯酶抑制剂，这样既可明确危象性质，又可使神经肌肉接头处得到充分休息而有利于治疗，同时可给予免疫封闭或免疫抑制治疗。患者病情严重，持续不能拔管，应尽早行血浆置换及气管切开，并给予加强饮食营养及预防感染治疗。

5. 术后肌无力危象、胆碱能危象、反拗危象的监护与处理　术后危象是重症肌无力患者胸腺瘤术后最为严重的并发症，当发生肌无力危象时患者会出现呼吸困难、烦躁不安、口唇发绀、分泌物增多且排痰无力等一系列造成呼吸窘迫的症状。一旦发生此现象，应立刻通知医生并及时开放气道，保持呼吸道通畅，此尤为重要。此时应加大抗胆碱酯酶药物的使用剂量。胆碱能危象则主要表现为呼吸道分泌物明显增多、瞳孔缩小、肌束颤动、腹痛、肠鸣音亢进等胆碱能神经系统表现。一旦出现胆碱能危象，立即停止使用抗胆碱酯酶药物，同时选用阿托品注射，密切观察病情，必要时开放人工气道，保持呼吸道通畅。如患者因病情需要进行气管切开处理，那要加强气管切开后的护理工作。

6. 心理护理　如患者术后需要进入 ICU 进行进一步观察治疗，此时应加强患者的心理护理，给予患者情绪疏导，关心患者的身体及心理需求，及时提供帮助，观察并及时发现患者的情绪变化，帮助患者减轻紧张情绪。

7. 营养支持　术后应指导患者及家属对患者给予高蛋白、高维生素饮食。对进食能力差的患者，可通过静脉补液，留置胃管行肠内营养。必要时给予经中心静脉或周围静脉肠外营养支持，以改善全身营养状况，帮助患者恢复。

胸腺切除术可有效改善胸腺瘤合并重症肌无力患者的临床症状，提高生活质量，但术后肌无力危象发生率较高，严重时可危及患者生命。因此在临床护理工作中，护理人员必须严格掌握围手术期各种护理措施，同时严密监测患者呼吸、口唇及肢体发绀、肌力及情绪的变化，及时告知医师做出正确及时的处理，以保证手术效果及提高预后，减少术后并发症，帮助患者快速康复，增加患者的舒适度。

（三）肌无力危象的护理

多种因素可使重症肌无力患者的肌无力症状加重，首先要积极处理情绪紧张、感染、电解质紊乱（如低钾血症）等可使肌无力症状迅速加重的常见诱因，经过上述处理，部分患者去除这些因素后症状可明显改善。

1. 重症肌无力患者需要气管插管的原因及指征

（1）重症肌无力所致的呼吸困难需要气管插管的主要原因：①口咽部肌无力导致咽部气道闭塞，吞咽困难、误咽导致窒息。②声带展肌无力造成喉部气道闭塞。③膈肌和肋间肌无力，不能保证足够通气、换气导致的低氧血症或者二氧化碳潴留。④合并的吞咽困难造成误吸但没有窒息表现，分泌物刺激造成的反复咳嗽，使呼吸肌无力以致不能有效排痰，造成肺不张和肺部感染，使肺顺应性下降。前两个原因可造成阻塞性通气障碍，需要及时气管插管；而后两个原因造成限制性通气障碍，不一定需要立即气管插管，可以先使用胆碱酯酶抑制剂增强呼吸肌的力量，并排痰；加强吸痰，对一些患者可避免气管插管。但是在上述方法不能阻止病情发展时必须果断气管插管。首先确认有无气道阻塞，如有无上气道肌无力和痰液阻塞气道，积极吸痰后仍然表现为阻塞性呼吸困难时需要及时气管插管。

（2）重症肌无力患者气管插管的指征：①患者出现前述肌无力危象早期的症状和体征，有持续性恶化的趋势。②临床上需要新斯的明注射，并有所改善或注射后无改善。③有误吸危险或监测发现血氧饱和度下降明显伴有头痛和烦躁。④低氧血症和二氧化碳结合率明显升高，患者意识程度下降，尽管部分患者由于慢性二氧化碳潴留达到 $PaCO_2 > 90mmHg$ 仍无意识障碍，原则上 $PaCO_2 > 60mmHg$ 时应准备随时插管。⑤持续不退的高热和低血压。⑥急性中度或中度以上的贫血或骨髓抑制患者应气管插管。除了上述指征，强调临床症状与辅助检查结果的综合判断非常重要。达到呼吸衰竭的血气标准时要及时气管插管。不少患者自己不会排痰或者无力将痰液咳出，此是氧分压下降的较常见原因，强化吸痰有可能避免气管插管。肺活量是神经肌肉疾病所致呼吸衰竭的最佳观察指标，每4小时检测一次肺活量有助于早期发现呼吸衰竭。通常在肺活量为 20 ～ 25ml/kg 时应该给予监护，肺活量 < 15ml/kg 时可考虑给予经鼻气管插管，需注意面肌和咽喉肌无力时口鼻部漏气而使床旁肺活量监测不准。肺活量持续下降则高度提示可能重症肌无力患者将很快发生呼吸衰竭。支气管肺泡灌洗有助于改善误吸造成的肺不张。肌无力危象时完全没有自主呼吸的情况很少，因此可采用同步间歇指令通气模式，可合用压力支持通气模式。在低氧血症改善差而考虑肺泡不能有效扩张时可给予 4 ～ 8cmH_2O 的呼气末正压（PEEP）通气，保持 $PaCO_2 > 40mmHg$ 以防止过度换气造成呼吸性碱中毒。呼吸肌无力早期吸氧后血氧饱和度仍可正常，还可因代偿性过度换气造成低碳酸血症，但这时肺活量就已经下降，随即患者的通气功能下降。血气分析异常通常在晚期出现，如果不伴痰液阻塞气道、肺炎或肺不张，则在出现高碳酸血症后才出现低氧血症；伴有气道阻塞、肺炎或肺不张时亦可两者同时出现。不能等到这时才给予人工通气。指套式血氧饱和度监测发现进展性下降也提示将发生呼吸衰竭。

2. 肌无力危象时的治疗及护理

（1）发生肌无力危象时应进行如下处理：①呼吸肌麻痹时应气管插管或气管切开，使用辅助呼吸器；②停用胆碱酯酶抑制剂，维持输液；③对肺部感染、电解质紊乱、酸中毒和严重的营养不良的处理更为重要，在感染的情况下血浆置换疗法或免疫球蛋白冲击疗法不作为首选；④对心脏和血压采取相应对症治疗措施；⑤气管切开后行无菌护理，及时吸痰，保持呼吸道通畅，预防和治疗肺感染；⑥患者有效呼吸功能恢复后重新调整药量或改用其他治疗方法。

（2）发生胆碱能危象时应进行如下处理：①立即停用胆碱酯酶抑制剂，待药物排出后重新调整剂量或改用其他治疗方法。②患者发生呼吸肌去极化性麻痹，应立即气管插管和使用呼吸机辅助呼吸。③阿托品 1mg/h 肌内注射，当呼吸道分泌物减少，腹痛、腹泻、肠鸣音亢进明显减轻，瞳孔基本正常，心率＞ 60 次 / 分时，可停用阿托品。④发生昏迷时应大量输液以促使药物排泄。⑤血压下降可静脉缓慢注入硫酸阿托品 0.6mg 以维持血压。⑥心搏骤停应行胸外心脏按压。⑦气管切开后行无菌护理，及时吸痰，保持呼吸道通畅，预防和治疗肺部感染。

患者生命体征稳定、自主呼吸功能良好、没有明显肺部感染和缺氧时，可以尝试脱机。应用 SIMV+PSV 模式时，可首先将 SIMV 的设定呼吸频率逐渐减少，患者耐受较好时再逐渐减低压力支持（每天 2cmH$_2$O）。重新给予胆碱酯酶抑制剂有助于脱机，这时先从小剂量开始。若患者仅能脱机持续数小时，则只有在准备脱机前给予一次溴吡斯的明 60mg。若患者能够在上午和下午均脱机达到 2 ～ 3 小时及以上，可以给予溴吡斯的明 30 ～ 60mg，每 6 小时一次，尝试 24 小时脱机。颈部肌无力改善提示呼吸肌力量增强，持续抬头超过 10 秒时多数患者可以脱机。但仍需单独评价上呼吸道功能，有上呼吸道阻塞经历的患者拔管时需慎重。多数肌无力危象患者数天可脱机，因此大多数患者可采用经鼻气管插管，插管超过 20 天和痰液黏稠难以吸出时再进行气管切开。难以脱机的因素包括年龄较大、肺部感染、心血管意外、感染因素不能控制导致的免疫状态持续失常和神经肌肉传导阻滞剂的应用。

二、重症肌无力的营养

重症肌无力患者常会出现营养不良，其原因多是吞咽困难、咀嚼乏力而影响食物的均衡摄入。一是因为累及较多的肌肉群而出现上睑下垂、复视、咀嚼及吞咽无力、四肢无力等。二是随着病情进展，累及呼吸肌出现肌无力危象，此时需要机械通气而影响进食，因此重症肌无力患者的营养不良发生率很高。营养不良或营养状况不断恶化使患者的免疫力低下，增加了感染风险，还增加了住院治疗费用。此外，对于使用呼吸机的、饮食中蛋白质及热量摄入不足的患者，只有 55% 的可以顺利脱机，而有足够营养支持者顺利脱机的比例可达 93%。因此，对患者进行早期的营养状态评估和早期的营养支持也是综合治疗的重要组成部分。

合理的营养支持首先需要营养筛查和营养评估，通过营养筛查能够迅速地确定患者是否存在营养不良或发生营养不良的风险。对于疑似营养不良或者认为需要进一步评估的，则可应用营养评估的方法，及时指导给予营养支持。

（一）营养筛查及评估

目前临床常用的营养评估量表主要包括营养风险筛查 2002（nutritional risk screening 2002，NRS-2002）（表 15-1）、患者参与的主观全面评定（scored patient-generated subjective global assessment，PG-SGA）（表 15-2 ～表 15-6）和微型营养评定（mini-nutritional assessment，MNA）。MNA 主要适用于老年人群，重点介绍 NRS-2002 和 PG-SGA 两个量表。

表 15-1 营养风险筛查 2002（NRS-2002）

评分	营养状况	疾病状况
正常（0分）	营养状况正常	营养和正常人一样
轻度（1分）	3个月内体重减轻＞5%，或在上周膳食摄入量为正常摄入量的25%～50%	• 髋部骨折 • 合并急性并发症的慢性疾病，慢性阻塞性肺疾病、血液透析等 • 糖尿病、肿瘤
中度（2分）	2个月内体重减轻＞5%，或在上周膳食摄入量为正常摄入量的25%～50%，一般情况受损	• 胃部外科大手术 • 严重肺炎 • 卒中 • 恶性贫血
重度（3分）	1个月内体重减轻＞5%（3个月内体重减轻＞15%），或BMI＜18.5kg/m²或在上周膳食摄入量为正常摄入量的0～25%	• 头部损伤 • 骨髓移植 • 重症患者（APACHE＞10分）

说明：（1）确诊患者可直接归入此类。

（2）疾病严重程度标准如下：

1分：患者合并慢性疾病并发症入院，身体虚弱，但可定时下床活动，对蛋白质需要量增加，但大多数患者可通过正常膳食或口服营养素补充剂就能满足需要。

2分：患者卧床，如胃部外科大手术，对蛋白质需要量大大增加，一些患者需要通过人工喂养才能满足需要。

3分：重症监护患者，如使用呼吸机的患者，对蛋白质需要量大大增加，并且通过人工喂养很难满足需要。

表 15-2 PG-SGA 量表-体重丢失的评分

1个月内体重丢失	分数	6个月内体重丢失
10% 或更大	4	20% 或更大
5%～9.9%	3	10%～19.9%
3%～4.9%	2	6%～9.9%
2%～2.9%	1	2%～5.9%
0～1.9%	0	0～1.9%

说明：评分使用1个月体重数据，若无此数据则使用6个月体重数据。使用以下分数积分，若过去2周内有体重丢失则额外增加1分

表 15-3 PG-SGA 量表-疾病和年龄的评分标准

分类	评分
肿瘤	1
AIDS	1
肺性或心脏恶病质	1
压疮、开放性伤口或瘘	1
创伤	1
年龄≥65岁	1

表 15-4　PG-SGA 量表 - 代谢应激状态的评分

应激状态	无（0）	轻度（1）	中度（2）	高度（3）
发热	无	37.2～38.3℃	38.3～38.8℃	≥38.8℃
发热持续时间	无	＜72 小时	72 小时	＞72 小时
糖皮质激素用量（泼尼松）	无	＜10mg/d	10～30mg/d	≥30mg/d

注：代谢应激评分是评估各种可知的可增加蛋白质和热量需要的因素

表 15-5　PG-SGA 量表 - 体格检查

项目	无消耗（0）	轻度消耗（1+）	中度消耗（2+）	重度消耗（3+）
脂肪				
眼窝脂肪垫	0	1+	2+	3+
三头肌皮褶厚度	0	1+	2+	3+
肋下脂肪	0	1+	2+	3+
肌肉				
颞肌	0	1+		3+
肩背部肌	0	1+		3+
胸腹部肌	0	1+		3+
四肢肌	0	1+		3+
体液				
踝部水肿	0	1+		3+
骶部水肿	0	1+		3+
腹水	0	1+		3+
总体消耗的主观评估	0	1	2	3

注：每一项评分都要勾出，以肌肉部分评分中分值勾选频率最高的为最终得分

表 15-6　PG-SGA 整体评估分级

项目	A 级 营养良好	B 级 中度或可疑营养不良	C 级 严重营养不良
体重	无丢失或近期增加	1 个月内丢失 5%（或 6 个月 10%）或不稳定或不增加	1 个月内＞5%（或 6 个月＞10%）或不稳定或不增加
营养摄入	无不足或近期明显改善	确切的摄入减少	严重摄入不足
营养相关的症状	无或近期明显改善	存在营养相关的症状	存在营养相关的症状
功能	无不足或近期明显改善	中度功能减退或近期加重	严重功能减退或近期明显加重
体格检查	无消耗或慢性消耗，但近期有临床改善	轻至中度皮下脂肪和肌肉消耗	有明显营养不良体征，如严重的皮下组织消耗、水肿

NRS-2002 是由欧洲肠外与肠内营养学会（ESPEN）制订的，可针对医院、社区和老年

人群进行营养状况筛查。中华医学会肠外与肠内营养分会从 2006 年及 2008 年的指南开始就介绍和推荐在住院患者中普及和应用该工具，直至现在。NRS-2002 综合了患者的营养状况、疾病严重程度及年龄 3 个维度，共 4 个方面的内容：①是否体重指数（BMI）> 20.5kg/m²；②在近 3 个月内是否有体重减轻；③最近 1 周内是否有摄食减少；④病情是否严重。若以上任何一个问题回答为"是"，则进行正式筛查。营养状况得分加疾病状况得分为总分；患者有营养不良风险，应进行营养干预；总分 < 3 分，患者应每周进行 1 次上述筛查，如患者正在准备进行大手术，应预防性进行营养干预，这样可以减少营养不良风险。营养干预对下列患者是必需的：①严重的营养不良（3 分）；②严重疾病（3 分）；③中度营养不良（2 分）+ 轻度疾病（1 分）；④轻度营养不良（1 分）+ 中度疾病（2 分）。

PG-SGA 量表也是目前国内外比较常用的总和评定方法，主要依据病史和体格检查，最后检查者依据主观印象进行评分。

（二）营养支持

1. 营养支持的途径　根据消化道有无功能，可分为肠内营养和肠外营养两大类，肠内营养和肠外营养是根据消化道有无功能来选择的。重症肌无力患者的营养不良主要由于吞咽困难，肠内功能大多良好，因此首选肠内营养支持。在肠内营养支持期间，应监测胃肠功能情况和营养状况，如果出现胃肠功能异常，如恶心、呕吐、腹胀、腹泻、胃残余量增多，或确诊上消化道出血、肠梗阻时，可根据病情给予部分肠内营养或全肠外营养。通常肠外营养通过外周深静脉或中心静脉给予，优先选择外周深静脉给予。在进行肠外营养支持时，需要加强循环血容量及水、电解质、血糖、肾功能、血脂等指标的监测。一旦患者的胃肠功能状态允许，应逐渐向肠内营养支持过渡。

实验室检查指标包括蛋白含量、血肌酐水平、血淋巴细胞计数、氮平衡等。体重、BMI 和血清白蛋白水平是评定住院患者营养不良情况最常用的 3 个指标。

2. 常用的肠内营养支持配方　①肠内营养制剂（要素饮食）：常用瑞素、瑞代、瑞高、瑞能、百普力、能全力、维沃、安素等，含有人体必需的营养要素，每日用量 2000 ～ 3000ml。②匀浆饮食：根据患者所需的热能由营养师计算出相应的食物量，加工处理而成。自制匀浆饮食可根据患者的个体情况，有针对性地调整或添加不同的营养成分。对于需要长期肠内营养支持的重症肌无力患者，应注意氮源、非蛋白质热源、电解质、微量元素和维生素等营养物质的选择，根据患者的具体情况添加谷氨酰胺、精氨酸、核苷酸等物质，给予个体化营养支持。

3. 营养支持的方法　每日的营养需要量可通过持续（8 ～ 24 小时）或间断（每日 4 ～ 8 次）的方法供给。

（1）间断供给：将患者每日需要量分 4 ～ 8 次供给，每次 200 ～ 400ml，在 20 ～ 30 分钟经鼻胃（肠）管注入。

（2）持续供给：将每日的总量按一定的速度在 8 ～ 24 小时经鼻胃（肠）管注入。为防止患者恶心、呕吐、误吸，应 4 ～ 6 小时测定一次患者的胃残余量，以不超过 100ml 为宜。

（三）饮食

对于重症肌无力患者，除常规药物治疗外，饮食也应格外注意，饮食护理过程要仔细，不能让患者处于过饱或过饥的状态。患者应避免食用寒凉食品，少吃生食及少饮冷饮，应多补充温补的食物。平时也可以选用健脾补肾的食物以增强机体的免疫功能。饮食要注重营养多样及营养均衡，要保证足够的维生素和蛋白的摄入，清淡饮食。除此之外，还应特别关注钾、钙、B 族维生素和维生素 C 的摄入。钾能加强肌肉兴奋性，低钾可能降低横纹肌活性，导致肌肉传导不正常。因此，重症肌无力患者更应该关注血钾浓度，饮食上应该多吃含钾丰富的食物，如黄豆、菠菜、猪肝、牛肉等，以加强神经肌肉间的传导作用。钙对肌肉的收缩及神经肌肉兴奋性起着重要作用，最佳的补钙食物是牛奶，饮食上多喝牛奶，适当补钙对重症肌无力患者也有益处。此外，B 族维生素对疾病能起到辅助治疗作用。维生素 C 能增强自身免疫力，减少肌肉毛细血管及微小静脉等出现细胞浸润，同时也能保护肝脏、肾脏和心肌，防止肌纤维轻度萎缩和退化。重症肌无力患者应多食富含维生素 C 的食物。

对于重症肌无力患者，除食物种类的选择外，还应注意烹饪方式。尽量选择蒸、煮等方式，避免煎炸的烹饪方式。日常饮食中，要迎合患者口味，帮助其增加食欲。保证营养需求。选择易消化的食物。当重症肌无力患者病情进展，出现呛咳甚至吞咽困难等情况时，为防止误吸、肺感染等情况的发生，应选择易咀嚼的软食、半流质或流质食物，并在进食过程中加强看护。避免患者进食过快，缓慢进食有利于肌肉得到休息。但一餐的进食时间也不宜超过 30 分钟。家属应记录观察患者进食过程及时间，如果患者进食时间过长或出现严重吞咽困难时，应尽早考虑鼻饲，以避免发生呛咳窒息、继发感染或营养摄入不足导致营养不良，从而对患者病情造成不良影响。

（四）中医养生

从中医对重症肌无力疾病的认识到中西医结合治疗该病，中医在该病的治疗及日常养生方面都取得了一定进展。中医学认为肌无力是奇经八脉亏虚、络气阻滞的具体反映，奇经八脉与五脏六腑、体表器官关系密切，奇阳虚损、经络气机阻滞则肌肉失去营养，表现为肌肉颓废无力，所以治疗时强调振奋奇经、通畅络气，调节患者身体的内平衡，维持正常免疫功能，减少病情复发。重症肌无力患者脾胃虚损，苦寒伤脾，应多补充甘温补益的食物，起到补益、和中、缓急的作用。中医的治疗法则是峻补脾胃，注意标本缓急。忌食生冷、辛辣性食物及忌烟酒等刺激。饮食方面要多吃含高蛋白的食物，如鸭、鱼、鸡、瘦肉、豆腐、黄豆、鸡蛋、植物蛋白、动物蛋白及新鲜蔬菜水果，注意营养搭配合理，注意食物的易消化性。

（郑建明）

第十六章

重症肌无力的预后评定

重症肌无力（MG）的患病率为（77～150）/100万，年发病率为（4～11）/100万。在有效治疗措施出现之前，其死亡率高达30%以上。随着胆碱酯酶抑制剂的应用、胸腺切除术，以及糖皮质激素和免疫抑制剂等用于治疗重症肌无力后，该病的死亡率已明显降低。因而对重症肌无力预后的评估与判断就显得十分重要。

疾病的预后主要是指对疾病的可能结果做出预判。对于某一疾病，在没有给予任何治疗等干预措施时，其自然病程常可以代表该病的预后。关于疾病预后通常来源于对相同疾病患者的临床观察。因此，评估疾病的预后常需对一群具有代表性的同种病患者的结局进行观察。为了观测更为精准，需根据除所研究的疾病外的其他因素，如年龄、性别、是否合并有其他疾病等，将患者分成不同的亚组进行比较研究，这些对疾病结局具有预测作用的因素称为影响预后的因素。影响重症肌无力预后的因素较多，对其预后做出准确预测还存在许多困难。本章主要介绍重症肌无力预后的影响因素及预后评定的评价工具。

一、影响预后的因素

重症肌无力患者的病程大多数可由数年迁延至数十年之久，且在此过程中需要一直应用药物进行规范治疗，患者病程中的症状也呈波动性，个别患者会出现暴发性起病，少数患者可在起病后2～3年出现症状的自然缓解。有的患者症状进展迅速，有的病情进展前可长期无明显变化，甚至有时会出现不明原因的缓解。重症肌无力病情缓解通常出现在疾病早期，如病情缓解已经超过1年，但又重新出现症状，往往提示重症肌无力病情有进展趋势。重症肌无力的死亡率在疾病发生的第1年最高，最高时超过30%，但随着医疗技术的进步，目前死亡率已降至5%以下。发病后4～7年是进展型重症肌无力的第2个死亡危险期，此期过后病程趋于稳定，严重复发风险减少。患者后期死亡主要与呼吸系统并发症有关，如肺感染及误吸，也与延髓支配肌及呼吸肌功能障碍有关。治疗效果及预后受多种因素影响，因此难以判定个体病例的预后。

（一）眼肌型重症肌无力及全身型重症肌无力预后

多项临床研究显示重症肌无力患者中约2/3以眼外肌受累为首发症状，在后续随访中，31%～40%的患者在整个病程中仅有眼外肌受累，即眼肌型重症肌无力。有60%～70%的患者在起病后2年内由单纯眼外肌受累进展为全身型重症肌无力，其中大部分出现在起病后1年内，并且这种进展在女性患者中更为常见。眼肌型重症肌无力较全身型重症肌无力预后要好。在眼肌型重症肌无力中上睑提肌和内、外侧眼直肌是其中最易受累的眼外肌。

一项回顾性多中心研究显示，由单纯眼肌受累进展为全身型重症肌无力的患者出现

AChR 抗体阳性及重复神经刺激（RNS）异常的概率更高。早期口服糖皮质激素治疗可以降低眼肌型重症肌无力进展为全身型重症肌无力的概率。此外，AChR 抗体异常和合并胸腺瘤也是眼肌型重症肌无力进展为全身型重症肌无力的预测因素。

（二）重症肌无力相关自身抗体与重症肌无力预后

重症肌无力患者体内可能存在多种自身抗体。抗 AChR 抗体在重症肌无力中的阳性率为80%～85%，并且在全身型重症肌无力中的阳性率比眼肌型重症肌无力要高。抗 AChR 抗体与早发型重症肌无力有关。血清阴性重症肌无力中 MuSK 抗体阳性率为27%～50%。MuSK 抗体阳性重症肌无力患者绝大部分为全身型重症肌无力，其受累肌肉主要为延髓肌及颈肩部肌，其出现肌无力危象的概率较高。在治疗上可应用免疫抑制剂（包括糖皮质激素）和血浆置换，治疗效果与 AChR 抗体阳性重症肌无力患者的疗效相类似。从整个病程来看，大部分 MuSK 抗体阳性重症肌无力患者的症状可得到改善，但仍残留面肌、口咽肌无力及面肌萎缩。极少数患者在整个治疗过程中症状进展且加重，胆碱酯酶抑制剂和免疫抑制剂疗效较差。低亲和力 AChR 抗体阳性重症肌无力患者主要以四肢肌受累为主，病情严重程度更接近于 AChR 抗体阳性重症肌无力。部分低亲和力 AChR 抗体阳性重症肌无力患者合并胸腺增生。在治疗上，乙酰胆碱酯酶抑制剂及免疫抑制剂均可以使该类血清双阴性重症肌无力患者症状得到改善。约34%的重症肌无力患者 Titin 抗体阳性。抗 Titin 抗体与晚发型重症肌无力有关。与 AChR 抗体相比，Titin 抗体与重症肌无力的临床严重程度具有更高的相关性。Ryr 抗体阳性的重症肌无力患者多以延髓肌、呼吸肌和颈部肌受累为首发表现。约14%的重症肌无力患者 Ryr 抗体阳性，而在重症肌无力合并胸腺瘤患者中 Ryr 抗体阳性率更高，达70%。Titin 抗体阳性或 Ryr 抗体阳性的重症肌无力患者的病情更严重。Ryr 抗体阳性且合并胸腺瘤的患者和 Titin/Ryr 抗体阳性的非胸腺瘤患者的预后均较差。抗 Kvl.4 抗体是针对横纹肌膜上的电压门控钾通道的自身抗体，抗 Kvl.4 抗体与延髓肌受累、重症肌无力危象、胸腺瘤和合并心肌炎/肌炎相关。抗 Kvl.4 抗体阳性重症肌无力患者的病情较其他抗体阳性的重症肌无力患者更为严重。

（三）儿童重症肌无力预后

儿童重症肌无力中高发年龄为3岁。重症肌无力患儿眼外肌受累最为常见，因而主要为 Osserman Ⅰ型，其死亡率及肌无力危象的发生率均较低，合并胸腺瘤也较少见。一项对149例患儿平均追踪观察17年的研究显示，其中85例患者行胸腺切除术，40%的胸腺切除患儿的症状缓解或消失，缓解通常出现于最初3年。此外，糖皮质激素治疗在重症肌无力患儿中安全而有效。重症肌无力患儿预后通常较好，预期寿命略缩短。

（四）起病年龄与重症肌无力预后

起病年龄越大，重症肌无力患者越容易发生呼吸衰竭，发病年龄越低越呈现良性病程。对晚发型重症肌无力的研究发现，起病症状主要是眼外肌和延髓肌受累。起病时 Osserman 分型主要为眼肌型和中度全身型。Osserman 分型中Ⅰ～Ⅱ型的 OR 值为0.05，Ⅲ～Ⅳ型的 OR 值为15.5。对于成人晚发型重症肌无力患者需仔细评估，并且减少糖皮质激素的应用，以避免激素引起的并发症和副作用。晚发型重症肌无力患者的完全缓解十分少见，并且肌无力症状、治疗副作用和合并胸腺瘤都增加了老年重症肌无力患者的死亡率。

（五）治疗方式与重症肌无力预后

重症肌无力的治疗方式主要有 4 种：①给予对症治疗的乙酰胆碱酯酶抑制剂；②给予糖皮质激素和免疫抑制剂；③血浆置换和静脉注射免疫球蛋白重症肌无力；④胸腺切除术。

在免疫抑制剂治疗重症肌无力患者的预后研究中，3 年、5 年、10 年和 20 年的生存率分别为 85%、81%、69% 和 63%。在多元分析中，使生存率提高的唯一因素是患者年龄小于60 岁。在对免疫抑制剂治疗效果的研究中，年龄小于 40 岁和接受过胸腺切除术的患者在治疗后症状更易获得缓解。其中在第 1 年、第 3 年、第 5 年和第 10 年药物维持下的缓解率分别为 5%、24%、33% 和 41%，而完全持久缓解率分别为 1%、8%、13% 和 21%。

所有类型的重症肌无力对糖皮质激素都比较敏感，治疗效果也较好。一项对接受相同糖皮质激素给药模式的 116 例重症肌无力患者进行随访观察，随访时间从 8 个月到 17 年不等。结果显示糖皮质激素对 80% 的患者有效，其中 52% 的患者症状得到明显改善，18% 的患者病情得到缓解。平均于治疗开始后的第 13 天患者的病情即出现明显改善，5～6 个月后症状得到最大改善。糖皮质激素和免疫抑制剂联用可以减少糖皮质激素的剂量，减少副作用，使重症肌无力患者的临床缓解率提高，死亡率减低。

胸腺瘤是前纵隔最常见的肿瘤之一，多数为良性但也有恶性胸腺瘤，存在胸腺瘤的患者常并发出现自身免疫性疾病，其中最常见的是合并重症肌无力。重症肌无力患者中合并胸腺增生的占 60%～80%，15%～30% 老年合并胸腺瘤，全身型重症肌无力比眼肌型重症肌无力更常合并胸腺瘤或胸腺增生，年轻重症肌无力患者中比老年重症肌无力患者更常合并胸腺瘤或胸腺增生。合并胸腺瘤的重症肌无力患者的病情比无胸腺瘤的重症肌无力患者要更严重。但合并胸腺瘤的重症肌无力患者在行胸腺瘤切除术后肌无力危象的发生率与术后死亡的风险均有所增加。重症肌无力合并胸腺瘤的患者主要死因是出现肌无力危象。年龄的增长并未改变胸腺切除术的治疗效果。胸腺切除术治疗重症肌无力的效果在老年患者和年轻患者中并无明显差别。但是老年患者的短期死亡率会较年轻患者有所增加。对于接受胸腺切除术的重症肌无力患者，年龄大于 55 岁和术后需气管切开是预后不良的独立危险因素。胸腺瘤切除术后的重症肌无力患者的长期生存率的高低与胸腺病理类型有关，由高到低依次为胸腺增生、良性胸腺瘤、胸腺萎缩和恶性胸腺瘤。对于妊娠的重症肌无力女性患者，妊娠前接受胸腺切除术可预防新生儿重症肌无力。在早发型重症肌无力患者中未行胸腺切除的患者病情比接受胸腺切除的患者更严重。早发型重症肌无力患者能够从胸腺切除治疗中受益，但晚发型重症肌无力患者则不然。胸腺切除术对大部分重症肌无力患者能起到治疗作用，即使是对于非胸腺瘤重症肌无力患者，胸腺切除术也能使大多数手术患者的症状得到改善，并获得完全稳定的缓解。在眼肌型重症肌无力患者中，70% 的患者在接受胸腺切除术后病情得到治愈或症状得到缓解。因而胸腺切除术，尤其是胸腺扩大切除术是治疗重症肌无力的一种安全有效的方法。

（六）重症肌无力危象与预后

重症肌无力患者中 15%～20% 的发生过肌无力危象，大多数患者的肌无力危象发生于重症肌无力诊断后的前 2 年。肌无力危象是肌无力死亡的常见原因，病死率曾为15.4%～50%，随着医疗技术的发展，病死率已下降至 4%～8%。肌无力危象可分为 3 类：肌无力危象、胆碱能危象和反拗危象。其中肌无力危象最常见，约占 95%。大部分肌无力危象的发生均有明确的诱因，其中感染是最主要的诱因，其次为误吸引起的吸入性肺炎。其他的诱因还包括注射肉毒毒素、服用泼尼松和应激事件（如手术、创伤等），但仍有约30%的患者发生肌无力危象的诱因不明。合并胸腺瘤的重症肌无力患者更易发生肌无力危象。极少数重症肌无力患者以肌无力危象为首发表现。肌无力危象发生时，最有效的治疗方式为血浆置换和静脉注射免疫球蛋白。出现肌无力危象的重症肌无力患者若及时得到有效治疗和生命支持，其预后还是较好的。研究显示，行气管插管的肌无力危象患者于第7天、第13天和第31天拔出气管插管的可能性分别为25%、50%和75%。导致延迟拔管的危险因素为年龄＞50岁，插管前血清二氧化碳含量＞30mg/dl，插管后第1周最大肺活量为25ml/kg。在发生过重症肌无力危象的患者中，约2/3将会再次出现危象。危象的发生是重症肌无力预后不良的重要影响因素。ICU内有效的生命支持治疗可最大限度地降低患者的死亡率。在临床工作中应特别重视引发肌无力危象诱因的识别和处理。早期拔管可以有效降低ICU并发症。短期的血浆置换或静脉注射免疫球蛋白治疗可加快患者神经肌肉传导阻滞的恢复。乙酰胆碱酯酶抑制剂、糖皮质激素或免疫抑制剂的长期规律治疗可预防重症肌无力危象的复发。

二、评价预后方法和应用

对重症肌无力预后的研究经历了最初简单的症状描述到后来的临床表现的分类，最具代表性的是从改良Osserman分型到MGFA临床分型，再到现在的重症肌无力定量评分。在20世纪的后半期，通常使用重症肌无力分类作为重症肌无力预后评定的依据，但目前主要采用重症肌无力专用的等级评分工具进行重症肌无力的预后评定。重症肌无力专用等级评分（MG-specific ordinal rating scale）的应用是重症肌无力预后研究的重要进步，因为重症肌无力专用等级评分相对于既往通过临床医师对患者的总体印象更为可靠和实用，并且更能发现患者病情的细微变化。

（一）重症肌无力定量评分

重症肌无力定量评分（QMGS）是目前研究最多的评价重症肌无力预后的工具，且经过不断的改良扩展得到目前广泛使用的重症肌无力定量评分表（QMG）。在一项评价研究中，QMG与徒手肌力测评（MMT）、功能评分（functional score）和患者自我测评（patient self-evaluation）具有良好的一致性。在实际应用中，对患者之间的QMG评分及患者各次QMG评分进行比较，若存在3分及以上的改变，就可认定改变具有意义。QMG评分的全过程仅需20～30分钟，但需准备简易肺活量计和握力计。

（二）重症肌无力复合量表

重症肌无力复合量表即综合评分是相对最新的重症肌无力预后评价工具，由QMG、重症肌无力徒手肌力测评（MGMMT）和重症肌无力日常生活能量表（MG-ADL）3个评价工具综合得来（表16-1）。重症肌无力综合评分中各指标的权重从向36名专家咨询中得出，每个专家从生活质量、健康风险、预后、有效性、可信度及其他认为重要的因素给每一指标打分。若重症肌无力综合评分结果存在3分的提高，就可认为此评分具有重要的临床意义。该评分工具操作简便，但需要将医生检查结果和患者病史相结合，5分钟内即可完成，且无须特殊工具。

表 16-1　重症肌无力复合量表

检查项目	评分			
上睑下垂：向上凝视（出现下垂时间）	0分：大于45秒	1分：11～45秒	2分：1～100秒	3分：立即
复视：左右外侧凝视（出现复视时间）	0分：大于45秒	1分：11～45秒	3分：1～100秒	4分：立即
闭目	0分：正常	0分：轻度乏力，用力后可打开眼睑	1分：中度无力，眼睑可被轻易打开	2分：严重无力，无法保持眼睑闭合
言语交谈（患者病史）	0分：正常	2分：断续不清或鼻音	4分：持续发病不清或鼻音，但可被理解	6分：对话难以理解
咀嚼（患者病史）	0分：正常	2分：咀嚼固体或食物疲劳	4分：咀嚼软质食物疲劳	6分：放置胃管
吞咽（患者病史）	0分：正常	2分：极少出现呛咳或吞咽困难	5分：频繁吞咽困难，可迫使饮食习惯变化	6分：放置胃管
呼吸（与重症肌无力相关）	0分：正常	2分：劳累后呼吸短促	4分：休息时呼吸短促	9分：依赖呼吸机
颈部屈曲或伸直-最弱	0分：正常	1分：轻度无力	3分：中度无力（为预期的50%±15%）	4分：严重无力
肩关节外展	0分：正常	2分：轻度无力	4分：中度无力（为预期的50%±15%）	5分：严重无力
髋关节屈曲	0分：正常	2分：轻度无力	4分：中度无力	5分：严重无力

（三）肌无力肌肉量表

肌无力肌肉量表（myasthenic muscle scale，MMS）（表16-2）最早由法国研究者使用，并由Gajdos等完善。该量表涵盖了9组功能独立肌群，包括颅面、颈部、躯干和肢体的肌群，其总分范围为0～100分。应注意的是该量表中分数越高，表明肌肉功能和肌力越好，但未对肺功能进行评估。肌无力肌肉量表与QMG有较好的一致性。在评价重症肌无力患者的治疗效果时，若肌无力肌肉量表中出现20分的提高，说明患者的治疗有效。

（四）重症肌无力日常生活能力评价

重症肌无力日常生活能力评价（myasthenia gravis activities of daily living，MG-ADL）主要关注重症肌无力患者日常生活的8项常见症状，用于评价重症肌无力对患者日常活动的影响（表16-3）。MG-ADL中的每一项评分从0分（正常）至3分（最严重）。MG-ADL与

QMG 相关性较好，是临床试验有效的辅助评价工具。检查人员无须特殊培训即可在不到 10 分钟内完成评价。但值得注意的是，MG-ADL 并非生活质量评价量表。

表 16-2　肌无力肌肉量表

检查项目	评分		
	0 分	5 分	10 分
仰卧抬头	无法做到	不能抵抗阻力	可抵抗阻力
仰卧坐起	无法做到		无须用手帮助
眼外肌	复视	上睑下垂	正常
闭目	不完全闭合，角膜不覆盖	不完全闭合，角膜覆盖	完全闭合
咀嚼	无法咀嚼	力弱	正常
吞咽	异常，有吸入	异常，不伴吸入	正常
言语	含糊不清	鼻音	正常
检查项目	最多得分 15 分，最少 0 分		
上肢侧平举	每 10 秒得 1 分		
仰卧抬腿	每 5 秒得 1 分		

表 16-3　重症肌无力日常生活能力评价

项目	0	1 分	2 分	3 分	评分
说话	正常	间断的含糊不清或说话带鼻音	持续的含糊不清或带鼻音，但能听懂	难以听懂	
咀嚼	正常	咀嚼固体食物困难	咀嚼软食困难	进食需用胃管	
吞咽	正常	偶尔进食噎住	经常进食噎住，从而需改变饮食	进食需用胃管	
呼吸	正常	活动时呼吸短促	休息时呼吸短促		
刷牙或梳头能力	未受损	费力，但无须休息	费力并需休息	不能完成刷牙或梳头	
站起困难	无	轻度困难，偶尔需用手扶	中度困难，均需手扶	重度困难，需他人帮助	
复视	无	偶尔	每天出现但并不持续	持续存在	
上睑下垂	无	偶尔	每天出现但并不持续	持续存在	
总分:					

资料来源：刘卫彬，2014.重症肌无力.北京：人民卫生出版社

（代慧宇）

第十七章

Lambert-Eaton 肌无力综合征

Lambert-Eaton 肌无力综合征（Lambert-Eaton myasthenic syndrome，LEMS）是一种免疫介导的神经肌肉接头疾病，是一种类重症肌无力综合征。病变主要累及突触前膜，导致突触前膜乙酰胆碱释放减少，出现波动性的肢体无力、易疲劳、自主神经功能障碍及腱反射减弱或消失等症状。目前我国主要依据临床表现及电生理检查结果作为诊断 LEMS 的标准。

一、病因及发病机制

（一）病因

LEMS 在临床上比较罕见，根据是否合并肿瘤分为肿瘤性 LEMS（T-LEMS）和非肿瘤性 LEMS（NT-LEMS）。T-LEMS 占 LEMS 的 50% ～ 87%，患者常表现为副肿瘤综合征，其中最常见的是合并小细胞肺癌。其他少见的肿瘤还包括乳腺癌、恶性胸腺瘤、胃癌、肾癌、大肠癌、胰腺癌、前列腺癌等。最近发现霍奇金淋巴瘤、皮肤的梅克尔细胞癌及膀胱、输尿管肿瘤也可发生 LEMS。71% 的肿瘤性 LEMS 患者的诊断早于肿瘤的诊断，25% 的患者 LEMS 与肿瘤同时诊断，仅 4% 的患者肿瘤的诊断早于 LEMS。NT-LEMS 占 13% ～ 50%，该病与自身免疫功能障碍有关，常合并自身免疫疾病，如甲状腺疾病、类风湿关节炎、恶性贫血、干燥综合征、重症肌无力等，此外还有一些不明原因的 NT-LEMS。

（二）发病机制

LEMS 是一种针对神经肌肉接头突触前膜 P/Q 型电压门控钙通道的自身免疫性疾病，69% ～ 95% 的 LEMS 患者可测出电压门控钙通道抗体，电压门控钙通道抗体与神经肌肉接头处 P/Q 型钙通道相结合，减少突触前膜上功能性钙通道，减少钙离子内流，神经动作电位下降，出现肌无力。

1. 免疫攻击的靶点及抗体　① LEMS 的被动转移研究证明，T-LEMS 及 NT-LEMS 均有针对神经肌肉接头突触前膜上与乙酰胆碱释放有关抗原决定簇的 IgG 抗体。LEMS 被动转移的实验动物和 LEMS 患者一样，自发性最小释放单位性乙酰胆碱释放和微小终板电位均正常，而钙离子依赖的神经冲动诱发的最小释放单位性释放和非最小单位性释放（分子泄漏）均明显减少。这提示 LEMS 的 IgG 抗体可能与妨碍钙离子传递有关。②乙酰胆碱释放单位量的对数与钙离子对数间的坐标关系研究发现，注射 LEMS 患者 IgG 小鼠的比注射正常人 IgG 小鼠的曲线向右移，提示钙通道的功能丧失约 40%；而另一项实验发现，LEMS IgG 注射在生理上致乙酰胆碱释放量明显减少，在病理上致突触前膜乙酰胆碱释放部位和该部位膜内大颗粒的选择性破坏，且两者密切相关。③乌贼是研究突触的理想动物，利用乌贼突触武开展的研究表明，钙离子进入神经末梢到递质开始释放的间期很短，而钙离子的弥散系数较小，故推测神经肌肉接头突触前膜的钙离子入口必定接近乙酰胆碱释放（囊泡的胞吐作用）部位。还有研究发现，突触前膜钙离子流的大小与乙酰胆碱释放部位膜内大颗粒的数量有关。肌活检的冷冻蚀刻电镜研究发现，LEMS 患者神经肌肉接头突触前膜上乙酰胆碱释放部位面积缩小、结构紊乱。这些资料均提示乙酰胆碱释放部位的膜内大颗粒是钙通道，直接针对这些靶点的 IgG 抗体导致神经肌肉接头处传递障碍。

2. 体液免疫的证据　由于有些 LEMS 患者，尤其是不伴肿瘤者，常伴其他特异性自身抗体和自身免疫性疾病。用血浆置换来探索 LEMS 的致病性体液因子，大部分肿瘤性和非肿瘤性 LEMS 患者血浆置换后均有主观、客观和电生理上的好转。由小指展肌记录的肌肉动作电位，于血浆置换后 10 ～ 15 天达最高值，推测此时体液免疫因子水平应该最低，约 30 天后动作电位又显著降低。

非肿瘤性 LEMS 患者用血浆置换配合泼尼松和硫唑嘌呤综合治疗，约 3/4 的患者症状缓解；若单用泼尼松治疗，虽也有效，但较综合治疗者疗效差。这间接证明体液因子在 LEMS 发病机制中起作用。

（1）细胞免疫：有研究测定了肿瘤性 LEMS 组、非肿瘤性 LEMS 组及健康对照组外周血 $CD3^+$、$CD4^+$ 和 $CD8^+$ T 细胞亚群。结果显示，肿瘤性 LEMS 组 $CD8^+$ T 细胞明显低于无神经系统疾病的小细胞肺癌对照组、健康对照组和非肿瘤性 LEMS 组，而健康对照组与非肿瘤性 LEMS 组间无明显差别。由于肿瘤性 LEMS 组 $CD8^+$ T 细胞下降，故 $CD4^+/CD8^+$ 值升高。部分学者认为，对于一些 LEMS 患者，虽然 X 线影像上无肿瘤的证据，但若有 $CD8^+$ T 细胞减少或 $CD4^+/CD8^+$ 值升高则应怀疑有肿瘤存在的可能，而治疗期间当肿瘤好转或恶化时 $CD8^+$ T 细胞有相应增加或减少。

（2）自身免疫的启动：在肿瘤性 LEMS 患者中，其自身免疫应答可能是针对肿瘤细胞上的抗原决定簇，而此种抗原决定簇与神经末梢突触前膜上某些抗原决定簇有交叉免疫性，因此抗肿瘤细胞上抗原决定簇的抗体也抗突触前膜上相应抗原决定簇。小细胞肺癌肿瘤细胞表达 L、N 及 P/Q 亚型电压门控钙通道，与运动神经末梢突触前膜钙通道相似，成为抗原的来源。体内的抗体与自身的突触前膜发生交叉反应，影响乙酰胆碱释放，造成神经肌肉传递障碍。有些病例在切除原发肿瘤后可能由于去除了抗原的主要来源，患者的神经系统症状有所好转。

非肿瘤性 LEMS 的自身免疫启动原因尚不清楚，起始的免疫应答可能是针对产生癌细胞的支气管上皮的 Kulchitsky 细胞。非肿瘤性 LEMS 患者血清中同样可检测到抗 P/O 亚型电压门控性钙通道的自身抗体，该抗体下调突触前膜电压门控性钙通道，从而产生临床症状。

二、病理

对 LEMS 患者的肌肉进行活检发现，该患者存在轻度靶纤维的增加和非特异性Ⅱ型纤维的萎缩，未见萎缩的纤维群组化。电镜显示突触前膜活动区外观有改变，突触后皱褶和二级突触裂隙面积增加，乙酰胆碱囊泡和受体的数目及大小是正常的，且神经末梢无变性。

正常神经肌肉接头突触前膜的冷冻蚀刻电镜研究显示，活动区有平行双排细胞膜内大颗粒，认为这代表突触前膜电压门控钙通道。LEMS 患者活动区颗粒数明显减少，并且其活动区颗粒的耗尽是有选择性的，并不累及其他膜颗粒。这些形态学所见提示，电压门控钙通道丧失可能在 LEMS 的发病机制中起重要作用。可能是由于抗钙通道或其邻近结构的抗原决定簇的抗体而导致乙酰胆碱的释放障碍，从而引起乙酰胆碱释放障碍性疾病。

三、病理生理

LEMS 患者的神经和肌肉中乙酰胆碱含量和胆碱乙酰基转移酶活性正常。与重症肌无力不同，其静止膜电位和微小终板电位正常，神经肌肉接头突触后膜上乙酰胆碱受体对乙酰胆碱最小释放单位性释放的乙酰胆碱应答正常。因此，该病的主要异常既不是乙酰胆碱的合成和储存异常，也不是发生在突触后膜，而是发生在突触前膜。

细胞电生理研究显示，LEMS 中由神经冲动促发的终板电位对绝大多数肌纤维启动其动作电位来说是阈下刺激，导致每一个动作电位所释放的乙酰胆碱最小释放单位数减少，快速重复神经刺激使细胞内离子化的钙增加，继而每一动作电位释放的最小释放单位数增加。这提示 LEMS 中存在突触前膜电压敏感性钙通道的异常。然而，提高外界钙离子浓度并不能提高乙酰胆碱最小释放单位性释放，而通过增加钙离子进入神经末梢才能增加乙酰胆碱最小释放单位性释放。因此，在 LEMS 中其神经冲动所致乙酰胆碱最小释放单位性释放量减少的真正机制可能在于钙离子进入神经末梢的量减少。

LEMS 神经电生理特征与重症肌无力明显不同。由于神经肌肉接头处产生肌肉复合动作电位的乙酰胆碱释放量不足（终板电位低于促发动作电位的阈值），其单个诱发肌肉复合动作电位波幅明显降低。神经经过低频重复神经刺激后，肌肉复合电位下降；而高频重复神经刺激时，神经末梢有钙离子流入，细胞内钙离子浓度增加，促进乙酰胆碱释放增加。当给予 $20 \sim 50Hz$ 刺激时，其肌肉复合动作电位至少提高 2 倍，甚至大于 10 倍。

四、临床表现

LEMS 好发年龄为 40 岁以上，肿瘤性 LEMS 发病年龄较非肿瘤性 LEMS 患者晚，T-LEMS 患者的平均年龄为 58 岁，而 NT-LEMS 为 49.5 岁。T-LEMS 患者中男性居多，而 NT-LEMS 无性别差异。LEMS 多为隐匿性起病，有时可为亚急性起病，临床主要特征为肌无力、自主神经功能障碍、腱反射减弱或消失。

（一）肌无力

肢体无力主要表现为近端肌无力，下肢重于上肢，首先累及下肢，表现为鸭步和摇摆步态。患者主诉肌无力的程度较客观测定要严重。上肢肩带肌较晚受累。LEMS 的肌无力特点与重症肌无力显著不同，表现为静止状态时肌无力，但大力收缩数秒后会有所改善。常见于检查手握力和让患者取坐位检查其髂腰肌肌力时，检查者被动抬起患者的大腿后让患者重复该动作，可见稍活动后患者的肌力有所增加，但持续大力收缩后患者的肌力仍会减弱。

脑神经支配肌群不易受累，严重病例可见轻度上睑下垂、复视、吞咽困难、饮水呛咳、构音障碍等，但很少出现呼吸肌明显受累。

在疾病进程上，NT-LEMS 患者的病情进展速度比 T-LEMS 患者要慢。大多数 LEMS 患者的过度虚弱感和疲劳感通常与查体发现的无力程度不匹配，建议应在休息后对肌肉力量进行评估，以免肌肉测试结果出现偏差。

（二）自主神经功能障碍

自主神经症状为本病的特征性表现，与重症肌无力不同。约半数患者有自主神经症状，最常见的是由唾液分泌减少所致的口干，其他症状包括性功能障碍、泪液和汗液分泌减少、括约肌障碍、直立性低血压、瞳孔反射异常等。

（三）腱反射减弱

多次反复叩击后，腱反射短时间内可转为正常，以后又明显减弱。

五、辅助检查

（一）血清抗体

临床中 LEMS 血清抗体分为两大类：一类为特异性致病抗体；另一类为肿瘤筛查抗体，其阳性常提示 T-LEMS。

1.P/Q 型电压门控钙通道（VGCC）抗体　P/Q 型 VGCC 抗体是导致 LEMS 临床症状的主要原因，大多数 LEMS 患者体内可检测到 P/Q 型电压门控钙通道抗体，它抑制突触前膜神经末端乙酰胆碱释放，使神经肌肉接头出现传导阻滞，低频刺激时诱发电位波幅下降，但高频刺激时钙离子聚集电位波幅升高。小细胞肺癌表面也存在 P/Q 型电压门控钙通道抗原，出现交叉免疫反应，因此抗 VGCC 抗体测定为本病诊断的免疫血清学金标准，敏感度达 85%～95%，特异度达 98%～100%，仍但有 10%～15% LEMS（主要为 NT-LEMS）的 VGCC 抗体阴性。可能原因有 VGCC 抗体滴度低于诊断检测阈值（治疗中免疫抑制剂会影响抗体滴度）、VGCC 复合物其他抗原决定簇刺激产生多克隆抗体或其他影响神经肌肉传递的未知自身抗体。

2.VGCC 相关抗体　突触结合蛋白抗体作用于突触前膜胞吐钙离子受体，参与乙酰胆碱的快速释放，在小细胞肺癌胞膜也有表达，肿瘤性和非肿瘤性 LEMS 均可出现阳性反应。M1 型突触前膜毒蕈碱乙酰胆碱受体（M1mAChR）在运动神经末端细胞外也有表达，偶联 P/Q 型电压门控钙通道参与乙酰胆碱调节，VGCC 阴性患者可出现此抗体，但在重症肌无力中也有较高的阳性率。

3.肿瘤标志物　SOX1 为一种抗胶质细胞核抗体（AGNA），参与神经细胞发育、分化，是神经外胚层早期分化的标志，研究发现 28% 不伴副肿瘤综合征的小细胞肺癌患者出现抗SOX 抗体，小细胞肺癌合并抗 Hu 抗体相关的副肿瘤综合征时阳性率轻度增加，但对于伴有小细胞肺癌的 LEMS 患者，其阳性率增加至 64%，而非肿瘤性 LEMS 患者不出现这一抗体。另外还发现，抗电压门控钾通道（voltage-gated kalium channel，VGKC）- 小细胞肺癌 - 边缘性脑炎 SOX1 抗体阳性，而无 VGKC 抗体的小细胞肺癌 - 边缘性脑炎 SOX1 抗体阴性，提示SOX1 抗体与小细胞肺癌高度相关，且离子通道存在缺陷时增强了 SOX1 的抗体反应。因而，只有小细胞肺癌 -LEMS 才出现 SOX1 高滴度，对小细胞肺癌 -LEMS 有重要诊断价值。

（二）肌电图

Lambert 和 Eaton 所描述的电生理指标是目前临床 LEMS 诊断的基础，典型的电生理诊断结果是复合肌肉动作电位（CMAP）降低，低频重复神经刺激显著递减和运动后易化（PEF）

或高频重复神经刺激后的递增，这反映了突触前传输缺陷的存在，是关键的确诊标准。

1. 诱发电位起始波幅明显降低　刺激运动神经诱发的 CMAP 的起始波幅明显降低，常在 1mV 以下，而正常值多在 5～15mV。LEMS 患者诱发电位起始波幅大多数都降低，但并非100%。有研究显示，LEMS 患者中小指展肌诱发的 CMAP 波幅降低者占 95%，而刺激神经后手部的 3 块肌肉（拇短展肌、小指展肌、指短展肌）中至少有 1 块肌肉诱发的 CMAP 波幅降低者占 97%。总之，LEMS 患者中普遍存在诱发电位起始波幅明显降低，但国内外各实验室正常值有所不同，应使用自身实验室健康对照组的正常值作为标准来判断诱发的 CMAP 波幅是否降低。突触前膜乙酰胆碱释放减少越严重，电刺激诱发的 CMAP 的起始波幅降低越明显。在静息状态下，对小指展肌诱发的 CMAP 起始波幅的准确测量不仅能客观地反映 LEMS 的神经肌肉传递障碍及其严重程度，还可评价治疗反应的客观性。

2. 低频重复神经刺激异常递减　低频（3Hz、5Hz）重复神经刺激后可见诱发的 CMAP 波幅呈病理性递减，递减＞15% 为阳性。低频衰减率的计算方法为第一波与第五波的波幅差除以第一波的波幅所得的百分值。低频刺激不同的神经，在不同的肌肉上测定衰减现象，可使异常衰减率明显增高。在一项研究中，LEMS 患者做手部 3 块肌肉的 3Hz 低频重复神经刺激，结果发现至少有 1 块肌肉异常递减者达 98%，其中小指展肌和拇短展肌的异常衰减率均达到98%，指短伸肌的异常衰减率为 84%，斜方肌的异常衰减率为 89%。

3. 高频重复神经刺激异常递增　关于 LEMS 高频重复神经刺激阳性的界限性标准分歧很大。一般认为高频重复神经刺激增幅 100% 以上对诊断 LEMS 有特异性。但研究人员认为，此标准过于绝对化，且认为建立这一标准的很多早期研究缺乏统计学分析。一项 34 例 LEMS 患者的研究应用了单一肌肉，经过严格对照和统计学分析，并与 538 例重症肌无力患者比较，结果只有 25 例达到 100% 高频重复神经刺激标准，从而提出以增幅 60% 作为诊断标准，结果 34 例患者中 32 例（94%）得到了诊断，提高了敏感度，并有高度特异性。之后结合VGCC 抗体阳性、阴性的两组研究发现，VGCC 阳性 LEMS 高频重复神经刺激增幅在 100%以上，而 VGCC 阴性 LEMS 则在 60% 以上。另一项研究提出了更高的标准，多个肌肉＞100% 或者任意一肌肉＞400% 可肯定诊断，但全部肌肉增幅＜50% 仍可能是 LEMS。用不同的高频（10Hz、20Hz）重复神经刺激可提高异常递增的阳性率，如 1 例 LEMS 患者，用10Hz 刺激尺神经仅递增 53%，而用 20Hz 刺激可递增 419%。

4. 最大随意收缩后诱发电位起始波幅明显升高　目前公认把最大随意收缩后诱发的CMAP 波幅增高＞100% 作为异常增高的指标。一项研究表明，16 例伴肺癌的 LEMS 患者的随意运动后波幅比休息诱发的 CMAP 起始波幅升高幅度均＞100%，而健康人波幅增高的正常值上限仅为 24%。

六、诊断与鉴别诊断

（一）诊断

LEMS 的诊断主要是依据其临床表现、电生理改变及免疫血清学指标。

1. 临床表现

（1）肌无力：男性多见，肢体无力以近端为重、下肢为著，其特征是肌肉收缩起始早期有肌力增加，脑神经支配的肌群一般不受累，这有助于和重症肌无力相鉴别。

（2）自主神经功能障碍：口干、眼干、便秘、排尿困难、尿失禁、视物模糊、直立性低血压、瞳孔扩大、对光反射减弱等。

（3）腱反射减弱或消失。

（4）其他：合并小细胞肺癌或其他肿瘤、自身免疫性疾病等。

2. 电生理改变　LEMS 电生理诊断标准如下：

（1）静息时复合肌肉动作电位波幅降低。

（2）低频刺激（2Hz、3Hz、5Hz）波幅降低。

（3）高频刺激（50Hz）波幅升高。

（4）PEF 称为运动试验，即重复运动 30 秒后给予低频刺激时波幅升高。

（5）强直后易化（PTF），即高频刺激完成后即刻给予低频刺激，出现波幅升高。

（6）强直后衰减（PTE），即高频刺激完成后 4 分钟给予低频刺激，波幅降低。其中高频刺激、PEF 为诊断本病的最敏感技术。

3. 免疫血清学指标　是诊断 LEMS 的新的关键指标。P/Q 型电压门控钙通道抗体是本病诊断的免疫血清学金标准，阳性率达 85% 以上。伴有小细胞肺癌的 LEMS 患者，其 SOX 抗体阳性率为 64%。

（二）鉴别诊断

1. 重症肌无力　首发症状多为眼外肌受累，从而导致上睑下垂、复视，四肢以近端肌力受累为主，易累及咽喉肌、呼吸肌，症状晨轻暮重，肌电图提示神经肌肉接头病变，低频、高频重复神经刺激后波幅均递减，使用溴吡斯的明治疗有效。

2. 慢性炎性脱髓鞘性多发性神经病　慢性起病，临床表现主要为对称性肢体近端或远端无力，大多自远端向近端发展，一般不累及延髓肌而致吞咽困难，呼吸困难的发生更为少见。多见脑脊液蛋白 - 细胞分离，肌电图提示周围神经受累。

七、治疗与预后

（一）治疗

1. 药物治疗

（1）钾通道阻滞剂：3，4- 二氨基吡啶（3，4-DAP）为钾通道阻滞剂，它可延长突触前神经末梢去极化，从而增加钙通过 VGCC 进入，最终导致乙酰胆碱释放增加。3，4-DAP 的有效性包括肌力评分或自主神经症状的改善和 CMAP 幅度的增加。最近研究发现，3，4-DAP 与一种新的钙通道激动剂（GV-58）的结合可以使 LEMS 小鼠模型的症状发生逆转。GV-58 对 N 型和 P/Q 型 VGCC 有特异作用，在去极化过程中增加了钙内流，在 LEMS 小鼠模型中，使用这种药理组合可以恢复神经递质的释放。3，4-DAP 的剂量为 5mg，每日 3 次，直至 25mg，每日 4 次，口服后 20 分钟起效，维持 4 小时，其最佳效应在 3 ～ 4 天出现。该药与胆碱酯酶抑制剂合用的疗效更佳。该药的副作用较轻，口服 30 分钟后可出现口周及肢端感觉异常，大剂量使用时偶见头晕、头重、乏力等表现，减量后这些症状即可消失。

（2）胆碱酯酶抑制剂：该药单独应用对 LEMS 效果较差或无作用，但该药与 3，4-DAP

合用可显著增强疗效。

（3）盐酸胍：该药抑制线粒体钙离子的摄取，增加细胞内钙离子浓度，从而增加神经肌肉接头乙酰胆碱的释放，与溴吡斯的明联用也可增强疗效并减少剂量。该药的不良反应较大，可有骨髓抑制、慢性间质性肾炎、心律失常等，患者不易坚持服药，目前已较少应用。

2. **免疫抑制治疗**　当采用磷酸二氨吡啶治疗 LEMS 无效时，临床上通常还会采用免疫抑制疗法对疾病进行治疗。免疫抑制疗法能对人体内的免疫细胞的活性进行抑制，从而提高治疗的整体效果。当前临床上主要通过使用糖皮质激素、硫唑嘌呤、静脉注射免疫球蛋白等药物及血浆置换等方式治疗 LEMS 患者，且持续治疗后，患者的临床症状能有明显的改善。

3. **抗肿瘤治疗**　该疗法通常指的是化疗、放疗或手术切除等。抗肿瘤治疗包括手术切除是治疗肿瘤性 LEMS 的首选。在肿瘤得到控制后 LEMS 的临床症状也获得改善。若诊断 LEMS 时尚无小细胞肺癌的证据，则应注意至少随访观察 3 年。当肿瘤出现时，患者的症状和体征会再度进展并恶化。

4. **慎用药物治疗**

（1）胃肠道外给镁：因为它能阻滞乙酰胆碱的释放，从而可能使肌无力症状加重。

（2）许多已知影响神经肌肉接头传递的药物应慎用，包括氨基糖苷类抗生素、普鲁卡因胺、肾上腺素能受体阻滞剂和锂剂等。

（二）预后

不伴有小细胞肺癌的 LEMS 患者预后较好，但仍需给予免疫抑制剂以维持疾病的稳定。预后与最初的肌力、抗体的滴度及电生理表现密切相关。LEMS 患者从发现至死亡，时间间隔一般为 14 ～ 18 个月（平均为 16 个月）。

（王　欢）

参考文献

常婷, 2021. 中国重症肌无力诊断和治疗指南（2020 版）. 中国神经免疫学和神经病学杂志, 28（1）: 1-12.

陈頔, 彭丹涛, 钱璐璐, 等, 2015. 药物对重症肌无力的影响. 中国神经免疫学和神经病学杂志, 22（1）: 71-75.

陈海, 笪宇威, 王敏, 等, 2014. 非肿瘤相关的 Lambert-Eaton 肌无力综合征研究进展. 脑与神经疾病杂志, 22（1）: 78-81.

陈秀萍, 2016. 重症肌无力患者的康复治疗与护理对策. 中国医药指南, 14（18）: 288-289.

陈志明, 毛覆琰, 1997. 重症肌无力术后远期疗效. 中华胸心外科杂志, 13（6）: 341-342.

丁梦媛, 赵重波, 2017. 胸腺与重症肌无力发病机制的研究进展. 中国临床神经病学, 25（1）: 92-97, 111.

丁青云, 方佳, 管宇宙, 等, 2016.Lambert-Eaton 肌无力综合征患者 11 例运动易化试验. 中华神经科杂志, 49（12）: 947-951.

董会卿, 2020. 神经副肿瘤综合征. 中国神经免疫学和神经病学杂志, 27（2）: 96-99, 108.

范文君, 林宏, 常婷, 等, 2016. 胸腺切除术治疗重症肌无力的疗效及其影响因素分析. 中国神经免疫学和神经病学杂志, 23（1）: 1-4.

范雪新, 杨磊, 项斌, 等, 2016. 钙离子通道蛋白的研究进展. 生物化学与生物物理进展, 43（12）: 1129-1138.

高丽, 李壮林, 2019. 重症肌无力的发病机制及临床治疗研究进展. 中外医学研究, 17（9）: 173 - 176.

高翔, 张栩, 杨欢, 等, 2016. 重症肌无力严重程度量表的评价. 中华神经科杂志, 49（5）: 375-381.

刘世鹏, 冯文化, 2017.Lambert-Eaton 肌无力综合征及其药物治疗的研究进展. 中国新药杂志, 26（11）: 1279-1283.

刘卫彬, 2014. 重症肌无力. 北京: 人民卫生出版社.

刘霞, 吴艳艳, 王金玲, 等, 2018. 84 例典型副肿瘤抗体阳性者肿瘤诊断率及肿瘤标志物检测状况分析. 检验医学, 33（8）: 702-706.

刘拯秀, 2016. 为重症肌无力患者预防呼吸机相关性肺炎的护理方法探讨. 当代医药论丛, 14（21）: 182-183.

龙三太, 许妍, 洪运, 2018. 胸腺切除治疗重症肌无力的围术期临床护理研究. 中华护理杂志, 53（1）: 31-33.

吕麦扣, 侯瑞华, 2017. 胸腺切除治疗重症肌无力远期疗效及影响因素分析. 陕西医学杂志, 46（5）: 631-632.

吕艳英, 荣阳, 李兆丰, 等, 2015. 重症肌无力的综合治疗与临床研究. 中国医药指南, 13（3）: 146-147.

马倩芸, 江涛, 于日磊, 2018. 烟碱乙酰胆碱受体结构的研究进展. 中国海洋药物, 37（2）: 97-102.

钱昆杰, 张力为, 李德生, 2016. 重症肌无力胸腺切除术后发生肌无力危象危险因素的 Meta 分析. 中国循证医学杂志, 16（7）: 788-794.

荣玉婷, 余锋, 许力, 2020. 17 例神经系统副肿瘤综合征临床分析. 中华全科医学, 18（6）: 902-905.

苏树伟, 崔海银, 田辉, 等, 2018. 胸腺瘤合并重症肌无力患者术后预后影响因素分析. 实用肿瘤杂志, 33（1）: 70-72.

孙金燕, 黄旭升, 2019. 肿瘤相关和非肿瘤性 LEMS 临床及神经电生 理特点比较. 检验医学与临床, 16（8）: 1123-1125.

王欢欢, 2019.Lambert-Eaton 肌无力综合征及其药物治疗的研究. 中国医药指南, 17（7）: 290-291.

王庭槐, 2018. 生理学. 9 版. 北京: 人民卫生出版社.

王拥军, 2008. 历史是一条流淌的河. 中国卒中杂志, 3（3）: 155-162.

魏勇, 张玉海, 吕双双, 等, 2020. 合并重症肌无力对胸腺瘤术后患者预后的影响. 实用肿瘤学杂志, 34（4）:

341-346.

闻三秀，杨安阳，戴萍，2017. 重症肌无力胸腺切除术后的护理学研究. 中国实用护理杂志，33（2）：99-100.

吴茜，2019. 胸腺瘤合并重症肌无力患者的围术期优质护理效果观察. 中国医药指南，17（22）：192.

邢效如，孙志，郝雅男，等，2020. 肺癌相关神经系统副肿瘤综合征患者临床特点、诊断和预后分析. 中国医学前沿杂志（电子版），12（5）：109-113.

薛红，王夕丹，袁国恒，2016. 重症肌无力患者的心理干预治疗前后焦虑抑郁状况调查. 贵阳医学院学报，41（1）：92-94.

杨海红，吴海涛，2017. 神经肌肉接头突触发育信号机制研究进展. 生命学，29（3）：277-291.

杨维丽，黄志，2016. 免疫抑制剂在重症肌无力中的临床应用. 儿科药学杂志，22（2）：56-59.

袁东风，谷志涛，梁光辉，等，2018. 胸腺瘤合并重症肌无力患者预后的临床研究. 中国肺癌杂志，21（1）：1-7.

张冬，李伟，焉传祝，等，2015. 肿瘤性与非肿瘤性 Lambert-Eaton 肌无力综合征的鉴别诊断. 临床神经病学杂志，28（5）：390-392.

张锋，邹丽娟，李雪薇，等，2018.116 例胸腺瘤术后患者预后影响因素分析. 医学与哲学，39（11）：42-46.

张婉，姜敏，李浩，2017. 全程营养管理对重症肌无力患者营养指标、呼吸功能及生活质量的影响. 临床护理杂志，16（6）：33-36.

张玉，2017. 重症肌无力危象并发呼吸衰竭在 ICU 针对性护理研究. 世界最新医学信息文摘，17（91）：218.

张玉涛，李瑞琳，刘峥，等，2016. 伴 SOX1 抗体阳性的癌性 Lambert- Eaton 综合征 1 例. 神经疾病与精神卫生，16（6）：735-737.

赵思佳，郭俊，李柱一，2021. 重症肌无力的治疗进展. 中国临床医生杂志，49（6）：649-652.

中华医学会神经病学分会神经免疫学组，中国免疫学会神经免疫学分会，2015. 中国重症肌无力诊断和治疗指南 2015. 中华神经科杂志，48（11）：934-940.

周立新，关鸿志，刘洪生，等，2015. 小细胞肺癌相关神经副肿瘤综合征的临床特点及治疗. 中华医学杂志，95（37）：3023-3026.

周勇，尹小川，鲍亚男，2019. 胸腺瘤切除术后发生重症肌无力的危险因素分析. 中国保健营养，29（34）：277-278.

朱亚平，王京萍，赵宏利，2018. 重症肌无力患者胸腺切除术后护理. 河南医科大学学报，53（4）：512-513.

Anand P，Slama MCC，Kaku M，et al，2020. COVID-19 in patients with myasthenia gravis. Muscle Nerve，62（2）：254-258.

Bansod S，Vaideeswar P，Ravat S，et al，2022. Thymectomy for myasthenia gravis：a pathological analysis. Indian J Pathol Microbiol，65（1）：129-132.

Chang T，Niu C，Sun C，et al，2020. Melatonin exerts immunoregulatory effects by balancing peripheral effectorand regulatory T helper cells in myasthenia gravis. Aging（Albany NY），12（21）：21147-21160.

Cron MA，Guillochon，Kusner L，et al，2020. Role of miRNAs in Normal and Myasthenia Gravis Thymus. Front Immunol，11：1074.

Chen Y，Zhang X，Wang Y，et al，2021. Imbalance of Th17 and Tregs in thymoma may be a pathological mechanism of myasthenia gravis. Mol Immunol，133：67-76.

Chen JS，Tian DC，Zhang C，et al，2020. Incidence mortality and economic burden of myasthenia gravis in China：A nation- wide population-based study. Lancet Reg Health West Pac，5：10063.

Dalakas MC，2020. Progress in the therapy of myasthenia gravis： getting closer to effective targeted immunotherapies. Curr Opin Neurol，33（5）：545-552.

Fang W，Li Y，Mo R，et al，2020. Hospital and healthcare insurance system record–based epidemiological study of myasthenia gravis in southern and northern China. Neurol Sci，41：1211-1223.

Ghafouri-Fard S，Azimi T，Hussen BM，et al，2021. A Review on the Role of Non-Coding RNAs in the Pathogenesis of Myasthenia Gravis. Int J Mol Sci，22（23）：12964.

Giannoccaro MP，Paolucci M，Zanesini C，et al，2020.Comparison of ice pack test and single-fiber EMG diagnostic accuracy in patients referred for myasthenic ptosis. Neurology，95：1800-1806.

Giannoccaro MP，Di Stasi V，Zanesini C，et al，2020. Sensitivity and specificity of single-fibre EMG in the diagnosis of ocular myasthenia varies accordingly to clinical presentation. J Neurol，267（3）：739-745.

Golfinopoulou R，Papageorgiou L，Efthimiadou A，et al，2021. Clinical Genomic，phenotype and epigenetic insights into the pathology，autoimmunity and weight management of patients with myasthenia gravis. Mol Med Rep，24（1）：512.

Henry J.Kaminski，2017. 重症肌无力与相关疾病 . 2 版 . 张旭，译 . 北京：科学出版社 .

Hogan C，Lee J，Sleigh BC，et al，2020. Acute Myasthenia Crisis：A Critical Emergency Department Differential.Cureus，12（8）：e9760.

Hu F，Shang F，Liu J，et al，2020.Plasma exchange for treating anti-Yo-associated paraneoplastic cerebellar degeneration . Medicine，99（33）：e21760.

Hyun JW，Kim GS，Kim SH，et al，2020.Fatal simultaneous multiorgan failure following pembrolizumab treatment for refractory thymoma.Clin Lung Cancer，21（2）：e74-e77.

Jain R，Geng Y，Zhang H，et al，2020. Risk factors of myasthenia crisis after thymectomy among myasthenia gravis patients：A meta-analysis. Medicine（Baltimore），99（1）：e18622.

Jiao L，Li H，Guo SG，2021.Eculizumab treatment for myasthenia gravis subgroups：2021 update.J Neuroimmunol，362：577767.

Kalita J，Dongre N，Misra U K，2020.Insomnia matters in myasthenia gravis. Sleep Med，79：221-222.

Liu RT，Li W，Guo D，et al，2021. Natural killer cells promote the differ- rentiation of follicular helper T cells instead of inducing apoptosis in myasthenia gravis. Int Immunopharmacol，98：107880.

Lotan I，Benninger F，Hellmann MA，et al，2020. Incidence of AChR Ab-positiyẹ myasthenia gravis in Israel：Apopulation-based study. Acta Neurol Scand，142（1）：66-73.

Lazaridis K，Tzartos SJ，2020. Autoantibody specificities in myasthenia gravis；implications for improved diagnostics and therapeutics. Front Immunol，11：212.

Li F，Li Z，Chen Y，et al，2020. Thymectomy in ocular myasthenia gravis before generalization results in a higher remission rate. Eur J Cardiothorac Surg，57（3）：478-487.

Liu C，Liu P，Zhang XJ，et al，2020. Assessment of the risks of a myasthenic crisis after thymectomy in patients with myasthenia gravis：a systematic review and meta-analysis of 25 studies. J Cardiothorac Surg，15（1）：270.

Law C，Flaherty CV，Bandyopadhyay S，2020.A Review of Psychiatric Comorbidity in Myasthenia Gravis. Cureus，12（7）：e9184.

Mehta R，Henley J，Kesler K，et al，2021. Genomic and epigenomic predictors for various clinical phenotypes of myasthenia gravis. Wiad Lek，74（3）：475-480.

Nedkova-Hristova V，Velez-Santamaría V，Casasnovas C，2020. Myasthenia gravis exacerbation after melatonin administration：case series from a tertiary referral centre. BMC Neurol，20(1)：403.

Neumann B，Angstwurm K，Mergenthaler P，et al，2020. German Myasthenic Crisis Study Group Myasthenic crisis demanding mechanical ventilation：a multicenter analysis of 25 cases.Neurology，94（3）：299-313.

Nicocia G，Bonanno C，Lupica A，et al，2020. Myasthenia gravis after etanercept and ustekinumab treatment for psoriatic arthritis：A case report. Neuromuscul Disord，30（3）：246-249.

Payus AO，Leow Wen Hsiang J，Leong JQ，et al，2021. Myasthenic crisis as the first presentation of myasthenia gravis：a case report. Am J Case Rep，22：e928419.

Pulle M，Asaf B，Puri H，et al，2021.Meta-analysis of limited thymectomy versus total thymectomy for Masaoka stage I and II thymoma. Journal of Chest Surgery，54（2）：127-136.

Pelechas E，Memi T，Markatseli TE，et al，2020.Adalimumab induced myasthenia gravis：case-based review .Rheumatol Int，40（11）：1891-1894.

Restivo DA，Centonze D，Alesina A，et al，2020. Myasthenia Gravis Associated With SARS-CoV-2 Infection. Ann Intern Med，173(12)：1027-1028.

Safadi AL，Wang T，Maria GD，et al，2020.Recurrent thymoma- associated paraneoplastic encephalitis resulting from multiple antibodies：a case repor. Neurohospitalist，10（2）：139- 142.

Truffault F，Nazzal D，Verdier J，et al，2020. Comparative Analysis of Thymic and Blood Treg in Myasthenia Gravis：Thymic Epithelial Cells Contribute to Thymic Immunoregulatory Defects. Front Immunol，11：782.

Uzawa A，Kuwabara S，Suzuki S，et al，2021. Roles of cytokines and T cells in the pathogenesis of myasthenia gravis. Clin Exp Immunol，203（3）：366-374.

Wu Y，Luo J，Garden OA，2020. Immunoregulatory Cells in Myasthenia Gravis. Front Neurol，11：593431.

Zhou X，Zhou Y，Hua J，et al，2021.Association Between Myasthenia Gravis and Memory：A Systematic Review and Meta-Analysis. Front Neurol，12：680141.

Zhao R，Luo S，Zhao C，2021. The role of innate immunity in myasthenia gravis. Autoimmun Rev，20（5）：102800.